现代学徒制医药卫生健康职业教育系列教材

●芜湖医药卫生学校组织编写●

中医美容

（供中医、中医护理、中医养生保健等专业用）

主　编◎黄　青

全国百佳图书出版单位

中国中医药出版社

·北　京·

图书在版编目（CIP）数据

中医美容 / 黄青主编 .—北京：中国中医药出版社，2021.12（2024.3重印）

现代学徒制医药卫生健康职业教育系列教材

ISBN 978 – 7 – 5132 – 7009 – 0

Ⅰ . ①中…　Ⅱ . ①黄…　Ⅲ . ①美容—中医学—职业教育—教材

Ⅳ . ① R275

中国版本图书馆 CIP 数据核字（2021）第 100232 号

中国中医药出版社出版

北京经济技术开发区科创十三街 31 号院二区 8 号楼

邮政编码　100176

传真　010-64405721

河北新华第二印刷有限责任公司印刷

各地新华书店经销

开本 787×1092　1/16　印张 15.25　字数 299 千字

2021 年 12 月第 1 版　2024 年 3 月第 4 次印刷

书号　ISBN 978 – 7 – 5132 – 7009 – 0

定价　55.00 元

网址　www.cptcm.com

服 务 热 线　010-64405510

购 书 热 线　010-89535836

维 权 打 假　010-64405753

微信服务号　zgzyycbs

微商城网址　https://kdt.im/LIdUGr

官 方 微 博　http://e.weibo.com/cptcm

天猫旗舰店网址　https://zgzyycbs.tmall.com

如有印装质量问题请与本社出版部联系（010-64405510）

专家指导委员会

名誉主任委员

陈可冀（中国科学院院士、国医大师）

张学文（国医大师）

主任委员

刘会林（芜湖医药卫生学校）

副主任委员

马　波（安徽中医药高等专科学校）

孙　涛（中和亚健康服务中心）

沈承玲（中国中医药出版社有限公司）

委　员（按姓氏笔画排序）

朱　嵘（中和亚健康服务中心）

朱立华（湖南国华制药有限公司）

李有伟（芜湖市中医医院）

汪之初（芜湖广济医院）

张蒙恩（芜湖医药卫生学校）

徐荣谦（北京中医药大学东直门医院）

黄博明（中和亚健康服务中心）

梅利民（芜湖江城中西医结合医院）

编纂委员会

总主编

樊新荣（中国中医科学院）

编　委（按姓氏笔画排序）

井夫杰（山东中医药大学）

付　勇（江西中医药大学）

张　弛（成都中医药大学）

陈小永（河南中医药大学）

岳广欣（中国中医科学院）

荆志伟（中国中医科学院）

袁立霞（南方医科大学）

夏丽娜（成都中医药大学）

徐　征（南京中医药大学）

黄　青（北京中医药大学）

彭　锦（中国中医科学院）

学术秘书

侯　颖（中国中医药出版社有限公司）

实践是检验真理的唯一标准。从目前情况看，在今后相当长的时期内，院校教育仍将是中医药学人才培养的主要形式。抓好院校教育，提高院校教育的质量和水平，关键在于理清不同教育层次的目标和职能，做到定位准确，分清职能。对于院校教育中的中等职业教育，其人才培养单位犹如"一个工厂"，其"产品"即毕业生。产品的价值最终是在销售和使用中体现的，能够顺畅实施销售的前提是供销对路，高品质的产品亦是关键，任何违背市场需求的产品或残次产品都难以在市场上寻得自己的位置。随着我国经济和社会的迅速发展，人民生活水平的普遍提高，对健康服务的需求也不断增长，社会需要更多的实用技术型健康服务人员，而融合现代职业教育与传统师承教育于一体的现代学徒制恰好是培养此类人才的特色之路。

中医学发展史上，师承教育是其得以延续和发展的主要形式，在几千年绛帐传薪的过程中，形成了独具特色的人才培养模式。"师带徒"的培养形式造就了一代又一代中医药人才，中医学两千多年的累累硕果几乎全是靠这种教育方式传承下来的，即使是在院校教育普及的今天，这种方式仍有着不可替代的积极意义。师承教育是中医学特色得以保持的一大优势，是一种"个体化教育"。中医的许多个人经验和体会难以写入著作或教材而广为传播，有些甚至只可意会不可言传。对于中医学的这种直觉顿悟式思维和经验的学习与把握，不是只凭听几次课、抄几回处方就能解决的，而需要师徒朝夕相处，长期地潜移默化，集思维、经验、做人、做事于一体才能学得到。这种全方位的学习既有利于保存许多卓有成就师傅的个人经验，又有利于学生的成长。在这一学习过程中，老一辈中医学家们对中医学的热爱与执着，以及中医的神奇疗效和实践操作都可以坚定学习者的信心与决心，十分有利于继承发扬中医学精华。这种继承与发扬是主动的、发自内心的，经历这样一个过程，这批人才能够真正学有所成，成为坚定地走中医药之路的中坚力量。例如，自 1990 年开展全国老中医药专家学术经验继承工作以来，在国家中医药管理局的组织和指导下，各批继承人通过三年跟师学习，在理论基础、实践能力、创新意识和医德医风上均有显著提高，有的甚至已经成为新一代名中医，有效地加速了中医药人才的培养，推动了中医药学术的研究、继承与发展。

"师带徒"的培养方式是培养和塑造优秀中医药临床实践人才的重要途径，应当渗透到整个中医药教学过程中。职业教育的低年级时期，应当加强综合知识学习，增强文化底蕴，熟读乃至背诵中医学经典著作及西医学基础知识，为日后的跟师实践打下坚实的基础。高年级时期，安排跟师学习，专注做好健康服务实践。师傅在实践教学中可根据每个学生的特点和知识水平因人制宜，制定不同的跟师计划。特别强调一点，这种融合院校教育和师承教育方式为一体的教学方式，需要新的考核方式与之相匹配，除考核适当的理论知识外，也要加大对实践环节的考核。

众所周知，目前我国已基本建立了多形式、多层次、多专业的医药院校教育体系。至此，医药教育形成了院校教育、师承教育和继续教育三种模式并存的局面，而院校教育和师承教育是医药学初级教育的主要形式。列宁说："自然界的统一性显示在关于各种现象领域的微分方程式的'惊人的类似'中。""正是由于自然界的这种统一性，使得不同性质的现象可以类比，进行数学模拟和建立数学模型才有可能。"显然，现代学徒制医药卫生健康职业教育也不例外。至此，加强将医药卫生健康理论与实践操作有机结合，让学生能够在学到理论的同时将已有知识正确、合理地运用到企业岗位、服务单位中，达到"学以致用、知行合一"的目的，提高学生的创新精神和实践能力，培养高素质技术技能型人才的社会需求实为必要与迫切！通过此，像恩格斯说："一切差异都在中间阶段融合。""当我们深思熟虑地考察自然或人类历史或我们自己的精神活动的时候，首先呈现在我们眼前的，是一幅由种种联系和相互作用无穷尽地交织起来的画面，其中没有任何东西是不动的和不变的，而是一切都在运动、变化、产生和消失。""恰好辩证法对今天的自然科学来说，是最主要的思维形式，因为只有它才能为自然界中所发生的发展过程，为自然界中的普遍联系，为从一个研究领域到另一个研究领域的过渡提供类比，并从而提供说明方法。"进而使理论与实践牢牢融为一体，建立一种有别于现代院校与传统师承的现代学徒制医药卫生健康职业教育体系结构。

诚然，不可否认的是，现代学徒制医药卫生健康职业教育仍有诸多的理论、方法或技术细节问题，有待于长期深入研究与探讨。特别指出的是，面对人们对健康的新需求，在现代学徒制医药卫生健康职业教育开展过程中，中西医当统筹兼顾，中医不能厚古薄今，西医也不能厚今薄古，要相互渗透，相互借鉴，取其所长，补己之短。本系列教材编委会正是立足"传承精华，守正创新"，从理念到技术，从理论到实践，从预防保健到治疗方法，从学术到产业等不同角度进行设计，结合现代学徒制相关要求进行了创新，编写了本系列教材。即将付梓，邀我为序，谨志数语，共为勉励。

中国科学院院士、国医大师　陈可冀

2021 年 5 月

随着经济社会的进步、中医药的发展，人们对健康的需求日益迫切，越来越多的有识之士立足于"传承精华，守正创新"，积极投身于中医药事业，以期更好地发挥中医药的优势与特色。

目前，我国提倡"开展校企联合招生、联合培养的现代学徒制试点"，开展中职现代学徒制试点工作具有重大意义。建设现代学徒制系列创新教材是开展教育改革、创新教育模式的基础。现代学徒制试点的开展及系列创新教材的应用，将会进一步深化中职教育创新改革，进一步深化产教融合、校企合作，进一步完善校企合作育人机制，培养一批"学以致用，知行合一"的创新性技术技能型人才，以期更好地发挥中医药的优势，满足人们对健康的巨大需求。

事业要发展，关键在人才。现代学徒制医药卫生健康职业教育系列教材牢牢把握国家开展现代学徒制试点的有关要求，能够体现中职教育特点，预期能够实现教材的科学性、规范性、可读性、普及性，以更好地促进我国健康服务业的发展。立足国情，中医药具有悠久的历史，在历代先贤的努力下不断发展，在防病治病方面具有独特优势，为中华民族的繁衍昌盛作出了巨大贡献，同时孕育了丰富的中医药文化，是中华民族的宝贵财富，因其特有的疗效，逐渐走上了世界舞台，成为中国对外交流的重要名片。作为后学，应积极继承与发扬中医药，兼容新知，努力满足人们日益增长的健康需求。当然，医药卫生健康职业人才的培养不能脱离我国的国情和中医药的特色，更离不开党和政府对中医药政策上的支持。中医药要发展，特色需保留；中医药要前进，教育须先行。遵循教育的基本规律，不急躁冒进，操之过急。中医药人才培养还应兼顾中医药本身的特点，立足传统与经典，鼓励改革与创新，全面权衡，全方位、多层次、多角度地探索最佳的中医药人才培养模式，加强被培养者与实践和社会的联系，以开阔视野，培养其专业素养和社会服务能力。

现代学徒制教育是国家基于经济社会发展的需要而开展的中职教育改革，现代学徒制医药卫生健康职业教育系列教材是其重要组成部分，同时也是传承与创新中医药的重要举措。本系列教材的建设融合了众多专家、学者的智慧，实现了现代学徒制教育模式与中医药传统教育的有机结合，是针对特定的学生层次而编撰的创新性教材，是在传统中职教育、中医药学徒教育基础上的传承与创新，具体编撰内容不求大而全，体现了知识与技能并重、传承与创新并举，同时做好了中医药中职教育与高职教育的有效衔接，有助于发挥现代学徒制教育与中医药教育的协同优势，能够使学生学以致用，为培养更高层次的技能型人才奠定基础。

"创新是一个民族的灵魂，是一个国家兴旺发达的不竭动力"。茫茫宇宙，浑然一体，你中有我，我中有你，斗则俱损，和则两利，故人类与自然应和，人类本身应和，每个人的身心也应和，学科之间更应和，唯此才是顺应自然法则之正道。在中华文化的浩瀚巨流中，那亘古不绝、一脉相承的精魂就是"和"，它上应天理，下合人俗，贯穿于万事万物。"和"是和平、和解、和睦、和谐、和美、和合、和祥、统一之意，这种"和"的思想，在传统中华文化中，无论哲学、医学、文学、农学、商学、社会学、伦理学，还是各种艺术，都以"和"为一贯之主流，最高之境界。"和"，不仅是数学上 1+1=2 之和，而且是生物、哲学上 1+1=3 之和，即《素问·上古天真论》曰男女"阴阳和，故能有子"。《管子·内业》曰："和乃生，不和不生。"亦即老子曰："一生二，二生三，三生万物，万物负阴而抱阳，冲气以为和。"这个"和"是生生之和，创新之和，发展之和。近代李大钊先生在《东西文明根本之异点》有言："东方文明为与自然和解与同类和解之文明。"根于"和"之事物，应是开放的、运动的、兼容的、发展的，而不是封闭的、静止的、排外的、保守的。中医理论之基础——《黄帝内经》在《素问·上古天真论》言："阴阳和，故能有子。"《素问·六微旨大论》言："夫物之生从于化，物之极由乎变，变化之相薄，成败之所由也，成败倚伏生乎动，动而不已则变作矣。"正是"和""动"之体现，也正说明我们中医药真正的先贤、大家是怎样的。中医药学是一门实践经验科学，其基本理论来源于实践，它回答实践提出的问题，有效地指导着实践，并接受实践结果的检验。实践－理论－实践的循环往复，形成了较为完整的理论体系。《黄帝内经·灵枢》和《黄帝内经·素问》，其各种理论都是从丰富的临床实践经验中升华而来的；藏象学说，也是历代医家通过长期的生活观察、反复的医疗实践和解剖实验而形成的，其他如诊断、证候、治则、方药功效的确立也是同样产生的，所以说中医药学绵绵不断、薪火相传，始终是以实践作为基础的。

现代学徒制医药卫生健康职业教育系列教材将医药卫生健康理论与实践操作有机结合，让学生能够在学到理论的同时将已有知识正确、合理地运用到实践岗位中，使"学中干、干中学"不断良性互动，更有利于工匠精神的传承，更利于满足高素质技术技能型人才的社会需求。

国医大师　张学文

2021 年 5 月

现代学徒制是教育部提出的一项旨在深化产教融合、校企合作，健全德技并修、工学结合的育人机制，创新技术技能人才的培养模式。结合人力资源社会保障部、财政部《关于全面推行企业新型学徒制的意见》（人社部发〔2018〕66号）和《教育部办公厅关于全面推进现代学徒制工作的通知》（教职成厅函〔2019〕12号）文件精神，为推动职业院校、本科高校与企业共同实施全流程协同育人，全面推进现代学徒制试点工作，深入推进职业教育集团化办学，我们开始探索现代学徒制职业教育的模式。

现代学徒制有利于促进行业、企业参与职业教育人才培养全过程，实现专业设置与产业需求相对接，课程内容与职业标准对接，教学过程与生产过程对接，毕业证书与职业资格证书对接，职业教育与终身学习对接，提高人才培养质量和针对性。建立现代学徒制是职业教育主动服务当前经济社会发展要求，推动职业教育体系和劳动就业体系互动发展，打通和拓宽技术技能人才培养和成长通道，推进现代职业教育体系建设的战略选择；是全面实施素质教育，把提高职业技能和培养职业素养高度融合，培养学生社会责任感、创新精神、实践能力的重要举措。

现代学徒制医药卫生健康职业教育系列教材建设工作是医药类职业学校的一项基本建设工作。教材是体现教学内容和教学方法的依据，也是教学活动的依据，如何将医药卫生健康理论与实践操作有机结合，让学生能够在学到理论的同时将已有知识正确、合理地运用到工作岗位中，达到"学以致用，知行合一"的目的，提高学生的创新精神和实践能力，培养高素质技术技能型人才，满足社会需求，使得编写现代学徒制医药卫生健康职业教育系列教材刻不容缓。由此，一直勇于坚持对现代学徒制试点工作探索的芜湖医药卫生学校，为回应社会需求，加快现代职业教育人才培养模式创新，在中国中医药出版社的大力支持下，组建现代学徒制医药卫生健康职业教育系列教材编写委员会，研究制定《现代学徒制医药卫生健康职业教育系列教材编写方案》，定位本系列教材适用于现代学徒制：中医养生保健、中医康复技术、中医护理、中药、康复技术、护理、医学影像技术、医学检验技术、药剂、营养与保健等专业教学使用。编委会专家来自中国中医科学院、陕西中医药大学、湖南中医药大学、河南中医药大学、安徽中医药高等专科学校、芜湖医药卫生学校等多所院校，充分利用院校资源优势，根据国家职业教育教学需求及现代学徒制专业人才培养方案，打造现代学徒制医药卫生健康职业教育系列教材精品。本套教材特点如下。

1. 科学性

教材编写以国家课程标准为指针，以现代教学思想为指导，以强化技能建设为支撑，邀请专家学者进行审校，同时根据具体教学情况及专业发展需求适时调整，保证课程及教材的科学性、实时性。

2. 实用性

教材编写将严格坚持实用性原则，做到教材内容的实用性，教学方法的实用性，教学资源的实用性。

3. 可行性

在确立教材编写目标时，充分考虑教师队伍的整体实力、科研水平，根据现有条件最大限度地挖掘、充分利用校企双方及其合作单位课程资源，努力使课程及教材开发、实施、推广均具有较强的可行性。

4. 开放性

在教材本身实施中，教师将进一步灵活地创造性地使用教材并不断反思出现的各种问题，对教材随时予以补充、调整，以完善教材。

现代学徒制医药卫生健康职业教育系列教材适用于全国已开展现代学徒制试点专业的医药卫生学校的师生及其他计划开展的院校。第一批包括基础类课程：《中医基本理论》《中医方药学》《中医综合素养》《中医康复保健导论》《西医诊疗基础》；应用类课程：《艾灸调理》《中医食养与药膳调理》《小儿推拿学》《贴敷疗法》《中医美容》，在第一批编写基本完成的基础上，编委会会陆续启动第二批教材的编写，内容主要涉及应用方面。

本系列教材体系的构建和各本教材的组织编写工作得到了中国科学院院士、国医大师陈可冀，国医大师张学文的悉心指导，在此表示衷心的感谢！由于现代学徒制医药卫生健康职业教育系列教材涉及面较广，是一项全新的、复杂的系统工程，有相当一部分课程设计是探索和创新，加之我们的知识水平与编写时间所限，难免存在不足之处，恳请各教学单位、教学人员及实践单位在使用中多提宝贵意见，发现问题，及时提出，以便再版时修订提高，使本系列教材质量不断提高，使之科学性更强、实践性更佳、教学效果更好，真正地促进现代学徒制医药卫生健康职业教育的持续健康发展。

《现代学徒制医药卫生健康职业教育系列教材》

总主编　樊新荣

2021 年 5 月

皮肤是人体最大的器官，同时也是对审美来说最为重要的器官。随着我国人民生活水平的提高，不仅美容事业蓬勃发展，医学美容也在蒸蒸日上。中医美容以其自然的方法和良好的功效，日益受到人们的关注。

本教材是现代学徒制医药卫生健康职业教育系列教材之专业技能课教材，以北京中医药大学为主，与成都中医药大学、河南中医药大学、江西中医药大学、山东中医药大学共同编写完成。参加编写的人员均具有多年临床医疗教学工作经验。编写中参考了各类中医美容书籍、历代中医文献中关于美容及损容性皮肤病的论述，以及现代美容治疗技术，力求全面系统、深入浅出地阐述中医美容的理论，并紧密结合实践，突出理论性和实用性结合的特点和优势，以适应专业技能课教学的需要。

本教材分为三篇：上篇总论部分，是专业技能课之理论部分，对中医美容的历史及中西美学基础理论做了概括性论述，给后面的学习打下坚实的基础。中篇和下篇均为专业技能之实践部分。中篇论述美容治疗，以 14 种损容性皮肤病作为线索，将中医辨证论治和美容治疗技术贯穿其中，具有很强的实践指导意义。下篇论述美容保健，从日常生活中的清洁卸妆、保湿、防晒、美白、抗皱、唇部养护、身体护理、手足甲护理、头发护理等方面，提供切实可行的生活美容方案，揭露并纠正现实存在的各种美容误区，真正体现学以致用。

本教材适用于医学院校职业教育中医、中医护理、中医养生保健等专业的在校学生，也适合具有一定中医基础的中医美容临床人员，以及西医美容工作者和生活美容工作者。

编委会全体成员在编写过程中齐心协力，在完成本职工作的前提下花费了大量业余时间，按时保质完成了编写任务，在此一并致谢！

由于水平所限，不妥之处敬请同道不吝赐教，以便再版时修订提高。

《中医美容》编委会

2021 年 6 月

上篇 总 论

中篇 美容治疗

下篇 美容保健

上篇　总　论

第 一 章

绪　论

【学习目标】
1. 掌握　中医美容的概念。
2. 熟悉　中医美容的分类和特点。
3. 了解　中医美容的发展前景。

第一节　中医美容的概念

中医美容是一门在中医基础理论、中医药学和传统人体美学理论的指导下，以人体健美为对象，研究损容性疾病的防治、损容性生理缺陷的掩饰和矫正，从而达到健身防病、抗衰驻颜、维护和塑造人类的形态美和体魄美为主要目的的专门学科。它是我国历代医学家反复探索、验证、筛选，逐步认识和实践后形成的具有较强科学性和系统性的理论体系，既是中医学的一个新的分支学科，又是当代美容医学整体学科的重要组成部分，是一门既古老而又新兴的医学学科。

美容有狭义和广义之分。狭义的美容是指对颜面五官的美化与修饰。广义的美容不仅包括颜面五官，还包括躯体、四肢、心灵等，是对全身心的美化。中医美容所指的美容即为广义的美容，是以健康为基础，根据健康标准、审美标准等对人的外形的颜面五官、精

1

神面貌和内在的气质风度等进行综合评价。健康包括心理上和生理上的健康。一个人的身体健康是外形美的基础，只有身体健康，脏腑机能方可正常，人体外在方可呈现皮肤红润、肌肉丰满、躯干高挺、动作敏捷，进而给人以外形上的美感。同样只有当一个人心理状况良好，才能心情愉悦、恢宏大度，进而给人一种气质上的美感。

第二节　中医美容的特点

一、历史悠久，底蕴丰富

中医美容已有两千多年的历史，我们祖先在很早的时候就把中医药技术运用于美容，并在几千年的实际运用中不断创新发展，为中医美容的形成打下了坚实基础。《黄帝内经》不仅是中医学发展的理论基础，也是中医美容的理论源泉，并为其形成和发展提供了理论依据。

二、方法多样，安全可靠

中医美容的方法多种多样，且对人体安全可靠，大致可分为中药、针灸、推拿、食膳、气功、音乐等，被人们反复筛选运用。内服和外敷均是由天然药物组成的复方或单方，其药效平稳，毒副作用小；而非药物疗法如针灸、按摩、气功等，更不会对人体造成大的危害。中医美容法正是国际美容界和爱美者所崇尚并追求的自然疗法，避免了化学药物对人体的危害，符合人体健康要求。

三、整体观念，辨证论治

中医学认为，人体是一个由多层次结构构成的有机整体，以五脏为中心，配以六腑，通过经络系统，保持气血通畅，运行无阻，进而在外呈现出健康的体魄和容润的肌肤，即所谓"内属于脏腑，外络于肢节""有诸内必形诸外"。由此可见，机体内在的变化直接影响外在形体肌肤和面容的荣枯，而外在形神的改变不仅能反映内在脏腑器官的功能变化，也是脏腑气血虚衰的外在表现。

辨证论治是中医美容的基本原则与施术方法。其是通过四诊收集到的信息资料，运用中医理论进行综合分析，明确损容性疾病的病因、病位、发病机制及病变性质等，进而决定治则和治法，从而实施有效的治疗，以达到消除病灶、修复机体自然美的目的。

四、文质并重，注重妆饰

文即是文采，质即是不加文饰的质地。文质并重，辩证统一地看待文和质的关系，既强调质的重要性，也强调后天的文饰。中医介入生活美容，运用天然药物研制化妆品进行妆饰，在我国已有悠久的历史。在历代各类医书中，标明驻颜悦色的药物多达上百种，而美容方剂的数量更为可观，达 2000 多首，如洗手面方、增白方、祛皱方、染发方、香口香身方等应有尽有，发蜡、口红、胭脂的配方亦可见到。而在如今这个崇尚自然的社会里，更是受到世界的关注和青睐。在国外，医学对美容的介入迟至 16 世纪，由此可见，中医美容对妆饰的重视是其重要特点之一。

五、与时俱进，广采博收

随着时代的进步和科学的发展，传统中医美容理论与现代化科技手段相结合，使中医美容发展迅速，如超声波药物导入技术、药物熏蒸技术、直流电药物离子导入技术、中药化妆品的中药提纯新技术等，无一不是现代科学技术在中医美容中的运用典范。中医美容重视与现代科学技术、西医学手段有机结合，兼容并蓄，广采博收，提高了中医美容的科技含量。

第三节　中医美容的分类

一、根据美容性质分类

1.修饰美容　修饰美容是指使用化妆品等妆饰的方法掩饰或纠正人外表的缺陷，或使无缺陷的部分锦上添花，包括服饰美容、美发等。

2.治疗美容　治疗美容是指在中医基础理论的指导下，运用中医辨证论治的方法治疗人体损容性疾病，消除姿容缺陷，以达到外形美的目的。

3.保健美容　保健美容是指在中医美容理论的指导下，通过中医保健、养生等多种方法，达到未病先防，养生防老，使人的面容、形体、皮肤等保持自然健美。

二、根据美容手段分类

1.中药美容　中药美容是指在中医基础理论的指导下，通过内服和外用中药来治疗损容性疾病或养护机体的一种美容方法。内服中药是通过对全身的调理来达到局部治疗或补益身体的目的，是治本除根、健身抗衰的必要手段。内服中药的剂型主要有汤、丸、散、膏、酒、丹等。外用中药是药物直接作用于体表局部以达到治疗或保健的目的。它利用药物的性能直达病所，奏效迅速。一般有扑撒、涂搽、熏洗、湿敷、贴敷、浸浴、喷雾、电离子导入、超声导入等方法。同时根据不同的操作方法选用相应的药物剂型，主要有水剂、油剂、粉剂、糊剂、涂膜剂、膏霜等。

2. 食膳美容　　食膳美容是指在中医基础理论的指导下，运用食物或药食两用的天然动植物，或以食物为主的药膳进行美容的方法，目的是辅助治疗损容性疾病，或强身健体、抗衰延年等。美容饮膳的品类很多，主要有菜肴、汤、羹、粥、酒、蜜膏等。

3. 针灸美容　　针灸美容是指在中医基础理论的指导下，运用针灸的方法对皮肤和局部穴位进行刺激，达到调动机体内在因素，调整脏腑组织功能，促进气血运行，抵御外邪入侵，进而达到治疗或保健美容的目的。针灸美容分针刺法、灸法、拔罐法。针刺法又分毫针刺法、三棱针刺血法、火针、电针法、穴位注射法等；灸法又分为艾炷灸、艾卷灸、温针灸等；拔罐法又分为闪罐法、走罐法、刺络拔罐法等。

4. 推拿美容　　推拿美容是指在中医基础理论的指导下，采用推拿手法刺激身体的穴位或部位，一方面通过经络系统调动机体内在因素，另一方面通过体表局部的物理效应调整脏腑气机，使机体气血阴阳平衡，以达到治疗或保健美容的一种方法。推拿美容方法主要是经穴按摩，采用推、揉、按、摩、点、拿、指等手法进行人体按摩，也是我国独有的方法。

5. 气功美容　　气功美容是指在中医基础理论的指导下，通过气功锻炼的方式达到治疗或保健美容目的的一种方法。气功中的各种强身回春术都可以用于美容。由于气功能全面地调节人体身心，故能带给人较深层次的美，以达到外形和气质俱佳。

6. 音乐美容　　音乐美容是指在中医基础理论和传统音乐理论的指导下，以音乐作为调养治疗手段，根据个人体质的不同，情志的变化，分别采用不同音调、节奏、旋律、强度的音乐，以激发情感，陶冶情操，调节脏腑功能，进而达到防病治病、健美身心的美容方法。

7. 心理美容　　心理美容是指在中医基础理论和中医心理学理论的指导下，通过心理治疗或心理调养，以调节情绪，改善心理状态，消除或减轻不良情绪对人体的伤害，进而达到防治疾病、健美神形的美容方法。

三、根据临床学科分类

1. 皮肤科美容　　通过对皮肤病的治疗或皮肤保健，达到美化皮肤的目的。皮肤美容是中医美容的重要组成部分，大部分损容性疾病都是皮肤病，故中医美容以皮肤美容为主。

2. 眼科美容　　通过对眼部疾病的治疗或保健，达到美的目的，包括眼外障的治疗和视力的保持、改善、提高，使双眼既保持美的外形，又具备"神"。

3. 耳鼻咽喉科美容　　通过对鼻部和咽喉部疾病的治疗，防止鼻部疾患给容貌造成的损害以及声音嘶哑对人整体形象的影响。

4. 内科美容　通过内治法治疗损容性疾病或保健，达到人体外形的美。在整体观念的指导下，将中医内科的脏腑、经络等辨证与各科局部辨证有机地结合起来，全面分析，确立准确、安全、有效的美容方法。减肥、增重等形体美容均属于内科美容。

第四节　中医美容的发展前景

一、发展前景广阔

当代医学正处于由生物医学模式向生物－心理－社会医学模式转变的过程中，医学模式的转变，表明医学的目标已不仅是维护人的生存，而要进一步提高人的生存质量，使之生存得更加完美，在躯体、精神、适应社会等多方面达到完美和谐的状态。

在新的医学模式下，出现了"第四种状态人"，即非"疾病状态"、非"健康状态"、非"康复状态"的人，这种人由于自觉"不美"，在心理和适应社会上处于一种"非完美状态"，且具有强烈的改善自身之美的要求。其余三种状态的人，由临床医学、预防医学、康复医学为之服务，而"第四种状态的人"，无疑只能由医学美容来承担服务任务，这是社会和医学发展的需要，因此医学美容具有广阔的发展前景。

二、挖掘中医美容宝藏

新的医学模式是医学发展中的否定之否定，它来源于古代整体医学。无论中医学还是古希腊医学，在古代朴素的唯物辩证思想影响下，都是把人的生理与心理、人与社会环境看成一个整体。尤其在中国，"仁者爱人"的思想及"天人合一"的医学人体观，使历代医家在面对患者时，不仅重视"病"，更重视"人"。所以中国古代医家对人体"性""命"的维护是多维度的，凡是能影响人形、神的内、外诸多因素均予以重视。正因如此，众多医家才把对人体美的维护也作为医学的任务之一，使得中医美容在两千年前就初见端倪，并在以后的发展中不断完善。中医美容源远流长，根基深厚，是内蕴丰富的宝藏，如能深入挖掘整理，将对全人类的健美产生深远的影响。

三、丰富中医的医学体系

中医是一门古老的科学，中医美容是一门崭新的学科。它对丰富中医学的学术体系、增强中医学的生命力量有着重要意义。

无论是立足于社会需求，还是立足于整个医学及中医学的发展，中医美容的研究都是十分必要的，并且非常重要。

复习思考题

1. 简述中医美容的概念。

2. 中医美容有哪些特点。

3. 为什么说中医美容有广阔的发展前景。

中医美容发展简史

【学习目标】

　　1. 熟悉　中医美容的起源和萌芽。

　　2. 了解　中医美容的形成和发展。

　　中医美容是中医学的一部分，中医美容的发展史，离不开中医学的发展史。根据史料及相关文献考据，中医美容起源于远古至先秦时期，萌芽于秦汉时期，形成于魏晋南北朝至隋唐时期，丰富发展于宋金元明清时期，现代中医美容从近现代开始兴起。

第一节　中医美容的起源

一、审美意识的产生

　　美容起源于人类对人体审美意识的产生，而人体审美意识早在远古时期就已经产生。在北京周口店遗址，考古学家发现，遗址中有动物的骨骼、牙齿，精致的彩色石头，以及海贝壳等穿孔饰物，说明旧石器时代的"山顶洞人"已经通过外物来装饰自己。

　　考古学家在挖掘遗物时发现，到新石器时代，饰品的材料和种类更加多样，造型更加精美。如陕西省临潼县城北的姜寨遗址，其年代为公元前 4600 ～前 4400 年的新石器时代晚期，出土文物中除有大量生活用器外，考古学家还发现了由骨、陶、石等精细加工后制成的玉圭、牙饰、陶簪、骨簪、陶环、石环、骨珠饰等装饰品，陶器上有人面纹、鱼纹、几何纹、网纹、鸟纹等几十种饰纹。除此之外，在一个十六七岁的女孩墓中发现了一对玉制耳坠及一串有 8720 颗骨珠的珠链。山东泰安大汶口出土的"镂旋纹象牙梳"，是我国迄今为止发现的最早的美发梳妆工具。这些有力地证明我国古代先民已产生了人体审美意识，已知道用美的工艺品装饰自己。

二、美容行为及习俗的出现

有文献记载，在夏商周时代就有了美容行为和美容习俗的出现。甲骨文的"沐"字，就像是一个人披散头发在洗脸，所以最早的美容行为是洗脸。《太平御览》卷719云："墨子曰：禹造粉。"《说文解字》曰："粉，傅面者也。"《释名》曰："粉，分也，研米使分散也，赪粉者，赤也。染粉使赤以著颊也。"《淮南子》曰："漆不厌黑，粉不厌白。"由此可知，在夏朝，继洗脸后又出现了造粉傅面的美容行为。这种粉是用米研成的，色白，可使肤色增白。白粉可染成红粉，做红妆。《博物志》有"纣烧铅锡作粉"之说。《中华古今注》云："三代以铅为粉。""三代"是指夏、商、周。同时商代的青铜器很多是铅与其他金属的合金，所以有人认为，铅粉至少是从商代开始出现的。《中华古今注》亦云："盖起自纣，以红蓝花汁凝作燕脂，以燕地所生，故曰燕脂，涂之作桃花状。"《西河旧事》曰："祁连山，焉支山，宜畜养，匈奴失此二山，乃歌曰：失我祁连山，使我六畜不蕃息，失我焉支山，使我妇女无颜色。"《崔豹古今注》曰："燕支叶似蓟，花似菖蒲，出西方，土人以染，名为燕支。中国人谓红蓝，以染粉为妇却舒色，谓为燕支粉也。""燕脂""燕支""焉支"同音同源，用之涂于双颊，使人红艳可爱，即今之胭脂。所以除了白粉外，还出现了胭脂。《韩非子》中有"吾面用脂泽粉黛"的记载。《释名》曰："唇脂，以丹作之，象唇赤也。"

春秋战国时期，出现了面脂、唇脂。《妆台记》载："后周静帝令宫人画眉墨妆。"《释名》亦曰："眉，媚也，有妩媚也。"《楚辞》有"粉白黛黑施芳泽"之句，《妆台记》载："周文王于髻上加珠翠翘花……其髻高，名曰凤髻，又有云髻步步而摇。"《释名》曰："髲，被也，发少者得以被，助其发也。"《诗经·卫风·伯兮》中描写了当时女子用一种膏来润泽头发"自伯之东，首如飞蓬，岂无膏沐，谁适为容"。从这些文献记载可知，从周代开始就有画眉行为的出现。到了春秋战国时期，先人们开始重视对头发的修饰，美发方法就有洗发、梳理发型、泽发、涂发蜡染发，还流行佩戴假发。

先秦时期，人们追求容貌的修饰已很普遍，追求仪容之美也上升到礼仪上的要求。《周礼》中记载了周代设置管理容颜礼仪的官员"妇容"；《大戴礼记·劝学》亦记载"君子不可以不学，见人不可以不饰，不饰无貌，无貌不敬，不敬无礼，无礼不立。""妇人不饰不敢见舅姑"。当时，妇人没傅粉画眉，不装饰是不能见公婆的。

三、中医美容的起源

我们的祖先很早就开始采用中医的方法进行祛病美容。根据文献资料记载，最早的中药美容行为是对受损的皮肤进行治疗性美容。中医皮肤美容是中医学的一部分，中医学历史源远流长，同样中医美容也有着悠久的历史。

中医美容的起源可追溯到远古至先秦时期。甲骨文已记有"疥""疕""癣""疣"等损容性疾病。《周礼》中记载："医师掌医之政令，聚毒药以共医事。凡邦之有疾病者、疕疡者，造焉，则使医分而治之。"西周时期，我国的医政制度已经确立，医官分为医师和医。医又分为食医、疾医、疡医和兽医。"疾医掌养万民之疾病。四时皆有疠疾：春时有痟首疾，夏时有痒疥疾，秋时有疟寒疾，冬时有嗽上气疾。以五味、五谷、五药，养其病；以五气、五声、五色，眡其死生。两之以九窍之变，参之以九藏之动。凡民之有疾病者，分而治之。死终，则各书其所以，而入于医师。"这句话说明，当时不同的医治疗不同的疾病，如同当今内科医生治疗内科疾病、外科医生治疗外科疾病。其中"痒疥疾"泛指疮疥等皮肤病。由此可见，西周时期对损美性皮肤病主要采用内治法。

战国时期的《山海经》共载有 146 种药物，其中 12 种与美容有关，有治疗痤疮、腋臭、皮肤皱皱的药物。如《山海经·第五卷·中山经》中有用中药进行美容的最早记载，如"豪鱼，状如鲔，赤喙，尾赤羽，可以已白癣""修辟之鱼，状如黾（蛙的一种）而白喙，其旨如鸥……食之已白癣""天婴……其状如龙骨，可以已痤""荀草……服之美人色""蘪芜……服之媚于人"等。战国后期的《韩非子集·显学》记载各种药物和食物对美容有作用，药物类如白芷能"长肌肤，润泽颜色，可作面脂"；白僵蚕能"灭黑斑，令人面色好"；葳蕤能"去黑斑，好颜色，润泽轻身不老"。食物类如蜂蜜能"久服令人光泽、好颜色、不老"；生姜"久服去臭气，通神明"等。

1973 年，湖南省长沙马王堆汉墓出土的医药方技专书共有 14 种。据考证，大都是战国至秦时代的著作。这些书中已有对面部黑斑、白斑、痤疮、接触性皮炎、瘢痕疙瘩等疾病的病因病机、诊断方法、治疗方法的论述，还有如何保持人之皮肤白嫩光泽、毛发的乌黑亮泽等，并提出了相应的理论和具体的方法。《五十二病方》是我国现存最古老的一部方书，书中有 6 首方剂是用来预防和治疗瘢痕的；出土的《养生方》是讨论养生长寿的，其中有一"麦卵方"，有"令人强益色美"的功效，还有"令人面泽"和"去毛""黑发"的专方；同时出土的《十问》书中记载："民何失而颜色粗，鬵黑而苍？民何得而膝理靡曼，鲜白有光？""食苍则苍，食黄则黄。""助以柏实盛良，饮走兽泉英（乳汁）。"大臣与黄帝探讨皮肤的保健美容方法，论及饮食上可以预防治疗，可以使人年轻，使肌肤"曼泽有光"。

综上所述，中医美容起源于远古至先秦时期，药物、食膳等美容手段已经开始出现，人们对美容的追求，不仅体现于日常生活中，也成为礼仪交际的需求。战国时期已盛行通过气功等养生术，达到防衰驻颜、自然美的目的。

第二节　中医美容的萌芽

春秋战国之后进入秦汉时期，从奴隶社会过渡到封建社会，社会的生产力水平提高，经济日趋繁荣，文化、科学技术和医学得到进一步的发展。这一时期，生活美容的技艺及妆饰品也得到了进一步发展。眉色、眉型和发型的变化更加丰富，如《妆台记》中有"翠眉""青黛眉""远山眉""愁眉"等对眉毛妆饰的记载，如"始皇宫中悉好神仙术，乃梳神仙髻……后有迎春髻、垂云髻……飞仙髻、九环髻，遂贯以凤头钗，孔雀搔头"对发型多样化的记载。同时这一时期的人们对面部的美化更普通，男性也施脂粉，也盛行佩戴装有香料的香囊。

秦汉三国时期，《黄帝内经》《黄帝八十一难经》《神农本草经》《伤寒杂病论》相继问世，标志着中医理法方药理论体系的形成。《黄帝内经》不仅为中医学的发展奠定了基础，也是中医美容的理论源泉，为其形成和发展提供了理论依据。《黄帝内经》里虽然没有专门论述美容，但对人体皮肤的生理、病理、疾病治疗、养生保健等方面的认识，为中医美容的形成提供了理论指导。《黄帝内经》提出了对健美肤色的要求：红如"以缟裹朱"，青如"以缟裹绀"，黄如"以缟裹栝楼实"，白如"以缟裹红"，黑如"以缟裹紫"。《黄帝内经》还论述了四时、饮食五味对美容的影响，也记载了一些治疗性美容的方法。如《灵枢·经筋》记载了马膏疗法，用马项下脂肪反复涂抹按摩患处，就是将药物与按摩结合起来的一种美容治疗方法。《灵枢·阴阳二十五人》提出"体察形色法""异方分形法"，认为人的形体与肤色的变化与人的气质、年龄、健康以及气血的变化影响直接相关，辨识形体审美要因人、因时、因地而异。《黄帝内经》还阐述了手足阳明、手足少阳、手足太阳六经气血盛衰与毛发的关系，为后世的毛发美容指明了方向。

《神农本草经》是现存最早的本草专书，是我国第一部药物学专著。这本书共记载了365种药物，其中160余种药物与美容保健有关，可以起到"悦泽""美色""头不白""令人光泽""令人面色好"的作用。该书还提出了"驻荣""轻身耐老"等美容美体理念，首次提出有关美容药品的独特剂型——面脂。如"蜂子，味甘平……久服令人光泽，好颜色""白瓜子，味甘平，主令人悦泽，好颜色""白僵蚕，味咸平……灭黑，令人面色好"等。《神农本草经》为中药美容和药膳美容的发展奠定了基础。

成书于西汉末至东汉初年间的《黄帝明堂经》，是我国第一部腧穴学专著。该书发展了《黄帝内经》中的针灸内容，同时对汉以前的腧穴文献进行了总结。书中共记载了349个腧穴，主治病症多达270个。其中针对损容性病症的17个，如"面黑""口喝""疣"等。该书为后世的针灸美容、穴位按摩美容和点穴疗法提供了理论依据。

东汉末年，张仲景著《伤寒杂病论》。该书并无专论美容，只在个别章节论及疾病导致的外貌损害，但张仲景创立的当归芍药散治疗肝血瘀滞引起的肝斑、麻子仁丸治疗燥热所致的皮肤粗糙、猪肤汤润肤悦颜去皱等方法，至今仍为后人所沿用。华佗是东汉末年杰出的医学家，是中医外科的鼻祖，其书《华佗神医秘传》载有美容外用复方 10 首，《华佗神方》有美容保健和治疗方共 56 首。

综上所述，《黄帝内经》《神农本草经》《黄帝明堂经》《伤寒杂病论》等医学著作的出现，使中医美容从"术"向"学"的方向转变，为中医美容学的理论形成奠定了基础。

第三节　中医美容的形成

公元 265 ～ 960 年，魏晋南北朝至隋唐五代是中医美容学逐渐形成的时期。此期有不少医家和中医美容代表性医书出现。

魏晋南北朝时期是历史上较为纷乱的时期，政局不稳，战乱纷飞，此期道教的炼丹术、佛教和印度医学的传入，促进了中医药学的发展，丰富了中医美容的内容。这一时期是传统中医美容方剂发展的鼎盛时期，出现了最早的中医美容方药专篇，即东晋医药学家葛洪著《肘后备急方》第五十六篇"治面疱发秃身臭心惛鄙丑方"。此篇专门罗列了皮肤美容方剂及损伤性皮肤病治疗方剂。如"治人面体黧黑，肤色粗陋，面血浊皮厚，容状丑恶方""头不光泽，蜡泽饰发方""令人体香方""张贵妃面膏""令面白如玉色方"等。《肘后备急方》是中医美容学重要的代表性医书之一，堪称中医美容第一书。

南朝齐梁陶弘景所著的《养性延命录》是现存最早的养生保健专书。书中总结出一整套气功导引按摩美容法。南齐龚庆宣整理的《刘涓子鬼遗方》是我国现存最早的外科专著，该书中记载有一些皮肤疾病，如粉刺、湿疮、瘑子、发秃等损美性病症的治方。《晋书·魏咏之传》是迄今发现最早记载有修兔唇术的古籍，"咏之生而兔缺……召医治之，曰：可割而补之"。《针灸甲乙经》为皇甫谧所著，是中国现存最早的一部针灸学专著，也是最早将针灸学理论与腧穴学相结合的一部著作，它的出现为中医美容针灸提供了理论与实践指导。

隋唐是中国封建社会的鼎盛时期，此期为中医美容的形成发展提供了有利的社会环境，美容从宫廷走向民间，成为社会性的需求。这时的人们对面妆和服饰更为讲究，眉型、唇型、发型的样式更为丰富多彩，化妆礼仪盛行，浓妆艳抹是这一时期的特点。这时期同时出现很多中医美容学代表性医书。隋朝巢元方著的《诸病源候论》，是一部病因证候学专著，书中记载有对损容性疾病的临床特征及病因病机的阐述说明，以及对证候类型的归纳分析，扩展了中医美容的研究范围，如"白发候""齿黄黑候""酒渣候""兔缺候"等。

唐代医学家孙思邈博览群经，广收众方，整理、辑录了大量的美容药方，在其著作

《备急千金要方·卷六》七窍病中专设"面药"一篇，收载面部美容方77首，其他卷还有"除臭方""美发方"，全书共有美容方剂168首。其在《千金翼方·卷五》中设"妇人面药""熏衣泡衣香""令身香""生发黑发"四篇，其他篇还载有治疗白癞、白驳病疡、疣赘疵痣的美容方剂，全书共计77首。

唐代王焘所著的《外台秘要》收录了大量的美容方剂，并且详加分类。如"面膏面脂兼疗面病方""洗面药方""面色光悦方"等面部美容方11篇共计美容方剂98首；"头风白屑方""沐头去风方""头风白屑兼生发方"等头发须眉美容方剂14篇共计美容方剂84首；"腋臭方""漏液方""七孔臭气方""令人体香方"4篇共计美容方剂53首，全书共载美容方剂340首，是晋唐时期现存载录美容方剂最多的医书。

这个时期的《千金方》和《外台秘要》堪称集中医美容大成之作。此外，孙思邈的弟子孟诜所著的《食疗本草》，是我国早期食疗发展史上内容最全面的一部专著，丰富了中医食疗美容的内容，如"柿，寒……面上黑点，久服甚良""荔枝，微温……健气及颜色""萝卜，性冷……服之令人白净肌细"等。

第四节　中医美容的发展

从宋代开始，由于印刷术的革新和造纸业的发展，加上经济文化的发展，宋朝廷多次大规模组织官修医书，促进了医学知识的推广和医疗水平的提高，中医学发展又进入了一个创新发展期，同样的中医美容随之也进入拓展时期。从北宋开始，国内外贸易发达，中外医药交流日益频繁，大量的外国药品及香料输入中国，如龙脑、乳香、麝香、木香等，也由此丰富了中医美容的内容。

宋朝时期中医美容学代表性的医书有《太平圣惠方》《圣济总录》《经史证类备急本草》等。《太平圣惠方》第四十卷以美容方为主，共列方187首；第四十一卷为须发专方，共列"治发白令黑方""治眉发须不生诸方"等120首；此外，在其他卷中，还有治白癜风、针眼、揩齿令白净、口臭、癣、漆疮、手足皲裂等损容疾病诸方440余首，以及各种补益驻颜方240余首。全书共有美容方剂980余首，该书不仅载方丰富，同时对每门篇首写有病因病机概述。《圣济总录》载方两万首，专设论述美容内容的"面体门""髭发门""补益门"，所收处方就有106首，书中还阐述了病因病理，详述治法方药和使用方法，如用牛乳丸补中养脏、润体悦色等，十分强调内治内调对美容的重要性，书中还记载有用玉摩擦治疗面部瘢痕的事例，这也是中国最早的史料中医美容磨削术，是现代磨削术的先导。《经史证类备急本草》由唐慎微所著，书中载有美容药物322味，较之《神农本草经》大有增加，如"椰子皮……涂头益发令黑"。在《本草纲目》问世之前，该书一直是本草学的范本，亦是中医美容学主要的本草书籍。

除上述方书和本草书外，宋代还有其他著作载有美容方。如庄季裕《鸡肋编》记载，契丹女性"冬月以括蒌涂面，谓之佛妆……故洁白如玉也"，意思是用中药"瓜蒌"调敷于面部的"佛妆"，这种"佛妆"近似于现代的倒膜美容术；如《太平惠民和剂局方》在"诸虚门"及其他各门中，也散在收载了许多具有增白驻颜、乌发固齿、延年润肤作用的美容方剂等。

到了金元时期，医学界理论研究盛行，各流派的学术争鸣，丰富了中医学的内容，同时丰富了中医美容的理论和治疗方法，也出现了一些记载有中医美容内容的医书著作。《御院药方》是其中的代表性著作之一，由元初许国祯所撰，该书汇集了金元以前大量宫廷美容用方，如"皇后洗面药""孙仙少女膏""长发滋荣散""白牙珍珠散"等，是现存最早的宫廷处方集，也是我国第一部皇家御用方集。除此之外，罗天益的《卫生宝鉴》、张子和的《儒门事亲》、李杲的《东垣试效方》等，都记载有美容的方剂，如"衣香方""五神还童丹""神仙光唇散"等，许多美容方剂仍然沿用至今。

到了明代，《本草纲目》这部医学巨著的完成，对中外医学界产生了巨大影响。这本"中药宝库"中共记载了1892种药物，其中美容药物记载就有270余种，功效涉及增白、祛皱、消斑、乌发、香体等方面，且每味药后都有详细的功效及主要使用方法，如芫荽汤治面上黑子等。在中医美容方剂方面当推《普济方》。书中其按头面两大门分21类，列方747首，不但汇集了明朝以前的大量美容效方，还创制了"白面方""治酒皶鼻方"等美容新方。其中有一治疗头面䵟子的方，名为"美容膏"。"美容"一词首次作为专有名词在医书中出现。除此之外，外科、眼科和针灸在明代都有发展，推动了中医眼科美容、针灸美容、外科美容的发展。明·胡文焕校刊的《寿养丛书》，其中《香奁润色》一卷，是专为妇女美饰而撰写的，辑录了大量美容方和各种美饰用化妆品方。除此之外，还有很多专著都各自从理论或实践方面丰富并发展了中医美容。

清代时期，出现的一些医学专著从各个方面丰富了中医美容的内容，其中有代表性的是《医宗金鉴》，该书中的"外科心法要诀"卷记载了不少损美性病症。其他外科专著如《外科大成》《疡医大全》《洞天奥旨》等均对损美性病症有所论述。清代美容方剂主要荟萃于清宫档案之中，中国中医科学院清宫医案研究室1981年出版的《慈禧光绪医方选议》就收录不少美容方剂，如长发香发方、令发不落方、洗头沐浴方等。

从宋金元到明清时期，是中医美容的发展时期，中医美容开始进行理论上的深入探讨，更突出整体观念和辨证论治，美容药方数量及品种上更丰富。但从宋代开始，由于受程朱理学的影响，唐朝的"盛装"和浓妆逐渐被淡雅、含蓄取代，并一直延续到清朝。同时美容保健也逐渐从民间走向宫廷、王府。

第五节　现代美容学的兴起

近代中国，由于各种历史原因，中医学面临着多方面的危机和压力，中医美容也不例外，只在近现代出现了数量较少的化妆品工业。中华人民共和国成立之初，人们的物质文化生活水平还不高，美容没有得到社会的重视。

直到党的十一届三中全会召开，改革开放以后，国民经济得到发展，生活水平得到提升，社会对美容的追求才逐渐兴起，美容事业才得以发展。中医美容的著述和报道也日渐增多，很多医院提供中医美容服务。

1989 年，中国中医药学会治疗美容专业委员会成立，同年张大钊、沈英森出版《中医美容学》，第一次明确提出中医美容学的概念。同年陈贵廷等编著的《中医美容大全》收集了历代美容方剂，明确提出中医美容学源于中医养生学。

2001 年，高学敏、党毅主编的《中医美容学》系统、全面地总结了中医美容思想、理论和技术，是中医美容的代表性著作，标志着中医美容进入了一个新阶段。20 世纪 90 年代以来，我国多次召开国际传统医学美容学术研讨会，中医美容的国际影响不断扩大。经过几十年的努力，中医美容已有了一支初具规模的专业研究队伍，无论在理论上还是实践上都取得了令人瞩目的成绩。

第 三 章

美容学基础理论

【学习目标】

1. 掌握 脏腑经络与美容的关系，化妆品的选择与使用。

2. 熟悉 现代美容治疗技术。

3. 了解 皮肤屏障与美容的关系。

第一节 中医美容基础理论

一、脏腑与美容

在中医美容临床中，直接相关的形体容貌是脏腑功能的外在反映。脏腑功能强壮不仅使人健康延年，而且使人的形体、容貌健美，形神俱美。脏腑功能不足不仅使人易患疾病，早衰短寿，而且使人的形体、容貌失去神色美感。

中医美容的核心内容不仅要调养外在，更重视调理内在，是养于内、调于内、治于内而美于外。中医美容追求的最高境界是形神俱养，内外合一。脏腑于形体、容貌健美具有非常重要的意义。中医美容的常用方法，诸如补益心脾，以养神润面；健脾益胃，以丰肌调形；补益肝肾，以明目乌发；调理肺胃，以消疮洁肤；补脾益肾，以健美抗衰等，无不以脏腑为着眼点。

（一）五脏与美容

五脏共同的生理特点是"藏精气而不泻"，即闭藏、封藏人体的精气，而不随意外泄。这一生理特点，是保证五脏功能正常发挥的物质基础。在中医美容临床中，注重五脏功能的保护调养至关重要，也是中医美容的基本临床思路。

1. 心与美容　心与美容的关系主要体现在心主血脉、心主神方面。

（1）心主血脉　是指心气推动血液在脉管中运行，以发挥营养周身的作用。

生理上：心血充足、心气充沛、脉道通利是保证心主血脉功能正常发挥的重要条件。健康皮肤的美学观，所指的面色是透出红润的色泽。红为心血充盈，泽为心气充沛，润为脉道通利。

病理上：心血不足则面色苍白不华；心气不足则面色虚浮㿠白；心血瘀阻则面色瘀滞晦暗；心火血热则面红舌红。

（2）心主神　神有广义和狭义之分。广义的神是指生命活动的外在表现。如面色、眼神、反应、肢体动作等，即所谓"神气"。在中医美容的临床中，其内容要涵盖很多，也常指气质、心悟、神韵、性格、体貌特点等。中医美容中所指的形神俱养就是指的这种"神"。狭义的神是指人的精神、意识、思维活动，神不仅对人的精神风貌有深刻影响，而且通过心影响五脏。"心为五脏六腑之大主""心动则五脏六腑皆摇"，心在脏腑中能够起到提纲挈领的作用。

生理上：神的活动以心血为物质基础。心血充足则人的思路清晰，精力充沛，思维敏捷。心主血是为了更好地藏神；心藏神是使心主血的功能正常发挥。

病理上：心血不足则精神衰退、失眠健忘、多梦恍惚、惊悸怔忡；心火血热则心烦不安、失眠多梦。

常见的美容问题有面色问题、失眠、黑眼圈、胆怯、形神失调。中医美容强调形神俱养，健美的体态和良好的精神风貌缺一不可。形神合一是中医美容追求的最高境界。因此，调养心神、益心养性是重要的美容方法。在美容临床中，人们常常忽视对心神的调养，可以通过交流沟通与心理治疗，以及对心所主经脉的导引治疗调养，达到愉悦心神、平衡脏腑功能的目的。

2. 肺与美容　肺与美容的关系主要体现在肺主宣发的作用。

（1）宣发卫气　卫气来源于脾胃，是保卫、护卫、捍卫人体肌表，抵御外来入侵的重要物质。卫气须经肺的宣发作用才能布达皮毛而发挥功能。

生理上：卫气循行于肌表皮腠之间，其性彪悍滑利，能够温煦肌肤，调节汗孔，抗御外邪，促进代谢。肺宣发卫气的功能是保证皮肤润泽丰盈、靓丽细腻、功能完整的重要条件，因此，中医美容在临床中必须调理和保护其"熏肤、充身、泽毛，若雾露之溉也"的重要功能。

病理上：肺气不足或肺气郁闭使肺失宣发，就会引起卫气虚，则皮毛肌肤失养，肌肤不温，易生冻疮，自汗出，皮肤抵抗力差，反复感染，瘙痒过敏，甚至出现红血丝。肺卫之阳郁滞化热则皮肤油腻，易生粉刺、斑疹等。

（2）宣发津液　肺宣发津液外达皮毛，对保持皮肤充足的含水量具有重要意义。

生理上：津液营养润泽肌肤，补充足够水分，保持皮肤弹性光滑，是肺为水之上源的重要物质基础。

病理上：皮肤缺水失去营养，是皮肤干燥衰老、产生皱纹的重要原因。当皮肤缺水、干燥起屑、出现许多细小皱纹时，应注意养阴清热，润肺生津。

常见美容问题有皮肤干燥缺水、敏感、易过敏；皮肤油腻、毛孔粗大、易生粉刺。中医美容强调健康皮肤的感觉功能、莹润光泽、弹性细腻都体现在肺的生理功能上。外在皮肤内应脏腑主要体现在肺，因此应注重肺的调理，即清肺、润肺、养肺，同时注重肺经的治疗调整，这是至关重要的临床思路。

3. 脾与美容　脾与美容的关系主要体现在脾主运化的作用。

（1）运化水谷　脾为后天之本，气血生化之源，是人体营养精微物质转输、输布、散精、吸收的重要部位，与脏腑、形体、面色、唇色直接相关。

生理上：气血生化有源，脏腑强壮是形体容貌美的基础。表现为体重适中，肌肉结实，四肢有力，肌肤盈润饱满光泽，口唇红润。

病理上：脾胃功能失调直接导致形体容貌的改变。脾胃积滞化热可见皮肤油腻粗糙、形体肥胖、口臭体臭、粉刺、酒渣鼻、黄褐斑等。脾胃虚弱，生化乏源则可见面色萎黄、神倦疲惫、四肢乏力、肌肉松软下垂、口唇色淡无华。

（2）运化水湿　脾是全身水液代谢的中枢。代谢失常形成水、湿、痰、饮等病理产物，发生疾病或继发其他代谢性疾病，影响人的形体美及容貌美。

生理上：水液转输、输布正常，充分的水液供应可以使皮肤充盈饱满，无虚浮胀满。

病理上：脾失健运，水湿内停，痰湿内盛可致形体肥胖臃肿，神昏嗜睡，多痰打鼾，面色黄白不泽，面部虚浮瘀胀。

常见美容问题有肥胖、消瘦、面色萎黄、早衰瘀斑、粉刺。恣食肥甘厚味，伤及脾胃，湿热内蕴又是引发多种皮肤病的原因，如斑秃、脱发。

4. 肝与美容　肝与美容的关系主要表现在主疏泄和主藏血方面。

（1）肝主疏泄　主要是情志、气机和脾胃的调畅。

生理上：情志条达，平和适度，神态安详眉目舒展，肝气疏泄有度，冲任畅通，月经如常，脾胃的功能正常。

病理上：肝气郁结，七情不畅则使人郁郁不乐、眉苦脸。肝失疏泄常可继发月经前后损美性变化，如烦躁易怒、经前期粉刺、经前色斑颜色加重等。

（2）肝藏血　肝具有储藏血液和调节血量的作用。

生理上：肝血充盈则双目明亮，视物清晰，爪甲红润饱满，关节活动灵活，动作敏捷。

病理上：肝血不足则面色白，目涩无神，视物昏花，爪甲干枯薄脆，体态衰老，关节屈伸不利，动作迟钝。

常见美容问题有失眠、面色问题、情绪不稳定、粉刺、气滞血瘀型黄褐斑、肥胖、黑眼圈等。

5. 肾与美容　肾与美容的关系主要是肾藏精，为先天之本，寿命之根。

生理上：肾中精气的生理性消长盛衰是人体生、长、壮、老、已的内在根据。小儿天真活泼，青少年热情洋溢，中年人稳重干练，老年人从容平静，这是各年龄阶段特有的生命美感，而生命美的根本在肾。

病理上：在生命过程中，衰老也会带来一系列损美性改变，因此抗衰驻颜也是美容需要解决的重要课题。随着肾中精气的自然衰减，五脏功能下降并随之出现一系列生理性衰老的改变，如驼背弯腰、活动不灵活，皮肤松弛、皱纹横生，肤色转黯、缺乏光泽，头发花白、稀疏脱落，视物昏花、听力下降、记忆力下降，以致最后老态龙钟，丧失人体外在之美。因此生命衰老之根在于肾。

常见美容问题有早衰、脱发、肥胖、失眠、黑眼圈、粉刺、黄褐斑等。肾藏精，肾精对形体肌肤毛皮起着濡润作用，并维持阴阳平衡。肾精不足是人体衰老的主要原因，可见形容憔悴苍老，面色晦暗、发毛脱落、听力下降、视物昏花，腰膝酸软、体态不灵活等。中老年人火燥相结，表现为形体消瘦，皮肤晦暗干燥，头发脱落干枯，心烦失眠，易生黑眼圈、黄褐斑等。

（二）六腑与美容

六腑共同的生理特点是"传化物而不藏"，即向下传导变化、消化吸收的产物，而不能随意闭藏、封藏。这一生理特点，是保证六腑功能正常发挥的基础，是人体消化、运化营养物质，排出毒素的重要生理功能也是中医美容的基本临床思路之一。

1. 胃与美容　胃与美容的关系主要表现在胃的受纳营养和以降为顺方面。

（1）受纳营养　主要是胃把食物初步消化成食糜，并在胃中保持一段时间。"脾为胃行其津液"，而胃是营养物质吸收的重要场所。

（2）以降为顺　胃气的生理功能特点是以通降为顺，向下运行传导为其特性。胃失和降则表现为郁热胀结，便秘，口臭，辗转不宁。

常见美容问题有便秘、失眠、肥胖、粉刺、皮肤油腻、口臭等。

2. 大肠与美容　大肠与美容的关系主要表现在传导和排毒方面。

（1）主传导　大肠向下传导，排泄糟粕。传导失司则腹胀便秘，胃肠积滞，不通则痛。

（2）排除毒素　大肠向下传导糟粕的功能是人体重要的排毒通道，以通、解、调、补为要。肺与大肠相表里，肺主皮毛，大肠传导及排毒功能失司，反映在皮肤则为皮肤粗糙不洁、易生粉刺、黄褐斑等。

常见美容问题有腹结便秘、皮肤粗糙晦暗、粉刺、口臭等。

3. 胆与美容　胆与美容的关系主要表现在分泌和排泄胆汁，以促进消化；主决断，与人的勇怯有关。

（1）分泌和排泄胆汁　肝胆气机畅达，胆汁分泌和排泄正常，人体代谢功能旺盛。

（2）主决断　胆与肝气相通，同样具有调畅气机的作用。胆气虚，易胆怯害怕，决断犹豫。

常见美容问题有七情不和、肥胖、口苦口臭、大便不调等。

二、气血津液与美容

气血津液是构成人体和维持人体生命活动的基本物质。气是构成人体和维持人体生命活动的最基本的能量物质。血是运行于脉内的红色液体，具有养形神的作用。津液是体内一切水液的总称。三者均是中医美容的物质基础。在中医美容临床中，气血是重要的物质基础，女人机体具有多气多血的特性，因此调理气血在中医美容养生保健中属于重要的临床方法之一。

（一）气与美容

气是在肺、脾、肾三脏的综合作用下，由自然之清气、水谷之气、先天之气组合而成在中医美容临床中，它具有以下主要功能。

1. 推动作用　气为血之帅，气行则血行，血脉因之而畅达。

生理上：血液运行畅达，对于皮肤、毛发、五官、爪甲、形体容貌非常重要，因机体能及时得到气血的营养，新陈代谢畅通，表现为肌肤盈润光泽，毛发光亮润泽，双目明亮有神采，五官功能正常，体态健美坚定。

病理上：气滞、气虚失于推动，致血脉瘀滞、面色晦滞暗淡、皮肤干燥，甚至色素沉着，易发慢性湿疹，毛发不泽，甚至脱发等。

2. 温煦作用　气是人体热量的来源。

生理上：气的温煦作用保证了即使在寒冷的环境中，也能使气血津液畅行无阻，使得皮肤温润有活力，四肢得以温煦濡养。

病理上：如气虚失于温煦，则五官、肢体、皮肤不耐寒冷，易生冻疮、寒冷性瘾疹、寒冷性多形性红斑，表现为手足不温、肤色苍白、精神不振。

3. 防御作用　是指肌肤抵御外邪的作用。相当一部分损美性皮肤疾患是由于气的防御功能降低，外邪乘虚侵袭而致。这部分皮肤疾患发病与否，以及发病后机体的反应、预后、转归，均与气的卫外防御功能强弱有密切关系，如反复皮肤感染、皮肤过敏等。

4. 固摄作用　包括固摄津液和固摄血液。皮肤重量的 70% 是水分，保持水分不丢失是使皮肤充盈饱满、减少皱纹的基础之一。

生理上：皮肤含有丰富的血液，这是皮肤营养的来源。皮肤水分的保持，津液营养充盈，血液不溢出脉外均依赖于气的固摄。

病理上：气虚失于固摄则会汗出异常，汗出过多，皮肤脱水、皮肤干燥，容易浸渍感染、皮下出血等。

5.气化作用　气化是指通过气的运动，使精气血津液相互转化及其新陈代谢的过程。

病理上：气虚、气滞均会导致气化失调，代谢障碍，其中以水液代谢障碍最为常见。气化不行，水湿内停可见皮肤㿠白不泽，面目郁浮肿胀，发根稀疏脱落，形体肥胖臃肿，头昏嗜睡，白带增多，月经不调等。

（二）血与美容

血是构成人体和维持人体生命活动的基本物质之一。头面部是全身血液供给最丰富的部位，丰富的血液供给使毛发茂盛光亮，面色红润。这是形体容貌重要的美学特征，头面部对血液的盈虚、畅滞非常敏感。

血虚可见面色萎黄，口唇色淡，手足麻木，毛发稀疏黄软，皮肤干燥瘙痒。血瘀可见面色晦滞黯淡，色素沉着，皮肤粗糙，重者可见肌肤甲错，毛发脱落。

血热可见皮肤潮红，皮肤油腻，粉刺，皮下出血，少白头，脱发，心烦失眠等。血燥可见皮毛干燥，肌肤失养，皮肤瘙痒，脱屑，皲裂，肥厚。

血能养神，中医美容的形神都离不开血的濡养。血虚则不能养神，可见心悸、失眠、健忘。血热扰动心神，可见心烦急躁、失眠多梦。

中医美容诸多方法如中药、推拿、针灸、食疗等无不注重补血、活血、凉血。

（三）津液与美容

津液清稀者为津，分布于皮肤、肌肉和孔窍等部位；稠浊者为液，灌注于骨节、脑、髓、脏腑等组织器官。津液可使皮肤滋润，肤色透明，肤质富于弹性，不易产生皱纹，关节筋骨运动滑利。津亏阴伤，失于滋润，可见皮肤干燥、脱屑、瘙痒、皲裂、易起细小皱纹、口唇干裂。津液气化不行，积聚停留，可见湿疹、粉刺、面目浮肿等。

三、经络与美容

（一）经络的概念

经络是运行全身气血，沟通上下内外，联络四肢百骸，感应传导信息，调节功能平衡的通道。经络遍布全身，将脏腑、筋骨、肌肤等联为一体，是人体整体性的物质基础，是全身气血运行的通道。

（二）经络名称及走向

十二经脉根据各经所联系的脏腑、阴阳属性以及在肢体循行部位的不同，具体分为手三阴经、手三阳经、足三阴经、足三阳经。

1.十二经脉的名称　十二经脉分别为手太阴肺经、手厥阴心包经、手少阴心经、手阳明大肠经、手少阳三焦经、手太阳小肠经、足太阴脾经、足厥阴肝经、足少阴肾经、足阳明胃经、足少阳胆经、足太阳膀胱经。循行分布于上肢的称为手经，循行分布于下肢的称为足经。分布于四肢内侧的称为阴经，属脏；分布于四肢外侧的称为阳经，属腑。

2. 十二经脉的走向　手之三阴，从胸走手；手之三阳，从手走头；足之三阳，从头走足；足之三阴，从足走腹。

（三）经络在头面部的分布

1. 阳经　手三阳经止于头面，足三阳经走于头面，手三阳经和足三阳经在头面部交会，故有"头者，诸阳之会"的说法。头部两侧分布着手太阳小肠经、手阳明大肠经、手少阳三焦经和足少阳胆经。足阳明胃经、足太阳膀胱经经过额部，所以胃经、膀胱经是最为常用的美容经络。按经络在头面部的分布循经点穴按摩效果良好。

2. 阴经　手少阴心经的支脉"上夹咽，系目系"。心经病候可见口干渴、目黄。足厥阴肝经"上贯膈，布胁肋，循喉咙之后，上入颃颡，连目系，上出额，与督脉会巅；其支者，从目系下颊里，环唇内……"肝经病候可见面尘、色黯、无光泽。

3. 奇经　任脉绕口唇，经过面部，进入目眶下，其面部腧穴可治面肿、口齿疾患、口眼㖞斜等。督脉上至头面，沿前额下行鼻柱，其面部穴位可治头面、五官、神志病。

（四）经络在中医美容中的作用

经络是各种中医美容方法的基础，尤其是按摩美容。经络畅通是濡养补益、补水保湿、新陈代谢，以及各种美容方法的有效保证。

经络是针灸、推拿、经络美容的根本依据。经络畅通是气血津液荣于皮肤、头面、五官、毛发等器官的有效保证。

复习思考题

1. 五脏六腑与美容之间关系的主要表现有哪些？
2. 何为气、血、津液？简述它们的主要功能及与美容的关系。
3. 经络在中医美容学中的作用有哪些？

第二节　现代皮肤美容基础理论

一、皮肤结构与皮肤美容

皮肤由表皮、真皮和皮下组织构成，并含有皮肤附属器、丰富的神经、血管、淋巴管和肌肉（图 3-1）。皮肤覆盖于人体表面，对维持体内环境稳定十分重要，具有屏障、吸收、感觉、分泌和排泄、体温调节、物质代谢、免疫等多种功能。同时皮肤是人体的最外部，自然构成了人体美的重要标志。皮肤的健美与皮肤结构密切相关。

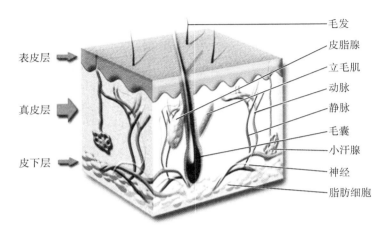

表皮层

真皮层

皮下层

毛发
皮脂腺
立毛肌
动脉
静脉
毛囊
小汗腺
神经
脂肪细胞

图 3-1　皮肤结构

（一）表皮

表皮主要由角质形成细胞、黑素细胞、朗格汉斯细胞和麦克尔细胞构成。其中角质形成细胞由浅至深分为角质层、透明层、颗粒层、棘层、基底层。

1. 角质层　是皮肤的"卫士"，与皮肤美容关系密切，具有以下五大功能。

（1）美学功能　角质层过厚，皮肤粗糙、暗淡无光；角质层过薄，如过度"去死皮""换肤"等，皮肤防御功能减弱，容易出现皮肤潮红、毛细血管扩张、色素沉着、皮肤老化，甚至引起某些皮肤疾病。

（2）保护功能　抵御外界各种物理、化学和生物性等有害因素对皮肤的侵袭。

（3）防晒功能　可吸收紫外线，主要是中波紫外线 UVB，具有防晒功能。

（4）吸收作用　皮肤吸收外界物质的主要部位，由于角质层间隙以脂质为主，所以主要吸收的是脂溶性物质。

（5）保湿功能　正常角质层中的脂质、天然保湿因子使角质层保持一定的含水量，稳定的水合状态是维持角质层正常生理功能的必需条件。

2. 透明层、颗粒层、棘层　透明层和颗粒层使水分不易从体外渗入，也阻止了角质层下水分向角质层渗透。棘细胞层有分裂功能，可参与表皮的损伤修复，具有一定吸收紫外线（UVA）的作用。

3. 基底层　是除角质层以外与皮肤美容关系最密切的结构，为表皮细胞的"发源地"，与皮肤自我修复、创伤修复及瘢痕形成有关。外伤或手术时，尤其是进行面部美容磨削术与激光治疗，只要注意创面不突破真皮浅层，没有破坏嵌在真皮浅层的表皮脚，其修复由基底层完成，皮肤就能恢复到原来状态，否则会形成瘢痕。

4. 表皮通过时间 角质形成细胞从基底层移至角质层脱落，约 28 天，称为角质形成细胞的通过时间，或称表皮更替时间。皮肤美容应该遵循该规律，不可人为干预，特别在进行美白祛斑时应该注意遵循皮肤代谢生理特点，不宜使用强效剥脱剂，打破细胞经表皮通过的时间规律；同时也提示皮肤基础护理美容是一个循序渐进的过程，必须持之以恒。

5. 黑素细胞

（1）决定皮肤颜色的主要因素 不同肤色黑素细胞数量大致相同，肤色不同是黑素小体的大小、种类、数量和分布不同所导致。黄种人黑素主要分布在基底层，棘层内较少；黑种人则在基底层、棘层及颗粒层都有大量黑素存在；白种人皮肤内黑素分布情况与黄种人相同，只是黑素的数量比黄种人少。

（2）防晒作用 可吸收或反射紫外线 UVA，保护深部组织免受辐射损伤，还能保护叶酸和类似重要物质免受光线的分解。

（3）黑素细胞影响因素 黑素细胞的产生和代谢受多种因素影响，如紫外线、内分泌、精神因素、睡眠及含铅汞重金属化妆品等。

6. 皮脂膜 是覆盖于皮肤表面的一层透明薄膜，又称水脂膜。主要由皮脂腺分泌的皮脂、角质层细胞崩解产生的脂质与汗腺分泌的汗液乳化形成，呈弱酸性，主要成分包括神经酰胺、角鲨烯、亚油酸、亚麻酸及其他脂质成分。

7. 皮肤的"砖墙结构" "砖墙"代表角质形成细胞，"灰浆"指角质细胞间隙中脂质（含神经酰胺、脂肪酸、胆固醇），限制水分在细胞内外流动，"砖墙"和"灰浆"使表皮形成牢固的结构，皮肤维持重要的屏障功能（图 3-2）。

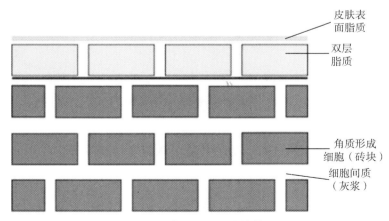

图 3-2 皮肤的"砖墙结构"

8. 皮脂膜和"砖墙结构"的四大功能

（1）屏障功能　构成物理、化学和生物因素进入皮肤的第一道屏障。

（2）保湿功能　皮脂膜中的脂质能锁住水分，阻止真皮营养物质、保湿因子、水分散失，使角质层含水量保持在 20% 左右，对皮肤起到滋润保湿作用。

（3）调节炎症反应　皮脂膜中的亚油酸、亚麻酸可对炎症有一定的调节作用。

（4）防晒功能　"砖墙结构"本身就是一道抵御日光的屏障，而皮脂膜内的角鲨烯具有防晒作用。

9. 天然保湿因子（NMF）　NMF 是存在于角质层内能与水结合的一些低分子量物质的总称，包括氨基酸、乳酸盐、尿素等物质，由角质层细胞中的中间丝相关蛋白不断降解并最终由多种氨基酸产物衍化而成，是参与减少皮肤透皮水分丢失的重要生物分子，水溶性极强，很容易随着水分移出细胞外。

（二）真皮

真皮由胶原纤维、弹力纤维、基质、细胞成分、皮肤附属器及血管、神经组成。

1. 胶原纤维　胶原纤维的主要作用是维持皮肤的张力，其韧性大，抗拉力强，但缺乏弹性。

2. 弹力纤维　弹力纤维对皮肤的弹性和顺应性起着重要的作用，使皮肤有弹性、光滑，减少皱纹的产生。

3. 网状纤维　创伤愈合时在肉芽组织中可大量增生而影响皮肤的外观。

4. 基质　基质是填充于纤维、纤维束间隙和细胞间的无定形物质，不仅有支持和连接细胞的作用，而且还有保湿、参与细胞的形态变化、增殖、分化、迁移及促进胶原纤维成熟等多种生物学作用。

5. 细胞　主要有成纤维细胞、肥大细胞、巨噬细胞、淋巴细胞、朗格汉斯细胞和噬色素细胞等，还有少量淋巴细胞和白细胞。其中成纤维细胞在创伤愈合和皮肤老化的过程中发挥十分重要的作用。成纤维细胞过度增生可形成瘢痕疙瘩。

6. 皮肤附属器

（1）皮脂腺　分布广泛，以头面及躯干中部、外阴部皮脂腺较多，称为皮脂溢出区。皮脂分泌过多，易出现痤疮、酒渣鼻、脂溢性皮炎等皮肤问题，皮脂分泌过少，皮肤容易干燥、衰老。

（2）汗腺　分为小汗腺及顶泌汗腺。汗腺可吸收水溶性物质，汗腺分泌的汗液有调节体温、软化角质、作为水相参与形成皮脂膜的作用，酸化的汗液还可调节皮肤表面的酸碱度。

（三）皮下组织

皮下组织由疏松结缔组织及脂肪小叶组成，又称皮下脂肪层。皮下脂肪具有类似海绵垫的作用，适量厚度的皮下组织可使皮肤显得丰满，表现女性的曲线美和青春丰满美，但皮下脂肪过度沉积显得臃肿；太薄则显得干瘪，易出现皱纹。皮下组织的厚度随体表部位、年龄、性别、内分泌、营养和健康状态等有明显差异。

二、皮肤屏障功能与皮肤美容

皮肤位于人体体表最外层，具有屏障功能，一方面皮肤具有对外界机械性、物理性、化学性、细菌等微生物损伤的防护作用，保护着体内各个重要脏器；同时，正常皮肤对光有吸收能力，基底层的黑素细胞产生的黑素也吸收紫外线，对紫外线的光损伤有防护作用。另一方面可防止体内营养物质，水分等的丢失，维持皮肤的含水量，使皮肤滋润。皮肤的屏障功能不仅指其物理性屏障作用，还应包括皮肤的色素屏障作用、神经屏障作用、免疫屏障作用以及其他与皮肤功能相关的诸多方面。

（一）皮肤各层屏障功能

1.角质层　角质层由于存在角蛋白、结构脂质、天然保湿因子等，并且角质形成细胞和脂质形成牢固的"砖墙结构"，因此是皮肤屏障最重要的部位所在。具有抗机械损伤、维持张力、电损伤防护、抵御紫外线、抗化学损伤、防止微生物、水和营养物质屏障等功能。

2.棘层　抵御紫外线，具有一定吸收紫外线的作用。

3.透明层和颗粒层　透明层和颗粒层中的酸性磷酸酶、疏水性磷脂和溶酶体等成分构成一个防水屏障，使水分既不易从体外渗入，也阻止了角质层下水分向角质层渗透。

4.基底层　抵御紫外线，基底层的黑素细胞可吸收长波紫外线，是抵御紫外线的重要结构。

5.皮脂膜　抑制微生物繁殖；皮脂膜中的脂质能锁住水分；皮脂膜内的角鲨烯具有防晒作用，能够抵御紫外线对人体的侵害。

6.真皮和皮下组织　抗机械损伤，真皮和皮下组织对外界牵拉、冲撞等起到缓冲的作用。

（二）评价皮肤屏障功能指标

1.经表皮水分丢失（TEWL）　TEWL参数作为无损害性的皮肤屏障功能测试指标，有利于评价各种化学物对皮肤屏障的影响。蒸发测定仪具有湿度和温度传感器，可对皮肤表面水分蒸发的浓度梯度进行测量，其结果以经表皮水分丢失表示。

2.皮肤含水量　皮肤电容仪测定皮肤的电容值，进行皮肤水分的分析。

3.皮肤微循环　刺激性化学物可引起皮肤炎症反应，致使皮肤血流量增加，影响皮肤屏障，故皮肤微循环亦可反映皮肤屏障状况的改变。

4.透皮吸收　化学物可经皮渗透进入体内，当皮肤屏障受到破坏时，化学物的经皮渗透量或渗透率增加。

三、色素代谢与皮肤美容

（一）黑素细胞

黑素细胞是合成与分泌黑素颗粒的树枝状细胞。它镶嵌于表皮基底细胞之间，平均每10个基底细胞中有1个黑素细胞，是一种高度分化的细胞，细胞质内有特殊的细胞器，名为黑素体。黑素在黑素体内合成。皮肤黑素分为两大类：优黑素（黑褐色）、褐黑素（黄色或红褐色）。黑素是防止紫外线对皮肤损伤的主要屏障。黑素还能保护叶酸和类似的重要物质免受光线的分解。此外，黑素还是一种稳定的自由基，可参与体内一些氧化还原反应。黑素通过角质形成细胞的代谢排出体外。

（二）影响黑素生成的因素

1.日晒　日光是对黑素代谢影响最大的外部因素。

2.内分泌、神经因素对黑素代谢的调节及应用　内分泌、神经因素对黑素代谢的调节较为复杂，有许多环节尚未清楚，比较肯定的因素有促黑素细胞激素、肾上腺皮质激素、性激素、甲状腺素、神经因素等。

3.氨基酸及维生素对黑素代谢的调节及应用　复合维生素B、泛酸、叶酸可使色素增加，维生素C、维生素E可抑制黑色素生成。氨基酸中的酪氨酸、色氨酸、赖氨酸使黑色素增加，谷胱甘肽、半胱氨酸可减少黑色素生成。

4.细胞因子对黑素代谢的调节　角质形成细胞所表达的BFGF、SCF、ET、LT等均能直接作用于黑素细胞，促进其增殖并合成黑色素；IL-6、TNF能抑制黑素细胞产生黑色素。

5.微量元素对黑素代谢的调节　影响黑素代谢的主要微量元素是铜、锌离子，它们在黑素合成中起辅助作用。

6.微生态失衡　主要是黄褐斑患者皮肤表面的暂住菌，如棒状菌及产色素微球菌明显增加，尤其是产生褐色、橘黄色的微球菌显著增加。

7.疾病和创伤　炎症性皮肤病及皮肤创伤、内分泌疾病、生殖系统的疾病可引起色素异常，如色素沉着、色素减退或皮肤异色改变。

8.光敏性食物或药物　食用光敏性食物或药物可增加皮肤对日光的敏感性，诱发黑素合成。光敏性食物有菠菜、木耳、香菇、芹菜、柠檬、无花果等。常见的光敏性药物有口服避孕药、雌激素、磺胺类及其衍生物、口服降糖药、利尿药、某些抗组胺药（氯苯那敏、苯海拉明）；解热镇痛药、抗生素类（四环素、灰黄霉素等）、安定类（利眠灵）、利尿药、某些中药（白芷、补骨脂等）。

四、皮脂代谢与皮肤美容

（一）皮脂腺功能

皮脂腺具有合成与分泌皮脂、润滑皮肤、抑制某些病原微生物生长；抗氧化损伤；使皮肤富有弹性和光泽，推迟皮肤衰老的作用。

（二）皮脂构成

皮脂主要由皮面脂质、表皮脂质、皮脂腺的脂质、真皮脂质、皮下组织的脂质组成。

（三）皮脂代谢

皮脂腺是皮肤重要的附属器官，主要功能为合成和分泌皮脂，润滑皮肤，抑制病原微生物生长。皮脂是多种脂类的混合物，所含成分复杂，合成分泌代谢受机体复杂的内分泌与神经系统等调节。

皮脂大部分由皮脂腺分泌，小部分在表皮细胞角化过程中形成，这些皮脂与表皮细胞和外界的水分共同形成乳剂样的薄膜称为皮脂膜。皮脂腺的功能可用皮脂的排泄来表示，如将皮面表面脂肪层除去，皮脂将很快排泄出来，当表面皮脂厚度达到一定程度时，则速度逐渐减退直至完全停止。

（四）影响皮脂腺分泌的因素

1. 内分泌调节 皮脂腺功能主要接受内分泌系统的调节，雄激素是影响皮脂分泌的首要因素，调节皮脂腺的分化、增殖及皮脂的合成与分泌。雌激素等调节皮脂腺功能以间接途径为主。

2. 其他影响因素

（1）遗传 遗传因素决定了皮脂腺的数量和功能具有个体差异。

（2）部位 身体不同部位的皮脂腺数量和功能是不同的，头面部皮脂腺分泌最旺盛，尤其是"T"区，其次是背、胸部，手掌和脚掌没有皮脂腺。因此身体各部分的皮肤采取不同的护理方法，面部要加强清洁和控油，而手掌及脚掌则要滋润皮肤，以免出现皮肤皲裂。

（3）年龄 儿童期皮脂分泌量较少，青春期分泌增多，35岁以后逐渐减少。所以儿童和中老年人的皮肤偏干，而青年人皮肤偏油。

（4）性别 男性皮脂腺功能较女性旺盛。

（5）温度 气温高时，皮脂分泌量较多；气温低时，皮脂分泌量减少。所以夏季皮肤较冬季会更加油腻。

（6）皮肤表面湿度的影响 当皮肤表面水分充足时，皮脂易于乳化和扩散，而皮肤干燥时，皮脂的分泌和扩散会变得更缓慢。

（7）饮食影响 油腻性食物、辛辣刺激性食物会使皮脂腺分泌量增加。

（8）生理周期　女性青春期前后，雄激素分泌增多，皮脂腺分泌旺盛，易产生痤疮，因此，对于月经期易加重的痤疮，需要调节激素水平。

（9）24小时节律　通常上午10点皮脂腺分泌功能最强，早上7点和晚上10点分泌功能最弱。

（10）日晒　日光会刺激皮脂腺分泌，长期日晒还使毛囊皮脂腺开口增大，过度角化。

（11）洁肤方式　用热水清洁、过度清洁或用去脂类洁肤品清洁后，由于皮肤表面的皮脂过度丧失，易产生皮肤干燥、脱屑。因此，对于正常皮肤建议不要过度清洁皮肤，特别是儿童及老年人要减少清洁次数，以免造成皮脂过度丧失，引起皮肤干燥。同时由于皮脂膜抑制皮脂腺分泌的压力减轻，彻底清洁后两小时内，皮脂腺分泌速度增快，直至皮肤重新恢复水油平衡（4～5小时）。

五、皮肤光老化与皮肤美容

（一）皮肤老化和光老化

衰老是生物界最基本的自然规律之一。它是一个渐进的过程，导致机体所有器官的机能减退和储备能力的下降。皮肤老化分为自然老化和光老化（表3-1）。

1. 自然老化　是内源性的程序性过程，由时间的流逝形成。自然老化中基因的表达起着决定性作用，同时一些内源性的因素，包括营养、内分泌和免疫也对皮肤的衰老产生影响。

2. 光老化　是指皮肤长期受到光照而发生的老化，主要是由UVA、UVB照射引起，表现为皮肤松弛、皱纹增多、粗糙、色素沉着、毛细血管扩张等，并易发生皮肤肿瘤。

表3-1　皮肤自然老化与光老化的区别

区别点	光老化	自然老化
发生年龄	儿童时期开始，逐渐发展	成年后，逐渐发展
发生原因	紫外线照射	固有性，机体老化的一部分
影响因素	职业因素、无防晒措施	机体健康水平、营养情况
皮肤表现	皮肤皱纹粗、呈橘皮样纹、皮革状、不规则色素斑，如老年斑，皮肤毛细血管扩张、角化过度	皮肤皱纹细而密集、松弛下垂，可有点状色素减退，无毛细血管扩张、角化过度
组织学特征	表皮下不规则增厚或萎缩、血管网排列紊乱，弯曲扩张，I型胶原减少，网状纤维增多，弹力纤维变性、团状堆积，皮脂腺不规则增生	表皮均萎缩变薄，血管网减少，胶原含量减少，真皮萎缩，弹力纤维降解、含量减少，所有皮肤附属器均减少、萎缩
并发肿瘤	可出现多种良、恶性肿瘤	无
药物治疗	维A酸类、抗氧化类、保湿剂有效	无效
预防措施	防晒化妆品及遮阳用具有效	无效

（二）皮肤光老化的防护与治疗

1. 皮肤光老化的防护　皮肤光老化与自然老化不同，如果采取合理的光防护措施，可以阻断 UVA 和 UVB 对皮肤的作用，达到预防皮肤光化性损伤的目的。常见的防护物品有衣物、帽子、化妆品、太阳镜、防晒霜、抗氧化剂等。

2. 皮肤光老化的治疗

（1）药物治疗　维 A 酸类、抗氧化剂、a- 羟基酸、化学剥脱治疗、延缓皮肤衰老的各种中药（人参、银杏、茶叶）等。

（2）激光治疗　点阵激光可使皮肤紧致、细嫩；调 Q 激光有较好的色素清除作用；脉冲染料激光可以改善毛细血管扩张，对于血管性皮损和色素性皮损均有较好的改善。

（3）强脉冲光　强脉冲光作用于黑色素、血红蛋白和水，对色素性、血管性皮损效果好，还可改善皮肤松弛、皱纹和毛孔粗大等。

（4）射频　射频作用于真皮层胶原，有紧肤除皱的效果。

（5）光动力疗法　光动力疗法可减少面部红斑、色素异常和改善皱纹。

（6）注射填充治疗　肉毒素注射可减少皱纹，组织填充术（如玻尿酸）可以用来改善光老化引起的粗糙皱纹和组织容量减少。

（7）手术　手术的作用主要是改善光老化引起的皱纹和皮肤松弛等，根据严重程度和治疗目的，可以选择不同手术方式，如额部除皱术，全面部除皱术以及内镜去皱术等，手术疗效肯定，但手术本身也是一种损伤，术后需要较长的恢复时间，有一定手术失败风险，应该作为光老化治疗最后的选择。

六、皮肤保健与皮肤美容

（一）皮肤健美的标志

皮肤健美标准是肤色均匀、皮肤含水量在 10% ～ 20%，水油分泌平衡，细腻有光泽，光滑有弹性，无明显色斑，面部皱纹与年龄相当，对外界刺激不敏感，对日光反应正常。

1. 润泽　指皮肤湿润和光泽的程度，健美的皮肤应是湿润有光泽。

2. 细腻　主要由皮肤纹理决定，健美的皮肤肤质细腻，毛孔细小。

3. 弹性　包含皮肤的丰满、湿度、韧性和张力。主要由皮下脂肪厚度、皮肤含水量及真皮胶原纤维和弹力纤维决定。

4. 颜色　皮肤的颜色是由基因决定的，主要有黄色、白色、黑色。

5. 功能　指健康的皮肤除了保持红润、光滑细腻而有弹性的外观外，还必须具有保护、感觉、调节体温、吸收、分泌、排泄、代谢及免疫等生理功能。

（二）加强皮肤保健

加强皮肤保健对于保持皮肤健康、延缓衰老而言，加强皮肤保健非常重要。

1.养成良好的生活习惯　情绪稳定舒畅，充足的睡眠，合理饮食和戒烟，加强体育锻炼。

2.皮肤的清洁　油性皮肤可选用硬皂，中性皮肤可选用软皂，干性皮肤可选用液体清洁产品。洗澡次数及时间应根据季节、环境的不同而异，水温以 35 ～ 38℃为宜，夏天可每天洗澡 1 次，冬天 3 ～ 6 天洗澡 1 次为宜，清洗过多反而会使皮脂膜含量减少，丧失对皮肤的保护和滋润作用，加速皮肤老化。

3.皮肤老化的预防　尽量避免强烈日光照射，做好防晒。徒手或器械保健按摩，可调节情绪，消除疲劳，改善局部血循环，提高躯体和皮肤代谢，使皮肤红润、柔软、富有弹力、减少皱纹，从而延缓皮肤衰老。可根据气候、年龄和个体皮肤类型选择合适的抗衰老、保湿、抗氧化化妆品，应注意切勿选用含激素、汞、砷等成分的化妆品。

七、毛发保健与皮肤美容

（一）毛发的生理特性

人类毛发的长短、质地和色泽因人而异，种族间也有较大差异。在同一人身上，随部位不同，可将毛发分成长毛、短毛和毳毛三种类型。毛发从长出到脱落这一过程称为毛发的生长周期，可分为生长期（约 3 年）、退行期（约 3 周）和休止期（约 3 个月）。各部位毛发并非同时生长或脱落，全部毛发中约 80% 处于生长期，正常人每天可脱落 70 ～ 100 根头发，同时也有等量的头发生长。头发生长速度为每天 0.27 ～ 0.4mm，经 3 ～ 4 年可长至 50 ～ 60cm。毛发性状与遗传、健康状况、激素水平、药物和气候等因素有关。

（二）头发的保健

秀发是健美的标志，一头浓密乌黑而润泽的秀发，能给人以朝气蓬勃、奋发向上的感觉，可使人容光焕发而倍增风采。如果不注重毛发的养护，过早脱落，外观稀疏干燥而枯黄，也难容颜生辉。所以健美的秀发在容貌养护方面占有很重要的地位。

头发保健归纳起来表现为整齐清洁皮屑少，外观乌黑有光泽，不粗不细不分叉，数量适中，分布均匀。为了保持优良发质，除加强饮食中的营养，保持身体健康外，还要经常合理的保养。

1.保持身心健康　毛发生长、发育的代谢过程，与内分泌及身心健康密切相关，长期失眠，过度紧张、焦虑和悲伤，均可引起脱发。所以健康的身体和舒畅的心情是维护毛发健美的基础。

2.提供必要的营养物质　可以外涂护发用品（如纯植物油类）补给，但重要的是从饮食中提供各种养分，所以饮食搭配要适当，不可偏食。

3.注意头发清洁和护发剂的使用　洗发时水温不易太高，38 ～ 40℃为宜。同时根据各自的发质选择合适的清洁、护发剂，通常使用 pH 值在 5 左右的洗发香波较好。也有加入水解蛋白、人参皂苷、当归、田七、首乌等天然营养物的香波，可增强头发的营养效果。

4. 避免头发损伤　梳头时用梳齿密度较大的梳子，减少摩擦力及对头发的拉伸力。不要逆向梳理头发，不应频繁、过度地梳理头发；避免使用劣质的洗发护发用品。少用电吹风，尽量让头发自然晾干。避免经常电烫、染发、拉直。尽量避免日光长时间照射头发。

复习思考题

1. 皮肤各层的屏障功能是什么。
2. 皮肤自然老化与光老化的区别是什么。

第三节　化妆品概述

一、化妆品基础知识

（一）化妆品的定义

化妆品并非仅指化妆时才使用的彩妆，而是包含护肤品等一大类作用于人体表面和口腔的物质。

我国《化妆品卫生监督条例》中定义化妆品是指以涂搽、喷洒或者其他类似的方法，散布于人体表面任何部位（皮肤、毛发、指甲、口唇等），以达到清洁、消除不良气味、护肤、美容和修饰目的的日用化学工业产品。2008 年施行的《化妆品标识管理规定》中定义化妆品是指以涂抹、喷、洒或者其他类似方法，施于人体（皮肤、毛发、指趾甲、口唇齿等），以达到清洁、保养、美化、修饰和改变外观，或者修正人体气味，保持良好状态为目的的产品。

（二）化妆品的特性

所有化妆品均应具有以下共同的特性。

1. 安全性　化妆品不是药品，针对的对象大多是无医生指导下的广大消费群体，通常由消费者在家庭中每天长期使用，故对其安全性有相当高的要求。配方中的每种原料必须符合安全标准，新原料不仅要测试急性毒性，还需检测亚急性，慢性毒性和致畸、致突变、致癌力。生产环节和生产工艺要求科学合理，减少不良杂质。在上市前产品需经过毒理学试验、卫生化学检验、微生物检验、人体安全性和功效评价检验等，方可获得上市销售许可。

2. **稳定性** 由于化妆品多属热力学不稳定体系，在制造、贮存和使用过程中要经历各种理化因素，微生物污染等考验，所以产品须通过稳定性检测才能在市场上流通，稳定性是化妆品质量检查的重要指标。市售化妆品一般需 2～3 年的保存期限，产品一旦失去了稳定性，可能出现变色、破乳、分层、混浊、沉淀、结块等现象，便不宜再继续使用。

3. **使用性** 是指消费者在使用产品过程中的感觉，如产品的流动性、使用是否方便；产品的肤感，包括清洁产品的发泡性、清洁力，用后是否存在紧绷感，护肤产品使用后是否使皮肤感觉柔软、光滑、细腻、有弹性，用后是否有清爽或油腻感等。

4. **功效性** 除了基础护理，使皮肤保持健康状态，人们对化妆品提出了更多的要求，需要其能有针对性地解决不同皮肤问题。目前化妆品已经可以具有保湿、美白、防晒、抗衰老、控油、除臭、抗汗、抗头屑等各类功效，必须对产品进行功效性评价。

（三）化妆品的原料

化妆品是由不同功能的原料按一定科学配方组合，通过一定的混合加工技术而制得的。化妆品所用原料按性质和用途分为基质原料、辅助原料和添加剂。基质原料是能够根据各种化妆品类别和形态的要求，赋予产品基础骨架结构的主要成分，是化妆品的主体，体现了化妆品的性质、功能和用途。辅助原料及添加剂则是对化妆品的成型、色香和某些特性起作用，一般用量较少，但也很重要。

1. **基质原料** 主要有油性原料、粉质原料、胶质原料、溶剂原料和表面活性剂。

（1）**油质原料** 油质原料是化妆品的主要基质原料，包括油脂、蜡类、高级脂肪酸、高级脂肪醇和酯类。

（2）**粉质原料** 粉质原料是爽身粉、香粉、粉饼、胭脂、眼影等化妆品的基质原料，在化妆品中主要起遮盖、滑爽、附着、吸收、延展、摩擦等作用，此外在芳香制品中也用作香料的载体，在牙膏中作为摩擦剂。

（3）**胶质原料** 主要是水溶性高分子化合物。在化妆品中对乳状液和悬浮液等分散系起着稳定作用，对乳状液、蜜类半流体起着增稠作用，对膏霜类半固体起着增加黏稠性或凝胶化作用，还具有胶合、成膜、泡沫稳定及保湿作用等。

（4）**溶剂原料** 溶剂是许多液状、浆状、膏状化妆品配方中的主要组成部分。主要起溶解作用，使制品具有一定的物理性能和剂型。此外，还具有如挥发、润滑、增塑、保香、防冻、收敛等作用。

（5）**表面活性剂** 是指能显著降低溶液（一般指水溶液）表面张力和液－液界面张力的物质，是一种具有亲水亲油性的两亲分子。表面活性剂在化妆品中用途十分广泛，主要功能为乳化、增溶、分散、起泡、去污、润滑和柔软作用等。

2. **辅助原料** 主要有色素、香精、防腐剂、抗氧剂。

（1）**色素** 也称着色剂，是通过色素的溶解或分散作用使化妆品的基质及其他原料着色、赋予化妆品一定颜色的原料，是彩妆类化妆品的主要成分。化妆品中添加色素可起到美化、修饰的作用，或掩盖化妆品中某些有色组分的不悦色感，以增加化妆品的视觉效果。

（2）香精　化妆品的香气是通过在配制时添加一定量的香精赋予的，而香精则是由各种香料调配混合而成的。化妆品中添加的香精能提供令人愉快的气味，掩盖产品基质的气味，增强产品的吸引力。

（3）防腐剂　能够防止或抑制微生物生长和繁殖的物质称为防腐剂，其作用机制是使化妆品免受微生物的污染，延长化妆品的寿命，确保其安全性。

（4）抗氧剂　化妆品中常含有油脂、蜡等原料，其中的不饱和碳碳键易被氧化而使化妆品发生变质，这种氧化变质称为酸败。防止或减缓化妆品氧化酸败作用的物质称为抗氧剂，其作用机制是抑制自由基链式反应的进行，从而防止油脂、蜡类等化妆品原料的氧化。

3.化妆品的活性成分　化妆品除了具有清洁、护肤、护发和美容的基本功能外，还要求具有营养和治疗的作用，而化妆品能有这些功能是通过添加各种添加剂实现的。常见有以下几类。

（1）生理物质添加剂　生理物质可以添加到化妆品中通过皮肤渗入吸收，相对其他物质来说，生理活性物质更易透过皮肤。如维生素类、氨基酸类、表皮生长因子、超氧化物歧化酶。

（2）植物提取物类添加剂　含植物提取物的化妆品既具有美容作用，又兼有营养、防病和保健效果，且对皮肤无毒无副作用。如中草药物添加剂、瓜果蔬菜类添加剂。

（3）动物提取物类　是指以动物器官、某一部位或整个动物为原料，经提取加工而制得的稳定的浓缩物。常见的动物提取物主要有透明质酸、胎盘提取物、动物水解蛋白、蚕丝提取物、蜂蜜、蜂胶、蜂王浆、鹿茸、紫胶等动物来源的化妆品原料。

（4）微量元素　许多微量元素对皮肤和毛发的健康具有很多益处。化妆品使用有机状态的微量元素更利于被皮肤、毛发所吸收和利用。

（四）化妆品的常用剂型

化妆品的原料多种多样，配方、生产制备工艺不同，会得到形态各异的剂型。常用的剂型主要包括乳剂、粉剂和粉饼、气雾剂、水剂、油剂、凝胶剂、固体类化妆品等。

1.乳剂　乳剂是化妆品中最常见的剂型，是指一种或几种液相以液珠形式分散在另一种与它不相混溶的液相中所形成的分散系统，被分散的物质称为分散相，容纳分散相的连续介质则称为分散介质。乳剂中往往一相为水或水溶液，称为水相；另一相为与水互不相溶的液体，习惯上称为油相。

（1）水包油型乳剂　如果分散相为油相，分散介质为水相，油分散在水中，形成的乳剂称为水包油型乳剂，用符号 O/W 表示。乳液类化妆品多为含油量低的 O/W 型，其黏度较低，流动性好，易涂抹，不油腻，尤其适合夏天使用。

（2）油包水型乳剂　如果分散相为水相，分散介质为油相，水分散在油中，形成的乳剂称为油包水型乳剂，用符号 W/O 表示，例如冷霜等。

（3）复乳　复乳是一种多重乳剂，它是含小水滴的油滴（W/O）分散在水相中的分散系统，用符号 W/O/W 表示；或含有小油滴的水滴（O/W）分散在油相中的分散系统，用符号 O/W/O 表示。

2.粉剂和粉饼　粉剂也称香粉，主要包括香粉、爽身粉、痱子粉等。粉饼是由粉状压制而成的化妆品，其形状随容器形状而变化。粉剂和粉饼都是由粉体基质、护肤物、芳香物和色素等组成的，具有滑爽、遮盖，吸收、附着等特性。

3.气雾剂　气雾剂是将化妆品原液与适宜的抛射剂装于具有特制阀门系统的耐压密闭容器中，制成澄明液体、混悬液或乳浊液，使用时借抛射剂的压力将内容物呈雾粒喷出的制剂。

4.水剂　水剂是以水、乙醇或乙醇－水溶液为基质的透明液体类化学品，如香水类、化妆水类、须后水、痱子水、育发水类、冷烫水、祛臭水等。

5.油剂　油剂是以油相成分或油溶性成分构成的制剂。常见的油剂化妆品有卸妆油、发油、按摩精油、精华油等。

6.凝胶剂　凝胶剂外观呈透明或半透明的半固态胶冻状物，性质介于固体与液体之间，是高分子物质一种特有的结构状态。凝胶化妆品分为水性凝胶和油性凝胶。水性凝胶含有较多水分，具有保湿及清爽的效果，适合夏季和油性皮肤使用；油性凝胶含有较多的油分，对皮肤具有保湿、滋润作用，适合冬季和干性皮肤使用。

7.固体类化妆品　固体类化妆品是外观形态为固体的化妆品。常见的有粉剂和粉饼、唇膏、固体香水、棒状止汗剂、香皂等。

二、化妆品的分类

化妆品种类繁多，在此介绍几个主要的分类方法。

（一）根据使用目的分类

1.清洁类化妆品　起到清洁卫生的作用，如洗面奶、沐浴乳、香皂、洗手液、洗发水、牙膏等。

2.基础保养类化妆品　起到保养的作用，如润肤霜或乳液、护发素、润唇膏等。

3.美容类化妆品　起到美容、修饰、增加魅力的作用，如粉饼、眼影、唇彩等彩妆，以及香水、染发剂、指甲油等。

4.特殊用途类化妆品　是指用于育发、染发、烫发、脱毛、美乳、健美、除臭、祛斑、防晒的化妆品，参见管理法规分类。

（二）根据使用部位分类

1. 皮肤用化妆品　指用于体表皮肤的产品，如润肤霜、香皂、沐浴乳等。

2. 发用化妆品　指用于毛发的产品，如洗发水、护发素、染发剂、发胶等。

3. 甲用化妆品　指用于指（趾）甲的产品，如指（趾）甲油、洗甲水等。

4. 口腔用化妆品　指用于口腔的产品，包括牙膏、漱口水等。

（三）根据剂型分类

1. 液状化妆品　如化妆水、香水、洗发水等。

2. 油状化妆品　如卸妆油、发油等。

3. 乳状化妆品　如润肤乳、沐浴乳等。

4. 凝胶类化妆品　如防晒凝胶、洁面凝胶等。

5. 霜类化妆品　如面霜、防晒霜等。

6. 固体类化妆品　如眼影、粉饼、唇膏、眉笔、发蜡等。

7. 气雾类化妆品　如发胶、摩丝、喷雾等。

（四）根据管理法规分类

根据《化妆品卫生监督条例》及其实施细则，我国化妆品分为特殊用途化妆品和普通化妆品两大类。

1. 普通化妆品　起到清洁、护肤、美容修饰、消除不良气味、保湿、延缓皮肤老化的作用。

2. 特殊用途化妆品

（1）育发化妆品　有助于毛发生长、减少脱发和断发的化妆品。

（2）染发化妆品　具有改变头发颜色作用的化妆品。

（3）烫发化妆品　具有改变头发弯曲度，并维持相对稳定的化妆品。

（4）脱毛化妆品　具有减少、消除体毛作用的化妆品。

（5）美乳化妆品　有助于乳房健美的化妆品。

（6）健美化妆品　有助于使体形健美的化妆品。

（7）除臭化妆品　有助于消除腋臭的化妆品。

（8）祛斑化妆品　用于减轻皮肤表皮色素沉着的化妆品。

（9）防晒化妆品　具有吸收紫外线作用、减轻因日晒引起皮肤损伤功能的化妆品。

三、化妆品功效评价

（一）保湿化妆品的功效评价

1. 体外评价方法

（1）保湿活性成分的检测和分析　通过化学分析检测等方法对保湿化妆品中活性物质

的种类与含量进行测定，以此推断保湿效果。这种对保湿活性成分的检测和分析方法能够间接地说明化妆品可能具有保湿效果，但化妆品的组成成分复杂，对工艺过程也有一定的要求，单独一种或几种保湿成分并不能代表终产品的保湿效果。

（2）称重法　化妆品保湿性的体外评价方法最常用的是称重法。在仿角质层、表皮等生物材料上模拟人皮肤涂抹化妆品的过程，根据化妆品中成分吸湿、保湿性能的差异，在体外测量样品失重或吸湿的量，即可评价化妆品的保湿效果。此方法简单易行，但其受温度、日光等环境条件的影响，测试样品的多少和样品与空气接触的面积大小等因素有关。

2. 体内评价方法

（1）皮肤干燥性程度　判定皮肤干燥程度的最直观的方法是观察皮肤表面的鳞屑。胶带粘贴获取角质层表面的松弛细胞和鳞屑，用计算机图像分析法来客观分析测定角质层的脱落部分。也可通过皮肤镜观察皮肤表面脱屑情况，从而评判皮肤的干燥程度。

（2）经表皮水分流失　经表皮水分流失（transepidermal water loss，TEWL）是评价保湿剂功效的一个重要的参数，反应水从皮肤表面的蒸发量，是皮肤屏障功能的重要标志。干燥性皮肤的特点是皮肤屏障受损，TEWL 值增高，经过使用保湿剂等处理后，屏障功能得到修复，TEWL 值逐渐恢复正常。

（3）角质层含水量　角质层含水量是保持皮肤湿润外观和促进角质层新陈代谢的先决条件，在评价保湿化妆品的功效中，是必不可少的重要指标。可以通过红外线、磁共振光谱仪、共聚焦 Raman 分光镜或其他成像技术，直接定量测定皮肤中水分子及其他分子的浓度。直接测量方法比间接方法更准确，但因其价格昂贵，且对于许多解剖位置与临床情况都不适用，应用有限。借助于水的导电特性，通过测量皮肤的电导、电容阻抗、瞬时热传导等物理参数，可以间接反映角质层的含水量。

（二）嫩肤与抗皱化妆品的功效评价

1. 体外评价方法

（1）抗氧化能力评价　化妆品活性成分的抗氧化能力通常通过生化检测的方法进行评价，氧化自由基吸收能力分析是常用的测试方法。

（2）细胞培养体系　将待测的功效原料添加到细胞培养体系中，观察细胞的形态、增长曲线、酶活性以及细胞新陈代谢产物，从而判断添加原料的抗皱、抗衰老作用。

（3）真皮基质成分的测定　采用酶联免疫吸附实验测定真皮基质成分。

2. 体内评价方法

（1）皮肤黏弹性测定　弹性检测仪基于吸力和拉伸原理，衡量其老化特征，从而评价嫩肤抗皱护肤品的功效。

（2）皮肤纹理和皱纹直接观察评价方法

1）半定量评分系统：研究人员直接对受试者面部皱纹进行等级评分或者对受试者面

部标准照片评分，或用显微镜技术对皮肤硅胶膜进行肉眼的评价。此类评价方便易行，但易受研究人员主观因素的影响，主要用于观察粗大皱纹，难以分辨皮肤细腻度的变化。

2）客观量化评价系统：基于机械光学原理研制的皮肤轮廓仪对活体皮肤或皮肤硅胶膜扫描，继而通过计算机图像分析系统对扫描图像进行数据化处理，对皮肤皱纹及各级沟纹进行量化评价，是今后皮肤表面三维立体结构研究的发展方向。

（三）祛斑美白化妆品的功效评价

1. 体外评价方法

（1）酪氨酸酶活性测定　酪氨酸酶是黑素生成的关键酶，目前市场上销售的许多美白、祛斑产品都是以抑制酪氨酸酶达到美白作用。酪氨酸酶活性检测方法有放射性同位素法、免疫学法和酶学法。

（2）黑素含量测定　美白化妆品功效评价的最重要检测指标，就是细胞中黑素含量测定，无论通过何种途径作用，其美白效果的判断要以黑素细胞中黑素含量降低为标准。

2. 体内评价方法

（1）扫描反射比分光光度仪检测　可在治疗前后不同时期，对色斑进行测定，确定CIE-L*a*b* 值［L*：皮肤的黑白亮度（黑素）；a*：皮肤的红绿平衡（血红蛋白）；b*：皮肤的黄蓝平衡（脂色素）］。

（2）皮肤测试仪　无创性皮肤检测仪器可定量测定治疗前后的皮肤黑素和血红蛋白变化情况。

（3）VISIA 图像分析系统　一般主要通过表面色斑、紫外线色斑、棕色色斑来判断色素的多少、分布范围、面积大小、色素深浅及毛细血管情况，治疗前后做图片对比，可以评价色素及血管改善情况。

（4）皮肤共聚焦显微镜和皮肤镜　观察色素、血管和呈树枝状增殖的黑素细胞数量及形态改变情况。

（四）防晒化妆品的功效评价

防晒化妆品的主要功效就是防晒，或防止紫外线辐射对人类皮肤的不良影响。来自太阳辐射的紫外线由于 UVC 被大气臭氧层完全吸收，只有 UVB 和 UVA 才能到达地球表面，因此防晒化妆品的功效主要体现在对 UVB 和 UVA 的防护效果上。

1. 防晒化妆品 SPF 值测定及表示法　日光防护系数（sun protection factor，SPF）是防晒化妆品保护皮肤避免发生日晒红斑的一种性能指标。日晒红斑主要是日光中 UVB 诱发的一种皮肤红斑反应，因此防晒化妆品 SPF 值也经常代表对 UVB 的防护效果指标。紫外线照射 24 小时，引起肉眼刚能察觉到的皮肤红斑的最小剂量或最短辐照时间称为亚红斑量或最小红斑量（minimal erythema dose，MED）。利用皮肤最小红斑量测定 SPF 值。SPF 值的计算公式如下：

$$SPF=\frac{使用防晒化妆品防护皮肤的\textit{MED}}{未防护皮肤的\textit{MED}}$$

2. 防晒化妆品抗水性能测定法 对防晒化妆品终产品 SPF 值的抗水抗汗性能测定，目前采用在洗浴前后分别测定涂抹样品的 SPF 值，借此估计产品抗水性能的优劣。

3. 防晒化妆品 UVA 防护效果测定及表示法 UVA 照射的近期生物学效应是皮肤晒黑，远期累积效应则为皮肤光老化，其两种不良后果均为近年来化妆品美容领域内关注的焦点。目前国际上标准方法采用 UVA 防晒系数（protection factor of UVA，PFA）值测定，即测定涂抹样品前后经 UVA 照射后皮肤的最小持续黑化量（minimal persistent pigmentation dose，MPPD），其计算公式如下：

$$PFA=\frac{使用防晒化妆品防护皮肤的\textit{MPPD}}{未防护皮肤的\textit{MPPD}}$$

根据所测 PFA 值的大小在产品标签上标志 UVA 防护等级 PA（protection of UVA）。PFA 值只取整数部分，按下式换算成 PA 等级：

PFA 值小于 2：无 UVA 防护效果

PFA 值 2～3：PA+

PFA 值 4～7：PA++

PFA 值 8 或 < 16：PA+++

PFA 值 16 或 16 以上：PA+++

四、化妆品的选择与使用

面对种类繁杂的化妆品，很多人不知如何正确选择和使用。不合适的化妆品对皮肤会产生不同程度的危害，所以对于化妆品要谨慎选择，合理使用。

（一）化妆品的选择

1. 根据不同皮肤类型选择化妆品

（1）干性皮肤 干性皮肤缺乏油脂，易干燥，产生紧绷感、皱纹和色素，需要保湿滋润，防止皮肤老化及色素生成。选择使用护肤品时应注意清洁皮肤尽量少用清洁剂，宜选用少泡沫的、性质较温和的弱酸性洁面乳。化妆水则应选用保湿效果较好的柔肤滋润型。护肤一般选用油包水型的膏霜类护肤品。

（2）中性皮肤 中性皮肤水分和皮脂分泌适中，可选择使用化妆品的范围较大。应根据气候的变化选择化妆品，如夏季皮肤偏油时可选择泡沫型、弱碱性的洁面乳，水包油型的较清爽的润肤品；秋冬季可选择对皮肤有保湿、滋润作用的清洁剂，油包水型保湿和滋润度较好的霜类润肤品。

（3）油性皮肤 油性皮肤皮脂分泌多，毛孔粗大，易出现痤疮，所以保持皮肤清洁，抑制皮脂过多分泌尤为重要。油性皮肤的油脂分泌虽多，但多数缺水，因此去油的同时要注意保湿。

（4）混合性皮肤　混合性皮肤兼具干性与油性皮肤的特点，可酌情参考干性、中性或油性皮肤的选择方法。面部"T"型区按照油性皮肤处理，其他区域按照中性或干性皮肤处理。

（5）敏感性皮肤　敏感性皮肤由于对外界多种因素特别是含有香料、色素的化妆品极易产生过敏反应，最好选择医学护肤品。

2. 根据不同年龄段皮肤的特性选择化妆品

（1）婴幼儿期化妆品的选择　婴幼儿皮肤特别娇嫩、敏感，很容易受到刺激，引发各种皮肤疾患。因此需选择专门针对其皮肤特点设计的化妆品，不含香料、酒精等刺激成分，能保护皮肤水分平衡，注意皮肤保湿和防晒。

（2）青春期化妆品的选择　进入青春期后，因皮脂腺分泌旺盛，开始出现痤疮、粉刺、毛囊炎等皮肤疾患。此年龄段的皮肤护理主要是加强皮肤清洁、控油、保湿和防晒。

（3）中年时期化妆品的选择　随着年龄增长，皮肤表现为水分缺乏、弹性减弱，皮肤失去光泽，皮肤松弛，皱纹显现。此年龄段皮肤护理的要点除了保湿及防晒外，还可用一些富含营养成分的护肤品及抗老化产品。

（4）老年时期化妆品的选择　老年人皮肤干燥松弛、光泽减退，出现脂溢性角化病等疾病，易出现皮肤瘙痒等不适。这个时期皮肤护理应注意不要过度使用清洁产品，应选择含油脂较多的霜剂或乳剂护肤品，同时外搽防晒剂，使用富含营养成分的抗老化护肤品。

3. 根据人体不同部位皮肤的特性选择化妆品

（1）面部　面部不同部位的皮肤需要区别对待，尤其是混合性皮肤。面部为曝光部位，更应注意防晒、保湿、抗皱。

（2）颈部　随岁月增长，颈部皮肤会出现松弛、衰老，宜选用有紧致皮肤功效和滋润作用的化妆品。同时注意使用防晒化妆品。

（3）手部　手部经常暴露在外，经风吹、日晒、污物及化学物质损伤，易变得粗糙、皮肤老化。应选用油性护肤霜滋润皮肤，夏日要注意使用防晒产品。

（4）足部　足部的皮肤角质层最为粗厚，汗腺丰富，足趾部位没有皮脂腺分布。冬季应选择保湿剂滋润足部皮肤。

4. 根据环境选择化妆品　皮肤易受环境因素的影响，应根据季节、地区等不同环境选择合适的化妆品。春季应选择性质温和的洁肤乳清洁皮肤，注意预防皮肤过敏。夏季化妆品选择的重点在于控油、防晒和修复皮肤。秋季化妆品的选择应以增加皮肤水分、油脂为目的。冬季化妆品的选择应以营养皮肤、增加皮肤含脂、含水量、柔润皮肤为目的。

（二）化妆品的使用

化妆品的使用不仅仅是简单地涂抹，正确合理地使用尤为重要。

1. 化妆品的使用顺序　一般化妆品的使用顺序是以化妆品分子的大小来选择它的顺序，通俗讲就是依照化妆品的稀稠程度来使用，一般越稀薄的可以用在最前面，油性成分越高的可以放在最后使用。

2. 化妆品的正确使用方法

（1）清洁类化妆品的使用　清洁剂使用频率可依据个人生活工作环境而异，一般每天一次，皮肤敏感者可适当减少，将清洁剂如洗面奶涂覆于皮肤后，根据皮肤肌肉、纹理走向，运用手指（中指、无名指）打圈 1～2 分钟，再用清水冲洗，将浅层污垢清洁掉。

（2）护肤类化妆品的使用　护肤类产品涂抹时应自下而上、自外向内、均匀地涂抹。同时加以轻柔的按摩，可促进化妆品中的营养成分向皮肤表层渗透。

（3）防晒类化妆品的使用　防晒剂需每隔 2～4 小时重复使用 1 次。如在跑步或游泳时，皮肤较长时间暴露在强烈的阳光下，或大量出汗时，要及时反复涂抹防晒剂。补用防晒剂前最好能清洁皮肤并擦干汗水或污垢。防晒品要及时清洗，避免过长时间的使用，以防阻塞毛孔，引起痤疮、过敏等皮肤问题。

（4）彩妆类化妆品的使用　化妆要因人因时因地而异，更需要客观的分析每个人的五官，根据每个人的面部结构、皮肤颜色、皮肤性质、年龄气质，不同时间、场合、条件、地区、气候以及社会潮流、社会时尚而定。

五、化妆品相关法规

（一）行政法规

化妆品卫生监督条例是为加强化妆品的卫生监督，保证化妆品的卫生质量和使用安全，保障消费者健康而制定。1989 年 9 月 26 日国务院批准，1989 年 11 月 13 日卫生部令第 3 号发布，自 1990 年 1 月 1 日起实施。2019 年 3 月 2 日，国务院令第 709 号公布《国务院关于修改部分行政法规的决定》，对 49 部行政法规的部分条款予以修改，其中第四十五条对《化妆品卫生监督条例》进行修订，自公布之日起施行。

（二）部门规章

部门规章主要有《化妆品卫生监督条例实施细则》（1991 年 3 月 27 日卫生部令第 13 号发布），国家质量监督检验检疫总局《进出口化妆品检验检疫监督管理办法》（总局令第 143 号）、国家质量监督检验检疫总局《化妆品标识管理规定》（总局第 100 号令）等。

（三）规范性文件

《化妆品卫生规范》，陆续发布了 1999 版、2002 版和 2007 版等多个版本，由国家食品药品监督管理总局最新修订的版本更名为《化妆品安全技术规范》，自 2016 年 12 月 1

日起施行。还有《关于印发化妆品行政许可申报受理规定的通知》（国食药监许〔2009〕856 号）、《关于印发化妆品命名规定和命名指南的通知》（国食药监许〔2010〕72 号）、《关于印发化妆品行政许可检验管理办法的通知》（国食药监许〔2010〕82 号）、《关于印发化妆品生产经营日常监督现场检查工作指南的通知》（国食药监许〔2010〕89 号）、《关于印发化妆品技术审评要点和化妆品技术审评指南的通知》（国食药监许〔2010〕393 号）、《关于印发国际化妆品原料标准中文名称和目录（2010 年版）的通知》（国食药监许〔2010〕479 号）、《关于印发国产非特殊用途化妆品备案管理办法的通知》（国食药监许〔2011〕181 号）、《关于印发化妆品新原料申报与审评指南的通知》（国食药监许〔2011〕207 号）等。

（四）技术标准

技术标准主要有《化妆品卫生标准》（GB7916—1987）、《化妆品安全性评价程序和方法》（GB 7919—1987）、《消费品使用说明 化妆品通用标签》（GB 5296.3—2008）、《化妆品分类》（GB/T 18670—2002）、《化妆品检验规则》（QB/T 1684—2005）、《化妆品产品包装外观要求》（QB/T 1685—2006）、《化妆品微生物标准检验方法》系列标准（GB 7918—1987）、《化妆品皮肤病诊断标准及处理原则 总则》（GB 17149.1—1997）等。

六、中医美容妆饰

中医美容是中华民族流传几千年的中医药瑰宝与现代医药美容技术的完美融合，独具特色和优势，而中医美容妆饰是其中不可缺少的重要部分。中医美容妆饰具有悠久的历史，《神农本草经》载有"白芷，长肌肤润泽，可作面脂"。隋代已曾出现中药化妆品专著《妆台方》。《本草纲目》中记载"珍珠粉涂面，令人润泽好颜色"。中医美容装饰是以中药化妆品为基础。中药化妆品是以中医药理论为指导，由中药为主，或添加中药或中药有效成分而制成，具有改变容貌、清洁身体、美化外表等作用，是符合化妆品使用品质的一类物质。

（一）中医美容妆饰的特点

1. 以中医理论为指导　中医美容装饰是以中医理论为指导，中药化妆品的配方和使用充分体现出中医理论体系的特征，具有明显的功能性，针对性强。

2. 历史传承，绿色安全　中医美容妆饰经过几千年的应用经验，中药化妆品经过悠久的历史传承，积累了许多作用独特、效果显著的单方和复方。中药来源天然，毒副作用小，相对于化学合成品更加安全可靠。

3. 品类齐全，剂型多样　中药化妆品几乎涵盖了化妆品的各种类别，种类齐全，剂型多样，可满足不同的功效需求。

（二）中药化妆品的分类

中药化妆品可根据化妆品的一般分类方法分类。同时因其成分特殊，按所含成分可分为以下三种。

1.纯中药型化妆品 以古代化妆品为代表，组成成分全部为中药，不加任何化学添加剂。植物性中草药经过榨汁、榨油、加工萃取等直接用于化妆品，如山茶油、橄榄油等。

2.配合中药型化妆品 指成品中配有部分中药成分，如配合芦荟、两面针、何首乌、人参等药物提取物制成的化妆品。

3.模拟中药型化妆品 指简单的模拟，使人感觉好像是中药化妆品而实际上基质和原料中根本不含有中药成分，但其外观、香气、色泽却十分接近中药成分的化妆品。如柠檬乳液、栀子香水等。

（三）中药化妆品的特性

中药化妆品具有所有化妆品的共同的特性，即安全性、稳定性、使用性、功效性。但有其特殊性。

1.安全性 中药化妆品的功效性必须以安全性为前提。中药化妆品的研究应用一定要与现代测试水平相结合，要高度重视产品的安全性试验。在发掘和筛选中药原料生产中药化妆品时，还需要注意正确鉴定中药品种，对于中药提取物必须进行安全试验，科学合理地提取中药有效成分。

2.稳定性 中药成分在提取分离时，容易出现功效物质添加过多，则稳定性差；添加过少，则产品的功效不明显等问题。随着提取工艺的完善和发展，此类问题将逐步得到解决。

3.使用性 中药化妆品一般涂搽在人的皮肤表面，与人的皮肤长时间连续接触，因此要求化妆品需具有良好的外观和使用感觉。研制化妆品时要考虑到其对人体的舒适性，即附着性、易涂性、伸展性和连续性。

4.功效性 中药化妆品具有其独特功效，现代研究结果表明，许多中草药及动物制品具有增强皮肤营养、防止紫外线辐射的功能，对于多脂、干燥、皲裂、色斑、粉刺、皱纹等皮肤问题有明显的改善效果。同时还能促进皮肤、毛发中毛细血管的血液循环，提高皮肤、毛发的营养供应，增强皮肤弹性，减少皮肤角化及色素沉着，改善毛发状态。

复习思考题

1.什么是化妆品？化妆品有哪些特性？

2. 化妆品的常见剂型有哪些？各有什么特点。

3. 如何正确使用化妆品。

第四节　现代美容治疗技术概论

随着社会的不断发展与进步，人们除了对衣食住行等要求不断提升之外，对"美"的追求也有了更高的标准。对于皮肤美容的需求日益增加，对"面部老化"有了新的认知，从而"面部年轻化"也成为现代皮肤美容的全新目标。

一、衰老概述

（一）光老化

长期暴露在紫外线下是导致皮肤衰老的最重要因素。现认为，光老化多是以中波紫外线（UVB）和长波紫外线（UVA）作用为主，UV 致光老化的主要机制包括：DNA 损伤，溶酶体破坏，胶原结构改变。皮肤临床衰老的体征包括皱纹、皮肤松弛粗糙、角化、毛细血管扩张、弹性和透明度下降、皮肤呈灰黄色、色素斑形成等。

（二）皮下脂肪丢失

脸部衰老导致外貌不和谐的另一个主要原因是皮下脂肪层丢失或重新分布。在一些区域（如颏下区域）多余的脂肪可以通过吸脂去除，现在一般观点认为去除脂肪一定要小心，因为可能发生轮廓扁平或凹陷。

衰老能导致前额、颞部、颧骨前部、下颏、口周区域的皮下脂肪丢失。面部进一步衰老时会出现颧骨变平、唇周凹陷、下眼部的脂肪垫膨出，年轻时丰满而圆润的皮肤这时会消失殆尽。

（三）面部肌肉的改变

面部丰富的表情都是由面部肌肉的收缩引起的，面部出现衰老时，这些肌肉的收缩导致了皱纹的出现。颜面部的皱纹分为三种：动态性、静态性和混合性。动态性皱纹产生的原因是人面部表情活动所引起；静态性皱纹产生原因是表情肌的反复收缩，加重了皱纹产生，长期的风吹日晒或熬夜也会造成人体胶原蛋白萎缩，从而引发静态性皱纹；混合性皱纹即综合以上因素所产生。

（四）皮肤下面软骨及骨的改变

随着皮肤下面软骨的改变，衰老面部出现鼻子延长及鼻尖下垂。嘴巴部分受上颌骨骨性重塑的影响，下巴变尖并向前突出。耳朵由于耳垂下垂而变长。睑板则变软不能将下眼睑缘托至合适的位置。许多手术如鼻尖成形术、睑板缩紧术、眦成形术等都反映了这些问题。

（五）面部年轻化的模式

4 "R"：①放松（relax）。②补充容积（refill）。③嫩肤（resurface）。④塑形（reshape）。

放松——主要指将导致皱纹或引起面部表情紧张的肌肉适当的放松。皱纹的减少能让面部看起来更年轻，而愉悦的表情或合适的眉形则更会影响社会心理及人际关系。

补充容积——主要针对皮下脂肪或胶原的丢失所引起的面部衰老或外貌不和谐。在恰当位置及深度补充适当的容积，从而改善以上问题。

嫩肤——各种光电及化学技术改善皱纹、皮肤粗糙、不规则色素沉着、粗大毛孔和毛细血管扩张等。

塑形——面部的重塑可以是一种方式，但更多的是全面的联合治疗，包括无创的光电、微创的注射填充，甚至包括各种有创的手术。有时候联合治疗更能使外观改善达到最佳效果。

二、激光与光子美容技术

（一）激光美容及强脉冲光技术的发展史

皮肤科领域目前光疗所涉及的内容包括激光、强光、射频治疗等，以及光动力检查和治疗。本节重点介绍激光及强脉冲光（光子嫩肤）。

激光一词，原文 "laser"，为 "Light Amplification by Stimulated Emission of Radiation" 的首字母缩略词，意即受激辐射式光频放大器。"受激辐射"的概念，最早于1917年由爱因斯坦提出，从而创建了激光的基本原理。直到1960年，第一台激光器（红宝石激光器）才由美国休斯飞机研究实验室的 Maiman 博士研制出来。1961年，激光首次用于医学领域，用于对剥离的视网膜进行焊接。

1983年，Anderson 和 Parrish 提出"选择性光热作用"这一工作模式，是医用激光特别是激光美容学发展的里程碑。Anderson 等还最早应用激光治疗色素性损害和文身。随后，脉冲式染料激光的研究、激光塑型技术、激光脱毛等逐一出现。到今天激光等光疗技术已经成为皮肤科不可或缺的重要治疗和美容手段。

根据选择性光热作用设计的激光机，具有疗效好、副作用低、治疗安全性高的特点，甚至可安全地应用于婴幼儿。

目前，应用于激光美容及皮肤病治疗的激光主要有超脉冲 CO_2 激光、闪光灯泵浦脉冲染料激光（波长有510nm和585nm）、脉冲红宝石激光（694nm）、Q开关翠绿宝石激光（755nm）、Q开关 Nd：YAG 激光（1065nm）、调Q倍频 Nd：YAG 激光（532nm）、半导体激光（800nm）等。这些激光治疗皮肤色素和血管性疾病如太田痣、色素痣、咖啡斑、雀斑、鲜红斑痣、血管痣、毛细血管扩张等效果明显，无疤痕等副作用；其他如对各种人工文身和外伤性文身的治疗、祛除体表多余毛发等治疗同样具有非常理想的效果。

20世纪90年代中后期美容激光领域中出现了强脉冲光（intense pulsed light，IPL），IPL并非激光，其基本装置是一个计算机控制能量输出的闪光灯泡，经过光过滤成为与患者皮肤或靶组织匹配的光束。目前IPL被视为与激光相似的治疗设备，起初用于治疗血管性疾病、色素性疾病和脱毛等，其对血管性疾病的疗效稍优于目前的各种激光，但由于脉冲持续时间无法达到激光中Q开关的控制效果，其对色素性疾病的疗效较激光差。Bitter PH等发现IPL对光老化皮肤皱纹、皮肤粗糙、不规则色素沉着，粗大毛孔和毛细血管扩张等有明显的治疗作用，创造了光子嫩肤（photo-rejuvenation）的概念。

（二）工作原理理论基础—选择性光热作用

"选择性光热作用"规定，当激光通过正常组织到达病变靶组织时，其靶组织对激光的吸收系数应大于正常组织，其反差愈大愈好，以便在破坏靶组织时，不伤及正常组织；同时靶组织的热弛豫（即温度降至一半）的时间应大于激光脉冲宽度，使靶组织的热量来不及向外扩散，以免伤及周围正常组织。比如治疗色斑，选择一种波长，这种波长只被黑色素吸收，那么发射一束光子，它会穿过表皮，到达色斑的色素颗粒位置，爆破色素颗粒，从而去除色斑，但是对皮肤的血管等其他组织没有影响。也可以选择一组特定波长的光子，只能被血红蛋白吸收，这样只能作用在皮下的血管，而避开了胶原、毛干和其他皮肤结构。

（三）激光治疗基本参数

1. **波长** 决定激光与组织相互作用的性质。如红外激光对组织主要是热作用，紫外激光主要是光化作用。红外和可见激光随着流量的增大，可使组织凝固（可用于治疗血管性疾病）、热膨胀破碎（可用于治疗色素性皮肤病）、过热气化（可用于皮肤去皱）和过热压力切割（可用于头发移植）。

2. **吸收系数** 表示每单位长度光子被吸收的概率。皮肤对激光的吸收分选择性（特征）吸收和非选择性（非特征）吸收。利用不同色素对特定激光波长具有最大吸收系数的特点，可以达到激光的选择与吸收。皮肤中吸收激光的物质（色基）主要有黑色素、血红蛋白、水分和文身的色素。

3. **穿透深度** 指激光能量衰减到一定程度时，激光穿透组织的深度。组织对激光吸收系数越小、向前散射越强，激光对组织穿透越深。

4. **脉冲宽度** 指脉冲波峰值降低一半是所对应的两个时刻差，成为脉冲宽度（简称脉宽）。脉宽越短，激光对组织的作用就越强，对组织的损伤也越大。操作时，如果脉冲激光作用太强可调长脉宽，太弱则压缩脉宽。

5. **热弛豫时间** 组织吸收激光而生热，热因向邻近组织传递而消散，称为热弛豫或热消散。热弛豫时间（thermal relaxation time，TRT）是温度降至一半所需要的时间。热弛豫时间是选择性光热疗法中的重要参数。

6. **脉冲间隔** 多（双）脉冲中两相邻脉冲宽度间的停顿时间称为脉冲间隔。

7. **激光光斑** 因激光从体表传到靶组织要高度发散，所以其光斑直径要大于靶点直径，靶组织愈深，光斑应愈大，如有可能最好将激光聚焦到靶位（不同深度的靶点，使用不同的焦距）。

8. **脉冲激光的重复频率** 即单位时间的脉冲数目，简称重频或频率。

9. **表面冷却** 冷却表皮在治疗皮肤血管性病变时至关重要。尤其在脱毛、光子嫩肤和治疗血管性病变等过程中。因为激光的脉宽较长以及表皮中的黑色素对一些激光有较强的吸收，可造成表皮热损伤（色素减退、瘢痕、烧伤）。因此激光仪的同步冷却装置应用十分普遍。为了减少表皮损伤，术后可用冰袋冷敷。

10. **皮肤类型** 白种人、黄种人和黑种人皮肤的光学性质有异，因此治疗流量等参数有差别。白人皮肤由浅到深为Ⅰ～Ⅲ型，中国人多数为Ⅳ型，少数为Ⅲ型或Ⅴ型，黑人则多为Ⅵ型。治疗前应注意不同皮肤类型，选择不同能量。

（四）激光分类和命名

目前激光种类繁多。根据激光发射的模式可分为连续激光，半连续激光和可控性脉冲激光。临床应用历史最悠久的激光都是连续激光，诸如连续 CO_2 激光，它主要是通过热效应连续破坏组织，不具有可调控性。半连续激光是指激光发射有间隔，但间隔很短，也不具有调控性，临床上以铜蒸汽激光为代表，其效果等同于连续激光。从 20 世纪 90 年代起国内开展的新技术激光基本属于可控性脉冲激光，即激光脉宽可人为调控。有些激光采用了 Q 开关技术，所以就称为 Q 开关激光。

现今临床上应用的连续激光和半连续激光，基本上只有连续 CO_2 激光一种。一般称呼 CO_2 激光均属于这种激光。对于脉冲激光，一般命名包括脉冲形式、介质和波长。诸如 Q 开关红宝石激光 694nm。此外还可以根据共性命名一类激光，比如红外线激光就是指波长处于红外线区间的激光。

此外，还有人根据适应证命名激光，比如脱毛激光，血管激光等。更为形象的是，有人根据适应证区分激光为去黑激光、去红激光等，分别对应的是治疗色素性疾患的激光与治疗血管疾患的激光。了解激光的分类和命名原则，对于交流激光治疗经验十分必要。

（五）光子嫩肤

1. **概述** 光子即强脉冲光，它不同于激光，也称为复合彩光，是经过滤片滤过了 500nm 以下和 1200nm 以上的光，由不同波长的光组成。其实是非相干性，多色性和非平行性的。这段光谱作用于皮肤时，可以同时令皮肤色素减退，扩张的毛细血管收缩，毛孔缩小，皮肤质地得到改善。

简言之，即采用强光源对光老化的皮肤进行改善。真正的光子嫩肤不只是改善皱纹，而是改善包括皮肤纹理、不规则色素沉着和毛细血管扩张在内的所有光老化现象。应用强脉冲光（IPL）进行嫩肤治疗是一种非剥脱性的方法，由于治疗所用的能量密度较低，因而基本无副作用，治疗后无需"停工期"，术后可即刻恢复正常活动。

2. 适应证及禁忌证

（1）适应证

1）血管性病变：毛细血管扩张症、酒渣鼻（红斑期）皮肤异色症以及激光磨削术后或其他换肤术后的红斑。

2）色素性病变：雀斑、咖啡斑、黄褐斑、色素沉着斑和增生不明显外观扁平的脂溢性角化病（老年斑）

3）涉及胶原组织结构变化的疾病：如光损伤、光老化引起的皱纹和皮肤松弛、弹性纤维变性、毛孔粗大以及因痤疮、水痘或天花等引起的较浅的凹陷性疤痕等。

（2）禁忌证

1）近期接受过阳光曝晒及将要接受阳光曝晒的人群。

2）光敏性皮肤及正使用过光敏性药物的人群。

3）近期口服异维 A 酸者。

4）孕妇。

5）糖尿病患者。

6）具有瘢痕疙瘩病史者。

7）怀疑有皮肤癌的患者。

8）存有不现实期望的患者。

3. 术后护理　术后治疗部位用冷敷袋冷却至少 15 ～ 30 分钟，直到热敏感减退。术后 24 小时内应当避免使用热水清洗，而应使用冷水柔和清洁皮肤。早晨清洁后涂抹维生素 C 合成霜及防晒霜，夜间清洁皮肤后涂抹保湿霜。

（六）激光治疗注意事项

皮肤激光美容治疗部分是有创的，而且治疗效果在不同条件下会有较大差异，所以正确掌握各种光疗技术的适应证、让患者对治疗效果有正确的期待值并能够理解可能发生的并发症非常重要。针对黄种人的有创治疗比高加索白种人更容易发生色素沉着和瘢痕，所以治疗前还要充分了解患者皮肤性质，必要时先进行小片实验性治疗。

光疗前各种参数的设定非常重要，要依据经验因人而异，常用参数包括光斑大小能量密度、脉宽等。治疗过程中为了避免并发症，表面冷却非常关键，不同机器有不同的冷却方式，切不可忽视。

治疗后一般患者都有一个恢复期，必须要求患者严格自我护理，注意防晒。治疗后护理不当也是光疗并发症的重要原因之一。

三、理化美容技术

理化美容技术主要指皮肤重建术。皮肤重建术有三种方法，即化学剥脱术、皮肤削磨术、激光消融术。

人类利用皮肤重建术来改善皮肤健康及外观的历史已有数千年。古埃及人通过涂抹多种化学物质于皮肤上，有可能还使用了砂纸，来获得更加光滑的皮肤。重建术应用于皮肤科最早记载于 100 多年前。近几十年，重建术在皮肤科受到广泛认可，随着社会越来越注重年轻的外表和美观，皮肤重建术具有很大的临床需求量。

医学上的剥蚀性重建术，是要以可控的方式，使皮肤损伤至某一特定的深度，进而刺激新皮肤的生长，改善皮肤外观。化学剥脱术、皮肤削磨术、激光重建术都是用来造成这种可控性损伤的方法。其中，化学剥脱术需要使用刺激性的化学物质，皮肤削磨术需要让皮肤和研磨头进行接触，而激光重建术则需要激光束辐射皮肤。

（一）化学剥脱术概述

化学剥脱术又叫化学换肤术，即针对皮肤缺陷，通过化学试剂破坏一定深度的皮肤，让不同层次皮肤组织重新修复，以达到调整肤质、恢复皮肤正常外观的目的。最近十年，不断有新的化学换肤试剂问世，其作用机制越来越明确，换肤的效果和安全性也越来越令人满意。

1. 化学换肤的分类　化学换肤依据作用的深度可以分为 3 种。

（1）浅层换肤　破坏表皮，作用达到真皮乳头层。

（2）中层换肤　破坏表皮和真皮浅层，作用达到真皮网状层浅层。

（3）深层换肤　破坏表皮和真皮浅中层，作用深达真皮网状层的中层。

化学换肤作用的层次越深发生瘢痕、色素沉着和色素减退等并发症的概率就越大，恢复时间也越长。选取何种层次的换肤术，一定要根据皮损的发生机制和深度来决定。特别值得注意的是，黄种人比高加索白种人更容易发生瘢痕和炎症后色素沉着或脱失，所以在中国建议实施浅层换肤，慎重选择中层换肤，最好不用深层换肤。

2. 化学换肤的适应证

（1）浅层换肤适用于表皮病变，例如脂溢性角化、日光角化、雀斑，以及生理老化形成的细小皱纹等。

（2）中层换肤可以解决表皮和部分真皮病变问题，诸如涉及真皮层的色素斑、皮肤皱纹和老化以及较浅表的瘢痕。

（3）深层换肤能够解决更多涉及真皮的皮肤缺陷，但是如上所述，黄种人应尽量避免使用。

（二）常用化学剥脱术介绍

临床上常用的化学剥脱术也就是化学换肤术根据采用的试剂不同，主要有果酸换肤和水杨酸换肤。

1. 果酸换肤

（1）何为果酸　是目前应用最广泛的换肤试剂，是从不同植物中提取的结构类似的化学物质，以 α-羟基酸为主，其主要来源于各种水果、酸奶、果酒，俗称果酸。α-羟基酸有保湿和抗角化的作用，所以很多护肤品中含有低浓度的 α-羟基酸。

（2）果酸换肤发展史　18世纪，法国女性使用陈年红酒美肤。20世纪早期，出现使用化学剥脱术，20世纪60年代，开始使用石碳酸和三氯乙酸进行化学剥脱。1974年研发并命名果酸。近10余年果酸广泛应用于皮肤美容护理，成为主要的化学换肤成分。

（3）果酸换肤的适应证　不同浓度的果酸，其换肤深度不同，治疗效果也不同。20%～35%浓度的果酸可到达表皮颗粒层，即浅层的剥脱，而50%浓度的果酸可到达真皮乳头层，即中层的剥脱。浅层的剥脱适用于痤疮及痤疮炎症后红斑，轻度的光老化，及一些色素异常性皮肤病。中层的剥脱能改善细微皱纹及光老化病变。

（4）果酸换肤的禁忌证

1）敏感性皮肤，如正值生理期或即将经期，一周内烫发/染发、曝晒、术区脱毛者。

2）半个月内术区去角质，1个月内术区削磨、激光、冷冻治疗、晒伤、内服光敏药者。

3）一月内接受任何放射性治疗、牙科X光拍摄，1个月内术区有伤口及感染；有肥厚性瘢痕或瘢痕疙瘩者。

4）口服维甲酸类药物者。

5）孕妇。

（5）果酸换肤的步骤

1）清洁：由于皮脂会对换肤液的渗透有所阻碍，所以在治疗前要对面部进行彻底的卸妆和清洁。

2）遮盖：在正式涂换肤液之前，要对眼部、口鼻黏膜等敏感部位进行保护（涂保护剂）和遮盖。

3）刷果酸：用柔软的刷子涂换肤液，其后立即计时。

4）中和：到时间后喷中和液，以阻断换肤液的作用。

5）术后护理（贴冷敷面膜和涂保护剂）：换肤结束后，立即冷敷修复性的面膜，外涂舒敏保护剂及注意防晒。

（6）果酸换肤术后注意事项

1）治疗后24小时内忌彩妆。

2）术后 1 ~ 2 天，局部会轻度发红、疼痛，3 ~ 7 天后可能会出现结痂或脱屑，要让痂皮自然脱落。

3）术后 7 天之内，不能泡温泉、洗桑拿，以免面部发红。

4）术后使用防晒剂，日间室内间隔 4 小时补涂 1 次，日间室外间隔 2 小时补涂 1 次。

5）换肤部位注意保湿。

2.水杨酸换肤

（1）何为水杨酸　水杨酸起源于柳树皮提取物，是"世纪神药"阿司匹林的代谢产物，又称邻羟基苯甲酸。其是一种白色结晶或粉状物，不溶于水，易溶于有机溶剂，是经典的皮肤科外用制剂。具有杀菌、抗炎、调节角质、脂溶性的特点。

（2）水杨酸的历史　早在 2000 多年前的古埃及人们就使用柳树皮咀嚼、熬水用于缓解发热、关节疼痛等疾病。1828 年，法国科学家从柳树皮提取出水杨酸，用于解热镇痛抗炎。1897 年德国科学家将水杨酸乙酰化后得到的化合物，即阿司匹林，用于解热镇痛、抗炎、抗凝血。

（3）水杨酸的作用

1）抗菌作用：对于革兰阳性菌、阴性菌、致病性酵母菌、皮肤霉菌等有抑制和杀灭作用。

2）抗炎作用：水杨酸具有局部抗炎症作用，相当于 77% 的阿司匹林，82% 的氢化可的松。

3）双向调节作用：具有抗角化过度和抗角化不全的作用，帮助修复皮肤屏障。

4）油脂溶解作用：水杨酸亲脂性，具有粉刺溶解的作用，能够深入毛孔深处，清除代谢产物。

（4）水杨酸日常使用的最佳浓度

1）0.5% ~ 1% 水杨酸：浓度过低，效果不明显。

2）2% 水杨酸：祛除角质、疏通毛孔、抗炎消肿、抗细菌和真菌。

3）5% 水杨酸：用于头癣、足癣等局部的角质增生。

4）30% 水杨酸：化学换肤。

（5）水杨酸换肤步骤　基本同果酸换肤的步骤。

（6）水杨酸换肤术后护理要点

1）冷敷：术后即刻及术后 3 天，每天 1 ~ 2 次，医用保湿修复面膜冷藏后湿敷。

2）保湿：选用医学护肤品类的保湿面膜和保湿霜。

3）防晒：严格防晒。

四、注射美容技术

近年来，注射技术在皮肤美容的应用发展迅速，其具有相对安全，美容效果明显，较美容外科手术操作便捷等优势。对于求美者来说，几乎没有"停工期"，遂成为皮肤美容技术中应用较为广泛的项目。本部分着重概述"肉毒杆菌毒素注射""透明质酸填充治疗"的相关内容。

（一）肉毒杆菌毒素注射

1.肉毒杆菌毒素　肉毒杆菌毒素是由革兰阳性厌氧芽孢肉毒杆菌（clostridium toxin）产生的，是一种细菌外毒素，它与微生物分解肉类物质产生的肉毒素完全是两个不同的概念。根据肉毒杆菌毒素抗原性的不同可将其分为A、B、C、D、E、F、G7个亚型，A、B、E、F4种可引起中毒，其中又以A型的毒力最强。A型肉毒杆菌毒素（BTXA）分子量为90万道尔顿，属于高分子蛋白质。该毒素会被红细胞的血凝素结合而分离为两部分，即神经毒素和血凝素作为毒素，A型肉毒杆菌毒素的半数致死剂量为2500～3000U，而我们注射用肉毒杆菌毒素每瓶仅含100U，而且需要低温保存和注射使用，所以肉毒杆菌毒素应用于临床具有很好的社会安全性。从理论上讲，A型肉毒杆菌毒素的生物学作用是可逆的，即使发生副作用也是可逆的。当然暂时的副作用有时也会给患者造成巨大的痛苦，有病例报道，颈部注射时误伤食管，结果数月后食管才恢复蠕动功能，功能恢复前患者只能靠鼻饲维持生命。

2.肉毒杆菌毒素的应用发展史　人类临床应用A型肉毒杆菌毒素已经有50余年的历史。1989年美国FDA正式批准Botox（A型肉毒杆菌毒素商品名）注射治疗肌肉痉挛、亢进性疾病，例如睑痉挛、斜颈等。另外，肉毒杆菌毒素可以阻止副交感神经末梢乙酰胆碱的释放，而副交感神经支配腺体及平滑肌，因此又扩展了它的适应证，如多汗症、周期性偏头痛、紧张性头痛和肌筋膜痛。

应用肉毒杆菌毒素除皱美容治疗的里程碑：1987年，当时加拿大不列颠哥伦比亚大学眼科学系Jean Carruthers教授在研究治疗眼肌痉挛过程中偶尔发现其对眉间纹有明显疗效，于是她与熟知皮肤病生理的丈夫皮肤科教授Alastair Carruthers共同进行大量临床验证，经过6年努力，终于在1992年发表了肉毒毒素治疗眉间纹的论著，从而开创了肉毒杆菌毒素除皱美容的新纪元。

3.肉毒杆菌毒素在皮肤美容的主要应用　注射肉毒杆菌毒素通常通过消除上半面部的动力性皱纹达到面部美容的效果。近些年来，肉毒杆菌毒素已经被更多地应用到中、下面部和颈部，原因方面是人们看到它在上半面部应用的有效性和安全性，另一方面人们意识到肌肉进行过度运动可直接影响到中、下半面部的美容效果。如今，肉毒杆菌毒素已成为美容治疗中不可或缺的部分。

（1）眉间纹　是由皱眉肌、眼轮匝肌、降眉间肌和降眉肌收缩引起，前二者使眉毛内移，后二者使眉毛下降。治疗目标是使肌力明显减弱。

（2）鱼尾纹　是外侧的眼轮匝肌纤维收缩产生的，为由外眦向外辐射状。因为眼轮匝肌的作用影响用力闭眼的动作，所以治疗目的是将眼轮匝肌收缩减弱而不是完全麻痹。

（3）抬头纹　是额肌反复收缩引起的水平深皱纹。但如果完全麻痹额肌可能会导致眉毛下垂或面具脸，所以治疗目的是减轻皱纹而不是完全消除皱纹。

（4）提眉塑型　随衰老而出现的眉毛下垂会让人有忧愁、愤怒的感觉。治疗目的是通过减弱降眉肌肉的收缩而达到提高眉毛的效果。

（5）眼轮匝肌肥大　眼轮匝肌肥大会使人看上去像熬过夜一样，减弱眼轮匝肌的收缩可使眼裂在正常或微笑时均增大。

（6）皱鼻纹　皱鼻纹是由于鼻肌上部过度收缩引起的鼻根部"V"形纹。通常与眉间纹一同治疗。

（7）反复的鼻孔外翻　反复的鼻孔外翻在公共场合下常令人难堪，是由鼻肌收缩引起，治疗目的是减弱鼻肌的收缩。

（8）口周纹　上唇放射状的口周纹，较浅和中等深度的可以通过填充的方法，较深的需要使口轮匝肌轻度瘫痪，以得到改善。

（9）上齿龈显露　有些人微笑时上唇过度牵拉而出现显露上齿龈。需要降低上唇鼻翼提肌而使上唇抬高减轻。

（10）面部不对称　功能性肌力失衡可以用来治疗面神经麻痹、张力失常、手术和外伤引起的面部不对称。

（11）口角下垂　口角下垂给人不愉快的感觉，降口角肌可以引起口角下垂。

（12）咬肌肥大　肉毒杆菌毒素可以成为手术治疗咬肌肥大的简单替代疗法。研究发现，肉毒杆菌毒素可以使咬肌肌肉厚度减少。副作用是咀嚼困难，肌痛和演讲时表达不利，持续 1～4 周。

（13）颈部水平纹　浅表肌腱膜与颈部的附着，导致颈部"项链"状的水平纹，真皮深部注射治疗优于皮下注射。

4.注意事项及禁忌证

（1）操作要点　应做到"精""准""异""柔""理"。

1）熟练掌握头颈部解剖，避免错误部位注射。

2）注意药剂的保存方式和稀释方法，肉毒杆菌毒素注射属于微量药物治疗，所以每一步都需要精细和准确。

3）标记注射点时要对称、精确。

4）注射时要让患者保持直立坐姿，选择注射点时要选在动力性皱纹最明显处，当然根据患者具体情况和既往经验，不同患者选择注射点的数量会有所差异。

5）注射前可用手指将待注射的肌肉捏起，这样可以避免因注射过深而影响其他脏器的功能。

6）要与患者深入交流，让其对治疗效果有合理期待值，而且认识到治疗效果是暂时和可逆的。

7）严格掌握适应证，相应的不良反应及副作用要充分告知患者。

（2）禁忌证

1）肉毒杆菌毒素禁止在可放大药物效应的任何有神经肌肉障碍性疾病的患者中使用，例如重症肌无力和肌萎缩性（脊髓）侧索硬化。

2）在妊娠和哺乳期妇女中使用经验有限，虽然有报道在妊娠妇女误用后未发生致畸和其他妊娠不良事件，但是我们仍不建议在妊娠和哺乳期妇女中使用。

3）由于药物之间有相互作用，所以使用氨基糖苷类抗生素的患者应减量使用。与大多数注射治疗一样，不能使用于任何活动期感染的部位。

5. 常见不良反应及风险

（1）主要不良反应　由于过量注射、位置不精准、药物向周围组织、肌肉弥散等而影响肌肉功能和表情表达。比如抬头纹注射位置不精准，部分药物向周围轻度弥散，引起降眉肌的肌力减弱，有些人就会不自觉地出现挑眉的动作。再如，很多人由于过度的追求"年轻化""无皱纹"状态，进而过多、过频地注射肉毒杆菌毒素，导致面部肌肉僵化，表情不自然，甚者很多表情做不出来。

（2）常见副作用　包括头痛、呼吸道感染和感冒症状，上睑下垂、恶心、呕吐以及注射局部皮肤发红和肌无力等。但这些症状都是可逆的，有些持续数月。相对严重并发症的发生率较低。

（二）透明质酸填充治疗

1. 填充治疗的发展简史　有记载的最早填充治疗可以追溯到 1893 年，当时 Ne berg 首次尝试自体脂肪移植。1899 年，Gersony 实验用石蜡填充阴囊修复晚期结核患者的睾丸。1911 年，Bruning 报道利用注射器移植脂肪，1950 年，Peer 报道采用注射器抽吸脂肪然后再进行脂肪移植。至此，脂肪移植成为相对成熟的填充治疗技术。1953 年 Baronders 对利用液体硅酮进行软组织填充的技术进行了综述。1981 年，美国 FDA 批准牛胶原为第一种异种软组织填充剂。直到 20 年后，美国 FDA 才开始迅速认证新的暂时性软组织填充剂，继而出现了透明质酸。最先出现的是非动物源性稳定透明质酸，随后很快出现了从公鸡鸡冠中分离出来的透明质酸。

2. 透明质酸介绍

（1）透明质酸结构　透明质酸是人体组织中自然存在而不可或缺的直链高分子多糖，

平均分子量很大，介于 100～1000 道尔顿之间，是由乙酰氨基葡萄糖和左旋葡萄糖醛酸的二糖单位重复组成的长链多糖。透明质酸位于皮肤真皮基质部，可填充胶原纤维间的细胞间隙及稳定分子。透明质酸是一种普遍存在的结缔组织成分，在所有组织和哺乳动物中均具有相同的化学结构和分子形式，因此没有种属特异性。

（2）透明质酸的主要功能　透明质酸分子结构很简单，分子两端是有极性的，它具有吸水和导致皮肤肿胀的能力。透明质酸具有强大的保湿功能。胶原蛋白分子只能携带 30 倍的水分，透明质酸分子可携带上千倍于自身重量的水分，是当今文献中公认的最佳保湿产品。随年纪的增长，皮肤中天然存在的透明质酸数量减少，导致其锁水能力降低，从而引起皮肤饱满度下降，并容易产生皱纹。

（3）透明质酸减少面部皱纹的机制　主要是整合入真皮组织，吸水和锁水作用。未经修饰的（非交联）透明质酸植入人体后会很快被体内的玻璃酸酶降解，平均半衰期只有 16 小时左右，后来发现只有通过化学交联才能达到稳定的状态，从而减少其酶解，增加活性并延长作用时间。交联后的透明质酸黏弹性好、过敏率低、不易迁移，不易溶解，是理想的软组织填充剂。植入组织的透明质酸最终代谢为水和二氧化碳，可由肝脏清除。

3.透明质酸填充的适应证

（1）面部皱纹。

（2）颈部皱纹。

（3）下颌填充。

（4）嘴唇缺陷，边缘不规则（丰唇）。

（5）颊部充盈、鼻唇沟填充。

（6）鼻部不规则。

（7）痤疮凹陷。

（8）皮下缺损。

4.注意事项及禁忌证

（1）注意事项

1）透明质酸需储存在低于 25℃的环境中，禁止冷冻，避免阳光照射。

2）透明质酸仅用于真皮内注射，切勿注入血管。如果意外注入血管，有可能引起一过性局部缺血，甚至造成局部组织坏死。因此，对操作要求较高，需受过专业训练的医师操作。

3）禁止将透明质酸和其他产品混合后注射入人体。

4）如果治疗效果不满意，可能需要进行补充注射以达到理想的治疗效果。

5）首次注射与补充注射的间隔时间最少为 4 周。

6）首次注射时单侧鼻唇沟的注射剂量不超过 1.5mL，补充注射时单侧唇沟的注射剂量不超过 0.5mL。

7）治疗时避免矫枉过正。过度注射填充，会导致面部看起来夸张，或成为"网红脸"，并不是真正的美观。

（2）禁忌证

1）对透明质酸过敏者。

2）对利多卡因过敏者（适用于含利多卡因的配方）。

3）患有免疫疾病者。

4）正在使用糖皮质激素者。

5）瘢痕体质。

5. 常见不良反应及风险

（1）常见注射部分不良反应及对策

1）注射时疼痛：可在注射前使用表面麻醉剂，或术前冰敷；可采用针头部位预留麻醉剂的产品。

2）瘀斑：由于损伤局部血管导致。可尽量减少入针点，避开血管，出针后轻微按压止血，以及注射后局部冰敷。

3）串珠样或条索样外观：由于注射部位过浅，于真皮内注射导致。可在注射后立即用力按摩，使透明质酸分布到正确的层次。

（2）风险　和肉毒杆菌毒素不同，透明质酸如果操作不当，注射不良，可出现较为严重的并发症。

1）血管栓塞：由于注射不良，注入血管内，损伤血管，可导致皮肤软组织缺血坏死，严重者可引起失明、脑栓塞等，甚至危及生命。

2）炎症反应：可能因为未按照严格的无菌操作规定，或材料不合格等原因。应尽快抗感染及充分引流，禁用透明质酸溶解酶。

3）异物肉芽肿：多是因为使用了非正规的透明质酸产品。一旦形成，修复困难，治疗疗程长。

（三）注射美容的优化应用

肉毒毒素、透明质酸、激光联合将使面部年轻化最大获益。三者联合优势如下。

1. 肉毒毒素联合透明质酸的优势　可以减少注射后因肌肉活动对注射物的挤压，避免其移位或外渗。减少肌肉运动，也可使得填充物的吸收减少，以延长填充物维持时间。

2. 肉毒毒素联合激光的优势　减少肌肉运动，使局部减少张力，以减少疤痕形成，促使皮肤在激光治疗后愈合更佳；促进新生皮肤胶原蛋白有序排列，以增强及延长激光治疗的疗效；防止因为肌肉收缩而导致新生皮肤再次形成皱纹。

3. 透明质酸联合激光的优势　透明质酸注射能加强和维持角质层吸水、锁水能力和屏障功能，不同程度抵消了激光术后皮肤表皮屏障破坏，水分易丢失等不良反应。

复习思考题

1. 简述衰老的表现及面部年轻化的四个方面。

2. 简述选择性光热作用。

3. 果酸换肤和水杨酸换肤的概念是什么？

4. 简述肉毒杆菌毒素在皮肤美容的主要应用。

中篇 美容治疗

第四章

美容相关辨证治疗概述

【学习目标】

1. 掌握 中医外治法。
2. 熟悉 中医辨证治疗方法。
3. 了解 中医的四诊。

第一节 四诊概述

【概述】

中医理论认为，人是一个有机的整体，人体的外部，特别是面部、舌体等与脏腑的关系最密切。人体局部的病变可以影响到全身，而体内的气血、脏腑、经络等的病理变化，必然会在其体表相应的部位反映出来。

望诊，是医生运用视觉对人体外部情况进行有目的的观察，以了解健康状况，测知病情的方法。闻诊是通过嗅气味来辅助辨证。切诊主要通过触诊肌肤了解皮损的状态，以及切脉来了解人体气血的病理变化。四诊合参是辨证准确的前提。

一、望诊

（一）望皮肤

皮肤病发于体表，很多皮肤病的发病部位、局部表现会一目了然。例如，以鼻部为中心的面中部红斑，为酒渣鼻；唇部肿胀、丘疱疹、干燥、脱屑，为唇风（唇炎）的表现。

检查皮肤时光线应明亮，最好是自然光。对皮损分布较广和诊断不明确的皮肤病应检查全身皮肤，以及毛发、指趾甲、黏膜。观察并记录发病部位、局部表现时，应注意如下各点。

1. 部位　皮肤病常有一定的好发部位，注意发病部位往往有助于诊断。如日晒伤好发于面部、手背、前臂等暴露部位；白屑风（脂溢性皮炎）好发于头部、胸背部。必要时可绘图表明。

2. 皮损　原发性皮损有斑疹、丘疹、疱疹、脓疱、结节、风团、囊肿；继发性皮损有鳞屑、糜烂、溃疡、浸渍、结痂、抓痕、皲裂、苔藓样变、色素沉着、瘢痕、萎缩等。

3. 分布与排列　有全身性、局限性，对称性、单侧性，伸侧、屈侧，密集、散在，散发（皮损面积小于体表总面积的 50%）、泛发（皮损面积大于体表总面积的 50%）、不规则等。

4. 数目　皮损单发、多发或记录具体数目。

5. 大小　常以实物形容，如针尖、针头、粟粒、绿豆、指甲、钱币、手掌等，或以毫米、厘米表达直径及横径长度。

6. 颜色　皮损颜色有淡红、黄红、红色、紫红、暗红、黄色、白色、黑色、浅褐色、深褐色以及正常皮色等。

7. 形状　皮损有圆形、椭圆形、环形、球形、半球形、梭形、蝶形、多角形、点滴状、地图状、条状、带状、网状、盘状、蛎壳状、疣状、乳头状、菜花状以及不规则等。

8. 边缘　边缘清楚或不清楚、边缘是否隆起等。

9. 表面　表面光滑或粗糙、高起或凹陷、干燥或湿润、蜡样光泽、表面有脐窝、有无分泌物等。

（二）望黏膜

有些皮肤病伴有黏膜损害。如麻疹在颊黏膜可见 Koplik 斑；狐惑病（白塞病）口腔、外阴黏膜有溃疡；猫眼疮（多形红斑）、天疱疮等都可出现黏膜损害；临床要注意检查，避免遗漏。

（三）望毛发

引起毛发改变的原因很多，常见的有折断、稀疏、脱落、多毛、少毛。例如，白秃疮（白癣）可引起断发、秃发；油风（斑秃）是成片的脱发；蛀发癣（脂溢性脱发）为前发际及头顶秃发；瘤型麻风眉毛稀少或脱落。

有的出现毛发色素异常，例如，白癜风发生在头皮局部会出现一片白发；头部白疕（银屑病）红斑鳞屑处的头发常呈束状等。

（四）望甲

甲损害可单独出现，亦可为某种皮肤病或全身性疾病的伴随症状。有先天性、遗传性甲损害，如先天性外胚叶发育不良、先天性无甲症；大部分甲损害为后天性外界因素或疾病所引起，如职业长期磨损、酸碱等化学物刺激、药物、真菌及细菌感染、外伤、皮肤病或全身性疾病等。

疾病引起的甲损害多种多样，真菌感染可使甲板增厚、破坏蛀空、甲下碎屑；慢性心肺疾病可引起杵状甲；缺铁性贫血可引起反甲。甲下亦可发生肿瘤如甲下黑色素瘤、甲下角化棘皮瘤、血管球瘤等。

（五）望舌

舌与脏腑、经络关系密切。舌的肌肉为脾胃所主，舌的血脉为心所主，足三阴经等连络舌本。舌是脏腑的外候器官，人体脏腑、气血、津液的虚实，疾病的深浅轻重，都有可能客观地反映于舌象。故望舌是望诊的重要组成部分，皮肤病除皮损辨证外，舌象常常是辨证的重要依据。

一般认为舌尖属心肺，舌中属脾胃，舌边属肝胆，舌根属肾。

望舌主要是观察舌质与舌苔。正常舌质一般是淡红而润，不胖不瘦，活动自如，舌苔薄白，不滑不燥。

舌质红主热证，红而起刺为热盛，红而干燥为热盛且津液不足；舌尖红为心火上炎，舌边红为肝胆热盛；舌红绛为邪热入营血；舌红无苔或舌裂苔剥为阴虚火旺；舌青紫或有瘀斑主气血瘀滞；舌质淡白主阳虚、气血两虚；舌干枯、裂纹，甚至有芒刺，为津液亏耗或热盛伤阴；舌胖嫩而边缘有齿痕为脾气虚或阳气虚，水湿内停。

观察舌苔，白苔主寒证、表证；黄苔主热证、里证。苔薄白而干常见于风热表证；苔薄黄提示热邪较轻，多见于风热表证或风寒化热入里初期。腻苔主湿浊、痰饮、食积；白腻多为寒湿，黄腻为湿热。舌质红、苔黄腻为湿热俱重；舌质红、苔黄燥为胃肠燥热。苔灰黑而滑润见于阳虚寒湿；苔灰黑而干裂多属热极津枯。花剥苔或无苔为胃气、胃阴损伤；舌红苔少或花剥多为阴虚。

二、闻诊

在皮肤疾患中，闻诊主要通过嗅气味来协助诊断和辨证。某些皮肤病具有特殊的臭味，如肥疮（黄癣）的黄癣痂有鼠尿样臭味，足癣常有腐臭味，腋臭则有狐臊臭味等。

口气臭秽多属胃热；口气酸臭多属食积；大便酸臭多为肠中积热；小便臊臭黄浊多为下焦湿热。通常情况下，臭味浓厚的多实多热，反之多虚多寒。

三、问诊

（一）问病史

问病史包括问病程、初发时的情况、病情发展变化的情况、诱发与加重的因素、治疗经过、疗效如何，以及现有症状等。

（二）问寒热

某些皮肤病伴有恶寒发热，如水痘常伴有发热；丹毒发疹前常突发寒战高热；系统性红蝴蝶疮（系统性红斑狼疮）多有不规则发热，在急性活动期常见高热；药毒（药疹）、急性瘾疹（急性荨麻疹）也可出现发热。

通常情况下，突然恶寒发热为表证，寒多热少为风寒表证，热多寒少为风热表证。壮热高烧为毒热炽盛，里实热证。午后低热为阴虚火旺。热入营血则表现为身热夜甚。

（三）问汗

自汗为卫阳不固；盗汗多为阴虚内热；身热多汗为里热炽盛，迫津外泄所致；手足心出汗多属脾胃湿热郁蒸所致；外阴潮湿多汗为下焦湿热蕴积所致。

（四）问饮食

很多皮肤病都与饮食不节有关。详见美容相关辨证治疗。

问饮食喜好不仅可以了解某些皮肤病的病因病机，而且还是辨证的重要依据。口不渴、不欲饮水多为寒证、湿阻；口渴，饮水较多见于燥证、热证；大渴喜冷饮为里热炽盛，胃有实热。

治疗某些炎症性皮肤病多用苦寒之品，用药前及复诊时一定要问患者饮食是否正常，以免过用苦寒药物伤及脾胃。

（五）问二便

大小便的排出是人体新陈代谢的必然现象，也是最佳的排出体内代谢废物的途径。二便排出不畅，体内代谢废物堆积，则为内邪，可引起多种皮肤病。如粉刺（痤疮）肺胃蕴热证患者常伴大便秘结；湿疮（湿疹）湿热证患者常伴小便短赤；老年人皮肤干燥瘙痒，伴大便秘结多属血虚肠燥。

治疗皮肤病先问二便，不畅者使之通畅，可使体内之邪有排泄的出路，进而减轻皮肤的症状；而大便溏薄或完谷不化者，通过调理使之正常，也可使治疗皮肤病的药物更好地吸收，从而发挥作用。

（六）问家族史

很多皮肤病有家族史，如四弯风（特应性皮炎）、白疕（银屑病）、红蝴蝶疮（红斑狼疮）、慢性家族性良性天疱疮等。初诊时要问家族中有无同样病史者，有无患其他过敏性疾病者，有助于诊断和防治。

（七）问旧病

了解既往的疾病及治疗情况，以及目前存在的慢性病，对皮肤病的诊断及治疗用药有重要意义。如风瘙痒（瘙痒症）患者可能伴有糖尿病、肾病、肝病，治疗用药不应影响血糖水平及肝肾功能，同时要积极治疗原发病。

（八）问月经

有些皮肤病与月经有关，如女性粉刺（痤疮）常在月经前皮损增多或加重，治疗用药适当加入调经之品；黧黑斑（黄褐斑）患者若伴月经不调，治疗应以调理气血、调摄冲任为法。另外女性月经期慎用苦寒及活血化瘀药。

（九）问个人史

问职业，问生活环境，特别是长期接触的物质等，有助于皮肤病的诊断与了解发病诱因。如美发行业从业人员易患手部的接触性皮炎；居室新装修后可能会诱发瘾疹（荨麻疹）、湿疮（湿疹）等过敏性皮肤病；疥疮患者可能有外出旅游、出差史等。

四、切诊

（一）切脉

脉象在皮肤病的辨证中有一定参考价值。如风证常见浮脉、弦脉；湿证常见滑脉、濡脉、缓脉；热证常见数脉，数而有力为实热，数而无力为虚热。风热证多浮而带数，风寒证多浮而紧或缓；气血虚证常为脉沉细弱；阴虚内热证常为脉细数；气滞疼痛多见弦脉；气滞血瘀多见脉弦涩。急性皮肤病多见滑数、弦滑、浮数脉；慢性皮肤病多见沉缓、沉细或细弱脉。

（二）按肌肤

1.触按皮损　用手触摸按压皮损局部，以辨其表面温度高低，压之是否褪色，柔软或坚硬，有无压痛，与周围组织是否粘连，有无皮下结节、肿物，固定还是活动等。如红斑按之褪色者为炎症性；按之不褪色者为出血性；肢端青紫、触之发凉者属寒证；皮肤按之凹陷者为水肿；疖肿按之中软有波动感为脓已成；触按皮肤麻木不仁甚至无知觉者可能为麻风。

2.触摸浅表淋巴结　有无肿大、压痛、粘连。感染性皮肤病和红皮病的患者，可能会触及浅表淋巴结肿大。

复习思考题

1.皮肤望诊的内容有哪些。

2.如何望毛发?

3.简述按肌肤的内容。

第二节 辨证治疗概述

【概述】

发于体表的皮肤病,常因体内的脏腑功能失调,气血失和,内生或外感的病邪阻郁肌肤所致,通过调整脏腑功能,使气血调和,才能祛除病邪,症状缓解,最后皮损消退。而且,很多皮肤疾患不是一方包治,必须在明确诊断与准确辨证的基础上遣方用药,因此治疗方药也是因人而异,是个体化的治疗。

所谓的内治就是通过内服药物以调整脏腑、气血、经络的病理变化,从而促使皮肤损害恢复正常的治病方法。

(一)祛风法

1.疏风清热

适应证:风热证。皮损表现为红斑、丘疹、风团等,疹色鲜红;起病急,病程较短,有不同程度的瘙痒,或兼有发热,微恶寒,汗出,咽红肿痛,口干微渴,舌红苔微黄,脉浮数等症。

常用方剂:银翘散、消风散。

常用药物:荆芥、防风、金银花、连翘、桑叶、菊花、牛蒡子、黄芩、蝉衣、薄荷等。

2.疏风散寒

适应证:风寒证。症见风团、丘疹,疹色较淡或苍白,遇冷加重,得热则减,有瘙痒感;伴有恶寒发热,无汗,头疼,咳嗽,咽痒不甚,舌淡苔薄白,脉浮紧等。

常用方剂:麻黄汤、麻桂各半汤、桂枝汤。

常用药物:荆芥、防风、桂枝、麻黄、羌活、生姜、葱白等。

3.祛风除湿

适应证:风湿证、风湿热证。皮肤表现为淡红色风团、丘疹、丘疱疹、小水疱、轻度糜烂、鳞屑、瘙痒。舌淡红苔白或黄,脉滑。

常用方剂：荆防败毒散、消风散。

常用药物：荆芥、防风、羌活、忍冬藤、苦参、苍术、秦艽、威灵仙。

4. 平肝熄风，重镇潜阳

适应证：血虚肝旺、肝风内动证。肥厚斑片、丘疹、苔藓样变、鳞屑、抓痕、血痂、皲裂等皮损，颜色淡褐，干燥瘙痒，夜间加重；伴头晕、眼花、失眠，舌淡红苔白，脉弦细。

常用方剂：天麻钩藤饮等。

常用药物：钩藤、僵蚕、白蒺藜、生龙骨、生牡蛎、珍珠母、石决明、白芍等。

（二）清热法

1. 清热泻火

适应证：实热证。红斑、丘疹、水肿、糜烂、皮损红肿热痛；伴恶热、口渴喜冷饮、多汗、尿赤、便干，舌红，苔黄，脉数。

常用方剂：白虎汤、导赤散、清胃散。

常用药物：生石膏、知母、栀子、黄连、天花粉、生地黄、竹叶、白木通、六一散。

2. 清热解毒

适应证：热毒证。焮热红肿斑片，肿块、脓疱、糜烂、灼热、疼痛、瘙痒；伴身热、口干、口苦、尿赤、便秘。舌红苔黄，脉滑数。

常用方剂：五味消毒饮、黄连解毒汤、泻心汤。

常用药物：黄芩、黄连、黄柏、金银花、连翘、野菊花、公英、地丁、板蓝根、大黄。

3. 清热凉血

适应证：血热证。皮损多为鲜红或深红色斑片、鳞屑、紫癜、血疱、灼热、疼痛、瘙痒或痒痛兼作。伴身热、口干、口苦、心烦，小便短赤，大便干结，舌红绛苔黄燥，脉数。

常用方剂：犀角地黄汤、清营汤、化斑解毒汤、清瘟败毒饮。

常用药物：水牛角、生地黄、牡丹皮、赤芍、白茅根、紫草、生槐花、大青叶。

（三）祛湿法

1. 清热利湿

适应证：湿热证和暑湿证。水肿性红斑，丘疹，丘疱疹，糜烂、渗液、结痂，瘙痒或疼痛，皮肤潮湿多汗；伴口渴不欲饮、尿赤涩痛，舌红苔黄腻，脉滑数。

常用方剂：龙胆泻肝汤、萆薢渗湿汤、茵陈蒿汤。

常用药物：龙胆草、黄芩、山栀、六一散、苦参、白鲜皮、地肤子、生薏仁、萆薢、黄柏、滑石。

2. 健脾化湿

适应证：脾湿证。淡红色斑片、丘疹、水疱、渗液、结痂，伴纳呆、腹胀、便溏，舌淡胖，苔白腻，脉濡细。

常用方剂：除湿胃苓汤、参苓白术散。

常用药物：苍术、白术、厚朴、陈皮、生薏仁、猪苓、茯苓、泽泻、白扁豆、党参。

（四）润燥法

1. 养血润燥

适应证：血虚风燥证。皮疹色淡，干燥脱屑，增厚粗糙，皲裂，瘙痒夜间加重，或头发枯槁脱落，爪甲不荣；伴头晕目眩，心悸失眠，口眼干燥，舌淡苔白，脉细无力。

常用方剂：四物汤、当归饮子、二至丸、神应养真丹。

常用药物：生地黄、熟地黄、当归、川芎、白芍、何首乌、女贞子、火麻仁、天麻、鸡血藤。

2. 凉血润燥

适应证：血热风燥证。鲜红色斑片、丘疹、干燥鳞屑、抓痕、血痂，瘙痒；伴口干、心烦、尿赤、便干，舌红苔薄，脉细数。

常用方剂：犀角地黄汤、凉血消风散等。

常用药物：水牛角、生地黄、玄参、牡丹皮、赤芍、麦冬、天花粉、沙参、石斛。

（五）调理气血法

1. 理气活血

适应证：气滞血瘀证。症见黄褐色斑片，白斑、暗红色丘疹、紫癜、苔藓样斑片，或刺痛，或瘙痒；伴胁肋胀满，情志不遂，妇女经血色暗伴有血块，舌质暗，脉弦涩。

常用方剂：通窍活血汤、桃红四物汤、血府逐瘀汤。

常用药物：桃仁、红花、归尾、川芎、赤芍、丹参、鸡血藤、柴胡、香附、郁金。

2. 活血化瘀散结

适应证：血瘀凝结证。暗红色斑块、结节、增生性瘢痕、疼痛或瘙痒，舌质紫暗。

常用方剂：大黄䗪虫丸。

常用药物：大黄、䗪虫、桃仁、红花、水蛭、三棱、莪术。

3. 益气活血

适应证：气虚血瘀证。溃疡疮面不鲜、周围皮色暗红，或局部皮肤刺痛，夜间加重；伴气短乏力，精神疲惫，舌质暗淡苍白，脉沉细。

常用方剂：补阳还五汤。

常用药物：黄芪、归尾、地龙、赤芍、川芎、桃仁、红花。

（六）温阳法

1. 温经散寒通络

适应证：血虚寒厥证，风寒湿痹证。四末不温、青紫，肢端麻木疼痛；或皮肤硬化发凉或硬肿、结节，关节肿痛，酸软无力，遇寒湿加重，舌质淡或淡暗苔白，脉弦细。

常用方剂：当归四逆汤、独活寄生汤。

常用药物：当归、桂枝、细辛、白芍、路路通、大枣、地龙、独活、寄生、秦艽、制川乌、牛膝。

2. 温阳散寒

适应证：疮疡阴寒证。皮肤溃疡疮面灰暗，脓液清稀，腐肉不易脱落，难收难敛，不知痛痒，或皮肤硬化；伴畏寒肢冷，精神不振，小便清长，舌质淡胖，脉沉细无力。

常用方剂：阳和汤。

常用药物：熟地黄、鹿角胶，肉桂、麻黄、白芥子、干姜。

（七）化痰软坚法

化痰软坚

适应证：痰核证。结节、肿块、囊肿，皮色或淡黄色、淡褐色，不通或微痛；可伴胸闷，舌苔腻，脉弦滑。

常用方剂：海藻玉壶汤、二陈汤。

常用药物：半夏、贝母、陈皮、青皮、海藻、昆布、茯苓、夏枯草。

（八）补肾法

1. 滋补肝肾

适应证：肝肾阴虚证。皮损颜色淡红，色素沉着斑，或色素脱失斑，头发脱落；伴头晕、耳鸣耳聋，咽干口燥，腰膝酸软，舌淡红苔少，脉细。

常用方剂：六味地黄丸，左归丸、二至丸、七宝美髯丹。

常用药物：熟地黄、山茱萸、山药、茯苓、枸杞子、女贞子、旱莲草、牛膝、龟板胶、菟丝子、何首乌。

2. 滋阴降火

适应证：阴虚内热证。皮损色红，色素沉着斑，头发脱落，伴潮热盗汗、手足心热、虚烦不寐、头晕耳鸣、口咽干燥、腰膝酸软，舌红苔少，脉细数。

常用方剂：知柏地黄丸、青蒿鳖甲汤。

常用药物：知母、黄柏、生地黄、熟地黄、玄参、山茱萸、天冬、麦冬、鳖甲、青蒿、牡丹皮、地骨皮。

3. 温补脾肾

适应证：脾肾阳虚证。皮肤硬化、萎缩，满月脸，四肢肿胀、沉重无力，形寒肢冷，腰膝酸软，小便不利，或腹胀下利，舌质淡胖，脉沉弱。

常用方剂：肾气丸、右归丸、真武汤。

常用药物：肉桂、附子、菟丝子、杜仲、巴戟天、淫羊藿、鹿角胶、党参、黄芪、白术、茯苓。

复习思考题

1. 祛风法包含哪些治法？常用方剂有哪些？

2. 清热法包含哪些治法？常用方剂有哪些？

第三节　外治法概述

【概述】

所谓外治就是运用药物，以及手术、物理方法或使用一定的器械，直接作用于患者体表或病变部位而达到治疗目的的一种方法。

外治法在皮肤病治疗中占有十分重要的地位，它是许多皮肤病不可缺少的治疗措施。它不仅配合内治法能提高疗效，而且单独外用药就可使某些皮肤病达到治愈的目的。

外治法主要以皮损的不同表现为治疗依据，同一种皮肤病皮损情况不同，处理也不同；不同性质的皮肤病，若皮损表现相同则处理方法也可相似。

一、外用药的剂型

（一）溶液

溶液是将单味或复方药物加水煎煮后，滤过药渣所得到的溶液。也可用可溶性固体或液体配制而成。其可以做清洁、湿敷，熏洗用。

作用：具有清洁、止痒、消肿、收敛、清热解毒的作用。

适应证：湿敷剂用于急性渗出性皮肤病及红斑肿胀、浅表溃疡、化脓创面。或作熏洗剂用于慢性瘙痒性皮肤病。

常用药物：马齿苋、苦参、黄柏、生地榆、野菊花、公英等。

用法：①湿敷：用6～8层纱布，或用干净的浸透药液，稍微拧至不滴水为度，敷于患处，一般15～25分钟1一次，每日3～4次。②熏洗或药浴：适用于慢性瘙痒性皮肤病，无渗出糜烂者。

（二）粉剂（又名散剂）

粉剂是由单味或复方药物，研成极细末的制剂，如青黛散、二黄粉、颠倒散。

作用：保护、吸收、蒸发、干燥、止痒。

适应证：适应于无渗液的急性、亚急性皮炎类皮肤病。

用法：直接外扑或用溶液或香油调之敷于局部。

（三）洗剂（又名混悬液、水粉剂）

洗剂是水和粉剂混合在一起的制剂，一般含粉量不超过 25%，久置后一些不溶于水的药物沉淀于水底，使用时振荡摇匀外用。如炉甘石洗剂、三黄洗剂、颠倒散洗剂等。

作用：干燥、保护、清凉止痒。

适应证：适应于无渗液无糜烂的急性或亚急性较浅表的炎性皮肤病。

用法：振荡后用小毛刷涂于局部每日 2～3 次。

（四）酊剂（又名药酒）

酊剂是将单味药或复方药物放置于 75% 酒精中密封浸泡 7～30 天后，滤过药渣制成的酒浸剂。

作用：清凉止痒、解毒杀虫、活血通络、散瘀止痛。

适应证：各种慢性皮肤病，如神经性皮炎，白癜风、风瘙痒、无渗出的手足癣。

用法：用小棉棒或毛刷蘸药液直接涂于患处，每日 2～3 次。

（五）油剂（又名药油）

油剂是将药物浸泡在植物油中，煎炸后滤去药渣而成的制剂。

作用：润泽保护、清洁去痂、收敛生肌。

适应证：用于急性或亚急性伴有轻度糜烂渗出者，也可用于溃疡，皮肤干燥皲裂者。

（六）软膏

软膏是由单味或复方组成的中药研成细末，与油性基质调成均匀、细腻半固体的剂型。基质一般选用猪脂、蜂蜡、羊脂、凡士林。

作用：保护创面，润滑皮肤，清除痂皮，软化角质，促进吸收。

适应证：用于皮肤肥厚干燥皲裂，慢性皮肤病者，如神经性皮炎、慢性湿疹、瘢痕疙瘩或化脓或脓毒已净的创面。

（七）乳剂（又名霜剂）

乳剂是将油和水在乳化剂的作用下制成的细腻乳状的制剂。

作用：清热止痒、润滑护肤，促进吸收。

适应证：急性、亚急性皮肤炎症。

（八）糊剂（药糊）

糊剂是将药粉与液体基质调成糊状的制剂。

作用：清凉止痒、干燥收敛、保护创面。

适应证：因含有粉剂较多，一般作用较浅，通常用于亚急性渗出或分泌物较少的皮损。用作穴位贴敷药、敷脐药。

注意事项：不宜用于有毛发部位的皮损，换药时宜先用液体油将原有的药物清洗干净后再涂新药，不可用水洗。

（九）醋剂

醋剂是以醋为基质，浸泡药物或调药粉制成的制剂。

作用：收敛止痒，解毒杀虫，软坚消肿，活血散瘀。

适应证：局限性、慢性、肥厚角化性皮肤病。

用法：涂药或浸泡法。

（十）硬膏剂（膏药）

硬膏剂是将药物和黏着性基质涂布在裱褙材料上的制剂。

作用：软化角质，消散硬结，促进吸收。

适应证：用于局限性、孤立性、肥厚性皮肤病，如神经性皮炎、慢性湿疹、皮肤淀粉样变、角化性皮肤病。

二、外用药物使用原则

"干对干，湿对湿"，即对肥厚、粗糙、干燥的皮损要使用流动性差的剂型，如硬膏、软膏；对于糜烂、渗出的皮损选择液态的剂型如溶液、油剂进行治疗。

1. 正确选择药物剂型

（1）根据病情的不同阶段选择

皮肤病炎症在急性阶段，如仅有红斑，丘疹、水疱而无渗液，用洗剂、粉剂；如有大量渗液者，以湿敷为主，兼用少许油剂。

皮肤炎症在亚急性阶段，渗液与糜烂很少，红肿减轻，有鳞屑或结痂，则用油剂、糊剂为宜。

皮肤炎症在慢性阶段，有肥厚浸润，角化过度时，则用软膏、硬膏、醋剂为宜。

（2）根据不同的皮损选择　应根据不同的皮损选择外用药的剂型（表4-1）。

表4-1　根据不同的皮损选择外用药的剂型

皮损	选用剂型
丘疹、丘疱疹	洗剂、油剂、糊剂、乳剂
水疱、脓疱	溶液、洗剂、糊剂
糜烂、渗出	溶液（用于渗出较多者）、油剂、糊剂（用于渗液较少者）
结痂	糊剂、油剂、软膏
风团	洗剂
结节	软膏、硬膏
苔藓样变	软膏、硬膏、醋剂、酊剂

续表

皮损	选用剂型
鳞屑、抓痕	油剂、乳剂、软膏
皲裂	软膏、硬膏
瘢痕	软膏、硬膏
溃疡	糊剂、油剂、软膏、散剂

2.正确选择药物作用　根据病因、病机、皮损辨证来选择用药。如红肿、糜烂、渗出的皮损应选用清热燥湿、解毒收敛的药物，疥疮应选用杀虫止痒的药物。常用的药物有苦蛇酊、炉甘石洗剂、复方苦参止痒软膏、克罗米通乳膏、硅油乳膏等，均有止痒的功效，但是其中基质成分不同，适合不同的部位、不同的皮损，注意选择使用。

三、外用药注意事项

1.注意控制感染　有感染时先用清热解毒，抗感染治疗，感染控制后依据原来皮损选用药物。

2.用药宜温和为先　先用性质比较温和的药物，待皮肤适应后再根据病情需要使用性质较为强烈的药物。尤其是儿童或女性患者，均不宜采用刺激性强、浓度高的药物。面部、阴部慎用刺激性强的药物。

3.用药浓度宜先低后高　先用低浓度制剂，待皮肤适应后再根据病情需要提高浓度。一般急性皮损用药宜温和安抚，顽固性慢性皮损可用刺激性较强和浓度较高的药物，以取得良好疗效。

4.随时注意药物不良反应　一旦出现药物过敏、刺激现象，应立即停药，并给予及时处理。大面积使用溶液时，注意药物浓度，防止吸收中毒。

5.注意清除陈药　再次用药前，应清除皮损表面残存的陈药，可用棉签蘸取植物油或药油轻轻擦去。

复习思考题

1.外用药常用剂型有哪些？简述其作用。

2.外用药注意事项有哪些？

第 五 章

中医美容治疗技术

【学习目标】

1. 掌握　面膜的选择与运用、中药面膜的使用方法。
2. 熟悉　面部皮肤疾病的治疗原则和方法。
3. 了解　中药面膜和针灸治疗常见面部皮肤疾病的机理、常见面部皮肤疾病的调护。

第一节　中药面膜治疗

中药面膜是根据不同需要将中药配制成不同制剂，直接作用于体表皮肤，以达到保健、治疗、美容的目的。

一、面膜的演变与发展

在美容化妆品中，面膜属于最早出现的一种。20 世纪初，考古学家在中东的死海边发现了传说中埃及艳后的御用化妆品工厂和古罗马温泉浴遗址，科学家随即从废墟中发现并分离出含有死海泥和矿物盐成分的化妆品物质。科学家们经过检测证实，海泥面膜中含有丰富的矿物质，不仅能够深层清洁肌肤，还能够起到消炎、杀菌、抑制粉刺的作用，还能加速肌肤的新陈代谢，有益皮肤健康。

在中国，最早有关面膜护肤的史料记载，在约公元 600 年的唐朝。中国第一位女皇武则天，一生注重养生，80 岁高龄时仍然保持着青春般的容貌，不显衰老。《新唐书》讲述"虽春秋高，善自涂泽，虽左右不悟其衰"。女皇之所以到老仍保持皮肤细嫩，与她终生坚持使用中药美容秘方有很大关系。后来这一秘方收录入《新修唐本草》，流传至今，被称为"神仙玉女粉",是中国有史料记载的最早的美容敷料。

面膜护肤的历史由来已久,但在东西方的发展却各有特色,西方人大多偏爱泥浆型的清洁面膜,在我国主要以滋养的粉剂调和式面膜为主。

当人类文明穿过了远古时期,来到近代后,第一片现代贴片面膜,诞生于1993年。某知名生活品类公司首次将无纺布应用于面膜当中,推动了面膜使用方式的革命,被公认为是现代贴片面膜的始祖。

二、中药面膜的种类

现代面膜的种类繁多,其中与中医关系密切的面膜有自制面膜和合成面膜两种。自制面膜是利用各种对皮肤有利的新鲜蔬菜、水果以及其他食品如鸡蛋、猪蹄等自行调配的面膜,中医传统的面膜多属此类。合成面膜是用粉末和能够形成皮膜的水溶性高分子物质及各种中药、营养素添加剂调制而成。

(一)从面膜的性状上区分

1.凝结性中药面膜 本类面膜的特点是待其自然干燥后便凝结成一种膜样层附着在面部,需将面膜整张剥脱。在清除面膜时也把粘在面膜上的死皮、污垢一起清除掉。这类面膜由于将皮肤和外界空气隔绝,有利于中药及营养素有效地渗进皮肤。常用的凝结性中药面膜又有软膜和硬膜之分。

(1)软膜 除成膜剂外,所用添加剂为纯天然植物,温和、自然、安全。成分与皮肤直接接触,养分可直接渗入皮肤,形成的水分可直接补充皮肤所需,无须底霜,方便、卫生。取膜后,皮肤如同上了一层柔软剂,皮肤更显光泽、柔嫩有弹性。可达到治疗与美肤的双重功效。各类软膜包括当归软膜、珍珠软膜、人参软膜、黄连软膜、宫廷驻颜软膜粉、维生素A软膜粉、维生素B软膜粉、维生素C软膜粉、青苹果软膜等。

(2)硬膜 硬膜亦属凝结软膜类,因其成膜后为硬结膜,故称为硬膜。硬膜根据物理性能分为热、冷两种。

1)热膜:可分为适合面部、手部及胸部护理的和适合全身护理的两种。热膜的主要原料是以特级医用生石膏为基质,配以大量的多种矿物元素或活性元素和骨胶原。热膜的构成要素可以有效地保留矿物元素的活性,在倒模过程中,控制热量平均释放,迅速传递活性元素到肌肤内层;产热后能使血液加速循环,更能令肌肤红润,膜凝结后还能收紧皮肤和毛孔,恢复天然的弹性。骨胶原热膜具有祛除皱纹和结实皮肤的效果。在倒热模前,皮肤上涂营养底粉,皮肤可借助面膜的热力吸收底霜中维生素和营养之精华,促进新陈代谢,令皮肤恢复娇嫩光滑。在手部、胸部和体部护理后,加倒热模,利于护理霜的吸收和结实各部位肌肤。

2)冷膜:粉质与热膜相同,冷膜敷面后产生冰冷凝结效果。不宜用产热护理的皮肤可选用冷膜，用于暗疮皮肤、敏感皮肤、油性皮肤。此硬膜耐冷，能收敛疮口，镇静皮肤、收缩毛孔，抑制皮脂溢出，具有消炎功效。著名而常用的中药硬膜粉有以下几种：①去斑漂白膜粉（当归膜粉），性质清凉芳香，去斑增白，由当归、白芷、红花、人参、桃仁、白菊、纤维石膏、基粉组成。②皮肤再生膜粉（珍珠膜粉），由珍珠、旱莲草、黄连、云母粉、纤维石膏、基粉组成。③去脂膜粉（玉桂膜粉），由肉桂、丹参、柴胡、金银花、大青叶、纤维石膏、基粉组成。④去皱衍生膜粉（银花膜粉），由金银花、胎盘、杞子、木香、佛手、黄芪、纤维石膏、基粉组成。

2.非凝结面膜　这类面膜涂于面部，不凝结成膜，去除面膜时不需剥离，只用水洗的方法。这类面膜包括了所有膏状面膜、自制蔬果、食品面膜及一些粉状面膜。这类面膜一般张力较小，但滋养力较强，以其面膜中所含的水分、油分滋润皮肤，使皮肤变软、湿润、老化的角质层容易脱落，令皮肤白皙、光滑，并可补充细胞和纤维层的营养。药物性的面膜同时达到一定辅助治疗的作用。这类面膜使用非常方便，是理想的自我美容护肤用品。

（二）从面膜的性能上区分

1.美容类　美容类面膜敷面可以改善皮肤的疲劳程度，使粗糙、干燥、黝黑的皮肤变得柔嫩清新。

（1）洁肤类　由于面膜使用后紧紧地贴在皮肤上，皮肤之间的产热机械性地使毛孔、汗孔扩张，当面膜凝结或干燥的同时，能将毛孔、汗孔、皮肤表面的污物及失去活力的角质细胞吸附于面膜上，随着面膜的揭去或清洗，将面部污物一并除去，使皮肤清洁、光滑，达到洁肤的目的。常用的清洁面膜，如油性深层洁肤面膜、深层清洁面膜、换肤面膜。一般油性皮肤使用的多为凝结面膜；干性皮肤或敏感性皮肤多用非凝结的水洗面膜。秋冬季节干燥的空气加速了皮肤细胞的角化现象，干燥的细胞覆盖着皮肤表面，令皮肤的天然润泽难以显现，因此，应增加每周使用面膜敷面的次数。换肤面膜更适合秋冬季节，换肤面膜多用矿物质制成，有去除死亡细胞的功能，帮助皮肤呼吸，保持毛孔畅通，促进细胞的新陈代谢，而且也有滋润的作用。这种面膜不能多次反复使用，一般在使用 2～3 次面膜之间使用一次换肤面膜。在使用洁肤面膜或其他面膜时，撕拉面膜的方向应与毛孔逆向，即从下颚处揭起，慢慢向上，这样可将毛孔中的污物带走。一般每周 1～2 次。

（2）营养类　面膜涂在皮肤上，形成一层薄膜，暂时与空气完全隔绝，皮肤水分暂不能蒸发，积留在表层，从而增加皮肤角质层的水合作用，扩张毛孔和汗孔，使局部皮肤表面湿度上升，改善局部血液循环。由于表皮软化，毛孔、汗孔扩张，产热增加，血液循环加快，则促进皮肤对面膜中的各种营养添加剂的吸收作用，达到了良好的营养作用。营养性面膜的种类繁多，含适合各类皮肤的营养，尤其是营养面膜膏类所含的营养更为丰富。面膜中所含的营养素有胎盘素、植物精华、蛋白质、胎盘精华、维生素 A、维生素 E、人参、动物的脑及内脏提取的活力细胞素、活性元素、蜂蜜、蜂王浆等。一般的皮肤营养护理，多选用自制面膜。

（3）抗皱类　由于面膜层的封闭作用，阻止了膜下水分的蒸发，进而使角质层获得较多的水分滋润，防止了皮肤干燥，消除表皮缺水而出现的干纹。其次面膜干燥成型后压迫皮肤，能赋予皮肤以适当的紧张性，产生一定的张力，从而可减轻或消除面部皱纹。面膜使用时还能使局部皮肤温度增加，促进真皮层的血液循环，有利于面膜中营养素的吸收，有助于皱纹的消除。抗皱面膜除了利用面膜的机械性张力以外，大部分的营养性面膜也有一定的防皱除皱之功效，常用的有海藻（蛋白）胶原素面膜、人参面膜、含仙人掌汁的拉皮面膜、当归软膜，现在市面上还有采用宫廷秘方中的中药制成的宫廷驻颜面膜等。

（4）美白类　在面膜中加入具有漂白作用的添加剂就成为增白类面膜，这类面膜主要用于偏深色的皮肤，对色斑皮肤亦有一定的增白作用。常用的有多种矿物泥洁白面膜，这类面膜取材于天然的矿物泥中的矿物质成分，除有基本的洁净效果外，还有特效增白作用，还原皮肤的色泽，适用于任何问题性皮肤，尤其是油性偏深色皮肤。珍珠粉带微碱性，珍珠软膜或珍珠面膜膏，对皮肤具有增白功能，各类皮肤均可选用。多种含有维生素C的水果面膜，如柠檬漂白面膜、青苹果面膜、草莓面膜等。因维生素C能渗进皮肤，增强皮肤中和与分解黑色素的能力，起到抗黑色素沉淀和使皮肤还原变白的作用，柠檬青苹果面膜用于油性皮肤，草莓面膜用于干性皮肤。至于活素漂白面膜，是植物精华提炼而成，能令在阳光下被晒得疲劳偏深色皮肤恢复生气和光泽，有增白作用，适用任何皮肤。

2. 治疗类　利用面膜加强对皮肤渗透、吸收作用的特点，在面膜中加入具有治疗皮肤病的药物，起到治疗和预防皮肤病的作用。

（1）暗疮皮肤　暗疮类的面膜除了面膜的基本基质外，采用的添加剂必须具有消炎、杀菌、护理、洁白、平衡油脂分泌、消除疤印的作用。常用的有暗疮樟脑治疗面膜，因其含樟脑素，具有化解及消除暗疮、粉刺之功效；酵母精华能深入洁肤及预防细菌繁殖，维生素B对受损的暗疮皮肤有护理作用；胶质硫黄对平衡油脂分泌、杀菌消毒疗效显著。薄荷面膜具有消除暗疮，收敛疮口，填平凹洞的作用。黄连苦寒、清热、消炎，黄连面膜对暗疮有良好的疗效。此外，中药硬膜中的去脂面膜粉亦可用于暗疮的防治。

（2）色斑皮肤　祛斑面膜包括治疗雀斑、黄褐斑、蝴蝶斑。对于色斑的面膜治疗效应是通过在面膜中加入中药或脱色剂、遮光剂和还原剂等来阻碍或破坏黑色素生成过程，使色素脱色，加速表皮角质细胞脱落来达到祛斑的目的。美白面膜具有一定的褪色作用。脱色剂常用的有青霉胺、对苯二酚；还有中药、绿叶素类的脱色漂白。滑石粉、白土、氧化锌、钛白均是很好的遮光剂。夏季使用的色斑治疗面膜多选用含遮光剂的面膜。

三、中药面膜的使用方法

（一）中药软膜的使用方法

软膜使用前必须彻底清洁皮肤，在倒软膜前不需要涂底霜，不需要遮盖眼睛及嘴部。取适量的软模粉倒入容器内，加入适量的蒸馏水将其搅拌成糊状，敷于面部，几分钟内即可自行凝固成块状。待20分钟后，从下颌部开始向上揭除，然后用清水清洁干净。接着做其他美容程序。因软模会很快凝固，操作者必须动作快速，操作熟练。

（二）硬膜（倒模面膜）的使用方法

1. 术前准备 先用温水洗净面部，男性宜剃去胡须，然后平卧在按摩床上，面部肌肉自然放松。用毛巾将头发理顺包扎，用脱脂棉蘸清洁剂顺皮纹方向擦拭整个面部，清除油污。接着在面部上薄涂一层按摩膏（不同类型的皮肤病，选用不同按摩膏）或营养护肤霜。

2. 按摩 借助上述药物按摩膏的润滑作用，用双手指腹，自上而下，由内向外，根据皮肤走向，肌肉分布，血管排列，进行十二组手法按摩，每组按摩30次左右，易发生皱纹及皮损部位须重点按摩，以出现手感为佳，即面部皮肤出现红晕，皮温升高，柔韧而有弹性。按摩手法要求均匀用力柔和、轻快、短时，全组按摩约需15分钟。12组按摩手法如下。

（1）双颊螺旋式按摩 用双手食、中及无名指指腹在两颊部同时进行顺时针螺旋按摩。

（2）皱眉肌弹拨法 四指并拢从攒竹、印堂由下至上弹拨皱眉肌区皮肤。

（3）鼻旁肌搽抹法 四指并拢由睛明至迎香过巨髎搽两下转至听会穴停止。

（4）额部抿抹法 双手拇指指腹由鼻根抿向上，沿足太阳膀胱经至发际分别向两侧太阳穴。

（5）鱼尾纹弧形揉抹法 双掌小鱼际肌，分别在双侧太阳穴处同时进行由内外向外弧形揉摩。

（6）眼轮匝肌圆形揉摩法 从睛明穴向下经承浆上瞳子髎沿眼轮匝肌环形按摩。

（7）口轮匝肌环形揉摩法 从人中经地仓过承浆沿口轮匝肌做环形左右手交替揉摩。

（8）下颌弹拨法 双手指指腹由下向上左右手交替有节奏弹拨。

（9）双颊部颤抖法 双手小鱼际肌从下颌骨角向上颤抖双颊。

（10）啄叩法 双手指并拢屈曲呈爪形，做如雨点下落样叩击双颊。

（11）拍颊法 双手指并拢轻轻拍打双颊。

（12）额部叩击法 用手掌尺侧左右来回叩击额部。除上述12组手法外，尚须按摩与美容有关的穴位有攒竹、迎香、太阳、颊车、阳白、印堂、人中、承浆等，每穴按摩5

分钟。

3. 倒模　按摩结束后，用脱脂棉将眉、眼睛和口部遮盖保护，取特制倒模粉或优质医用熟石膏250～300g，用45℃左右温水适量（约200mL）调成糊状，迅速从额部至下颌均匀敷盖面部（仅留鼻孔呼吸），厚度0.5～1cm，最后盖上毛巾保温。约30分钟后，石膏冷却，即可从额部掀膜，并清除残屑及遮盖棉片，术毕当日不洗脸，以利药物继续发挥疗效。倒模面膜全过程约需50分钟左右。用于治疗皮肤病，可每周1～2次，如为了美容保健可每月2～4次。若能持之以恒，定会皮肤细腻柔嫩，容貌健美。

四、影响面部肌肤的因素

（一）头面与经络的关系

《灵枢·邪气脏腑病形》指出："诸阳之会，皆在于面。"盖言面为阳聚之处，因手足三阳经皆上走于头面。然而上于头面的经脉非只六阳经，阴经亦多上走于头面。十四经脉中有"十二经脉，三百六十五络，其血气皆上于面"。另有两条经脉手太阴肺经与手厥阴心包经虽然未直接上于头面，但因为十二经脉逐经相传，构成一个终而复始，如环无端的传注系统，故此两条经脉亦与头面部有间接的联系。由于经络有运行气血，濡养周身，抗御外邪，保卫机体的作用。又大都上行于头面，所以当经络功能异常时，头面部的气血供应受阻，营养缺乏，则易发生损美性缺陷。经络功能异常，卫气的传输受阻，则面部肌肤的抗邪能力降低，易发生各种损美性疾病。由于各条经脉在面部的循行路线不同，故不同经脉的病变，在面部的反映区亦不同。治疗时应根据病变的部位，调理相关的经脉。

（二）头面与脏腑气血津液的关系

五脏六腑通过经络，与头面有着密不可分的联系；而气血津液则通过经络上注于头面，如《灵枢·邪气脏腑病形》所说："其气之津液皆上熏于面。"故头面部的健美，与脏腑、气血津液的正常与否关系极为密切。脏腑通过经络，与面部紧密联系。脏腑各有所主各有所司，故任一脏腑发生病变，都会通过不同的表现形式反映到头面部。此外，各脏腑在功能上又是相互协调、相互为用、相互制约的，而且通过经络相互传递各种信息，所以任一脏腑发生病变，如不加以终止，其病理信息就将一个接一个地传向他脏，导致全身多系统疾病，促使人的早衰，影响人的容貌美。气血津液是人容貌美的物质基础，其过盛或不足，都会影响到人的容貌。

（三）气温的影响

气温对面部肌肤的观感和功能都有一定的影响。当外界温度偏高时，易出汗，而汗液可补充角质层的水分散失，以保持角质层的正常含水量，使皮肤柔软、光滑、湿润，观感好；汗液又可作为水相，与皮表脂质形成乳状薄膜，覆于皮肤表面，对皮肤有保护作用，亦可增加皮肤的润泽。但若汗大泄，腠理开则易致外邪侵入。当外界温度偏低时，汗不出，则皮肤绷紧、坚硬、涩滞不光滑，但因腠理闭，皮肤致密，却不易感受外邪。如《灵枢·邪气脏腑病形》说："汗出，腠理开而中于邪。中于面则下阳明，中于项则下太阳，中于颊则下少阳。"指出汗出易受邪，邪气不但中于面，导致面部的损美性疾患，还可能通过经络的传注，留于脏，留于腑，导致疾病的深化，而脏腑的病变，又将反过来"象"于外，进一步影响容貌美。

（四）情志的影响

过极的情志，对人的内心和外貌的伤害都是不可忽视的。七情能影响五脏的气化，使其功能失常而导致外貌的损害。此外，饮食、天体运行、气候、地理环境的变化以及六淫外袭等，都可导致面部肌肤的病理变化，给外貌带来不同的影响。

（五）面色与体质的关系

人之面色，与体质有关。不同的遗传因素可导致肤色的差异。如《灵枢·阴阳二十五人》，按人体质的不同、区分出五种不同的肤色。"木形之人，苍色""火形之人，赤色""土形之人，黄色""金形之人，白色"，既然是生而有之的，则五种肤色，须是红如"以缟裹朱"，青如"以缟裹绀"，黄如"以缟裹栝蒌实"，白如"以缟裹红"，黑如"以缟裹紫"，即都如在原色上裹了一层白罗，各色隐隐相见，并浮现光彩，才是正常的。如《四诊秘录》所说："青、黄、赤、白、黑，显然彰于皮肤之外者，五色也；隐然含于皮肤之中者，五气也。闪光灼灼若动，从纹路中映出外泽如玉、不浮光油亮者，则为气色并至，相生无病之容状也。"面部皮肤起着重要的屏障保护作用，对机械性损伤、物理刺激、化学性刺激、微生物、体内营养物质的渗出以及体外各类物质的透入都有防护作用；还有调节体温、感觉、排泄与吸收、代谢、免疫调节等生理作用。

五、面部皮肤疾病的治疗原则

（一）调和阴阳

阴阳失调是一种病理，它是对脏腑经络气血、营卫等相互关系失调，以及表里出入、上下升降等气机运动失常的概括。阴阳失衡，如阴虚则出现五心烦热、盗汗、失眠多梦，皮肤可出现痤疮、黄褐斑、皱纹等症状，再如阳虚，可出现浮肿、黄褐斑。《素问·阴阳应象大论》曰："阴阳者，天地之道也，万物之纲纪，变化之父母，生杀之本始，神明之府也，治病必求其本。"医家采取调和阴阳的方法，使机体达到"阴平阳秘，精神乃治"。阴阳调和，人体生理功能正常，会出现斑退、痘消、皱平、皮肤健美。正如《素问·生气通天论》云："凡阴阳之要，阳密乃固。两者不和，若春无秋，若冬无夏，因而和之，是谓圣度。故阳强不能密，阴气乃绝，阴平阳秘，精神乃治，阴阳离决，精气乃绝。"也就是说调和阴阳，达到阴平阳秘才能使皮肤健美，是治病的大法。

（二）扶正祛邪

中医学认为，人的机体活动包括脏腑、经络气血等功能和抗病、康复能力，简称为"正"或"正气"。一切致病因素均称为"邪"或"邪气"。疾病过程，可以说是正邪矛盾斗争的过程。"正气存内，邪不可干"，说明人的体质良好，抗病能力强。"邪之所凑，其气必虚"，是讲人体正气相对虚弱，抗病力低下，故而发生疾病。如既有脾虚的黄褐斑，又有血虚性的风疹。中医治则以扶正祛邪为原则，通过健脾养血使其黄褐斑消退，通过活血祛风使其风疹消退。"治风先治血，血行风自灭"，也就是通过扶助正气，提高机体抗邪能力。邪气盛，如肝郁化热导致的痤疮和肝气郁结导致的黄褐斑，中医以清热解毒，疏肝理气，活血化瘀为治则，通过泻实而达到祛邪的目的。从而使痘消、斑退、悦色美容。这就是祛邪，即祛除病邪，使邪去正安。《素问·通评虚实论》说："邪气盛则实，精气夺则虚。"其治疗方法是"实则泻之，虚则补之"。而临床上则常常是扶正祛邪兼用，或先扶正后祛邪，或先祛邪后扶正。其目的一方面是消除病因病源，另一面是注意提高人体的抗病能力，充分体现了中医的辨证论治和整体观念。中医把疾病在外部表现的各种症状统称为"标"，把机体素质、抗病能力统称为"本"。在中医美容，只有把消除症状和提高机体抗病能力结合起来，即"标本兼顾"，才能达到健肤美容的目的。

（三）调整脏腑功能

人体是一个有机的整体，五脏六腑之间在生理上相互协调、相互促进，而在病理上则相互影响。中医学认为，面部的疾患和脏腑功能的失调有密切关系，比如黄褐斑的形成多与肝、脾、肾三脏功能失调有关。肝郁气滞，气滞则血瘀，脸上可出现黄褐斑；脾虚痰湿，气血运化失职，统摄无力面部也可生黄褐斑；肾阴虚则精亏血少，血液黏稠而面部也可出现黄褐斑。要消除黄褐斑，则应疏肝理气，活血化瘀，或健脾养胃，活血补血，或养阴补肾，活血化瘀而达到调整脏腑功能，色荣斑退之功效。根据各脏腑生理上相互联系，病理上相互影响的理论，注意调整各脏腑之间的关系，使其功能协调，则能收到较好的治疗效果。

（四）调和气血

气血是各脏腑功能活动的主要物质基础，气血各有其功能，并相互作用。气血失调则会导致面部生成黄褐斑。生理上，气能生血、气能行血、气能摄血，故称"气为血之帅"。而血能为气的活动提供物质基础，血能载气，故称"血为气之母"。气能生血，气旺则血生，气虚则血不足。若血虚或气血两虚，易出现面色萎黄，口唇淡，皮肤皱，面无光泽，治以补气补血，可使黄肤变白，唇红如朱，皮肤丰莹润泽。气能行血，气虚或气滞，可致血行减慢而瘀滞不畅，则出现面色晦暗，口唇暗淡，黄褐斑，治以健脾养血，可使黄褐斑消退，皮肤靓丽光泽，口唇红润。气滞亦可致血瘀，出现面色青晦，口唇暗淡，面部长斑，治以疏肝理气，活血化瘀，可使黄褐斑消退，皮肤由青变白，口唇红润。气能摄血，气虚不能摄血，可导致血离经脉，出现面色红、毛细血管扩张，治以收敛止血，可使皮肤由红转白。

（五）三因制宜

三因制宜是指治疗疾病要根据季节、地区及人体的体质、性别、年龄等不同而制定适宜的治疗方法。因时制宜，是根据时令气候的特点进行治疗。如夏季，由于紫外线辐射强，面部的黄褐斑会加重，多见阴虚，故治疗多以养阴为主；而冬季，多见阳虚，故治疗以壮阳为主。因地制宜，是根据不同地区的地理和人们生活习惯的差异进行治疗。如南方湿热，北方寒冷，故治疗不同。对痤疮患者，南方的海河鲜、北方的牛羊肉，过多食用均可使痤疮加重，故在治疗过程中还需注意饮食习惯的改变。对湿热型的痤疮，治疗中还须注意清热利湿，如增加清热燥湿的黄连、黄芩、黄柏。因人制宜，是根据人体的体质、年龄、性别和病情的不同来制定适宜的治疗方法。如年轻人，多气盛血旺，加之内分泌不稳定，故面部常见痤疮。久病体虚，营卫不固者，邪气易侵入，而生扁平疣或风疹。黄褐斑多出现于女性，与其性别特征有关。男女生理上的差异，是女性容易长斑的一个重要因素，故在治则上要因人而异，制定适宜的方法。年轻人的痤疮，多以清热泻火为主，而久病体虚则应以扶正祛邪为主，增强机体的抵抗力。

六、中药面膜的作用机制及注意事项

（一）作用机制

本疗法是利用药物美容和理疗融为一体，通过热蒸气的作用，使面部毛细血管扩张，毛囊口及皮脂口开放，有利于药物的吸收。

（二）注意事项

1. 面膜粉及调配面膜所需水的比例适中。

2. 调和时动作不要太大，避免大量空气进入膜体。调面膜速度要快，水不可一次性加太多。

3. 涂敷面膜速度要快，顺序为从上到下，从中间到两边。

4. 膜体均匀、光滑。

5. 一般敷 15 ～ 20 分钟为佳。

6. 严重过敏性皮肤慎用；局部创伤、烫伤、发炎感染等暴露性皮肤症状者禁用；严重心脏病、呼吸道感染、高血压等疾病患者在发病期间禁用。

七、常见面部皮肤疾病的调护

（一）饮食宜忌

多食新鲜的水果蔬菜，尤其是含维生素 C 和维生素 E 的食物，如西红柿、黄瓜、柠檬、卷心菜、胡萝卜、茄子等。忌食辛辣刺激性食物，如辣椒、葱、蒜、烟、酒、浓茶。

（二）皮肤防护

避免日光中紫外线的刺激，使用防晒护肤品，夏季外出应打伞戴遮阳帽。不要滥用外涂药物，尤其是含腐蚀作用的剥脱剂，以免遗留色素沉着和瘢痕。

（三）皮肤养护

给予肌肤充足的水分，使用含有植物美白成分的护肤品，每月进行 2 ～ 3 次深层清洁，每周进行 1 ～ 2 次皮肤美白和淡化色素的专业养护。

（四）调畅情志

保持心情舒畅，注意劳逸结合，保证充足的休息和睡眠。

复习思考题

1. 什么是中药面膜？中药面膜的分类有哪些？

2. 简述中药面膜倒模的运用和操作。

3. 中药面膜的适应证有哪些？

4. 面部皮肤疾病的中医治疗原则有哪些？

5. 中药面膜的注意事项有哪些？

第二节　针灸治疗

【概述】

针灸疗法是中医美容的重要手段之一，是以中医理论为指导，运用针刺、艾灸等方法刺激穴位，以疏通经络、调和气血、调整阴阳、扶正祛邪，从而达到防治损美性疾病和损美性生理缺陷、美化人体之目的的一种美容疗法。其具有整体治疗、美容持久、疗效确切，经济方便，安全可靠，适应证广等特点。

针灸美容的方法多样，主要包括毫针刺法、灸法、拔罐法等，可单独使用，也可合用。

一、毫针刺法

毫针刺法是采用毫针刺激腧穴的治疗方法，是针灸美容的主要方法。毫针因其针体小，适合针刺全身的腧穴，在临床中应用最为广泛，可用于损美性疾病的治疗和保健美容。

（一）针具

目前临床采用的毫针，多为不锈钢所制，具有较高的强度和韧性，针体挺直滑利，能耐高热、防锈，不易被化学物品腐蚀等特点。毫针以粗细为 28 ～ 32 号、长度为 25 ～ 75mm 即 1 ～ 3 寸规格最为常用。面部美容用针一般选用粗细为 32 ～ 36 号、长度为 13 ～ 40mm 即 0.5 ～ 1.5 寸规格。若要透穴则可选用 75mm 即 3 寸左右的毫针。

《灵枢·官针》指出："九针之宜，各有所为，长短大小，各有所施也。不得其用，病弗能移。"说明不同针具有其各自的特点和作用，因此不同病症应选用相应的针具。临床上针具的粗细、长短应根据患者年龄、体质、形体的胖瘦、腧穴的深浅以及不同病情特点来进行选择。凡是年轻体壮，或肥胖之人，腧穴所在部位肌肉肥厚，病在里，实热证可选择较粗较长的毫针；凡是年老体弱，或消瘦之人，腧穴所在部位肌肉浅薄，病在表，虚寒证可选择较细较短的毫针。

（二）注意事项

1. 对于饥饿、疲劳和精神过度紧张者，不宜立即进行针刺。对于体弱多病者，应选择卧位进行针刺，且手法宜轻，以防晕针。

2. 孕妇一般不针刺，如果患者要求治疗，应注意腹部、腰骶部腧穴不宜针刺，四肢部位的合谷、三阴交、昆仑等具有活血通经作用的腧穴应禁刺，以防流产。如行经期，除非治以调经，亦不应针刺。

3. 皮肤有感染、溃疡、瘢痕或肿瘤的部位，不宜针刺。

4. 有自发性出血倾向的患者，不宜针刺。

5. 对于头皮、眼眶等易出血的部位，出针时宜慢，出针后必须用消毒干棉球按压较长时间，一般 3 分钟左右，以免出血或血肿。若微量的皮下出血引起的局部小青紫，一般不必处理，可自行消退；若局部肿胀疼痛较剧烈、青紫面积大者，可先冷敷止血，再做热敷，促使局部瘀血消散吸收。

6. 针刺躯干部位的腧穴时，必须熟知相关脏器的解剖位置，严格掌握针刺的角度和深度，避免造成内脏损伤。针刺眼区、脊柱部位腧穴时，也应掌握一定的角度和深度，不宜大幅度施以提插、捻转手法和长时间留针。

7. 在针刺过程中，应注意观察患者的反应，若患者出现胸闷心慌、面色苍白、汗出等晕针现象，应立即出针，使患者平卧，头低脚高位，松解衣带，注意保暖，轻者休息片刻，饮适量温开水或糖水，即可恢复正常。个别严重者，可指按或针刺急救穴如人中穴、素髎穴等，也可艾灸关元穴、气海穴、百会穴。若仍不省人事、呼吸细微、脉细弱者，可采取西医急救措施。

8. 在施行手法或出针时若出现针体涩滞、活动困难即"滞针"现象，如因患者精神紧张，或肌肉痉挛引起的滞针，应做耐心解释，消除患者紧张情绪；如因体位改变而引起者，需帮助其恢复原来体位；如因单向捻转过度而引起者，需反方向捻转，同时按摩放松局部肌肉，或在邻近部位再刺一针，轻轻捻转使之松懈。

（三）健康指导

1. 针刺后局部可能会出现酸痛、麻木、酸胀、沉重等感觉，可能持续 1 ~ 2 小时甚至几日，属于正常现象，是针刺得气的表现，一般会自行缓解，可用手指在局部上下循按，或可加艾条施灸，即可改善。医者应提前告知患者以减轻患者紧张、恐惧心理，避免影响针刺的效果。

2. 治疗结束后患者可适当饮用温开水，注意避风寒，不要吹风、淋雨，注意休息。

3. 一些损美性疾病和美容缺陷，针刺有独特的疗效，但是疗程较长，需要患者积极配合，坚持不懈。

二、灸法

灸法是利用艾绒或药物，在体表的腧穴上或病变部位烧灼、熏熨，借助灸火的热力以及药物的作用，通过经络的传导，以温通气血、扶正祛邪，达到治病和保健目的的一种外治方法，常和毫针刺法合用，能提高临床疗效。

灸法种类很多，大体上可分为艾炷灸、艾条灸、温针灸、温灸器灸和其他灸法等几类。美容常用的灸法主要是作用较温和而又安全的艾炷间接灸、艾条灸、温针灸和温灸器灸。灸法无痛苦、无损伤，操作简便，疗效显著，在中医美容中，可应用于斑秃、瘾疹、白驳风等多种损美性疾病的治疗，同时又具有保健作用。

（一）施灸材料

最常用的施灸材料主要是由艾叶加工制成细软的艾绒，以陈久者为佳品。《本草从新》中提道："艾叶苦辛，生温，熟热，纯阳之情，能回垂危之阳，通十二经，走三阴，理气血，逐寒湿，暖子宫，止诸血，温中开郁，调经安胎……以之灸火，能透诸经而除百病。"艾叶具有通经活络、驱除寒邪、祛风解表、行气活血、消肿散结、回阳救逆、防病保健等作用，能促进机体气血运行、通畅，具有较好的美容之功效。

（二）操作方法

1. 艾炷灸 艾炷是指用艾绒制成的圆锥体，分大、中、小三种，大者重 2g，高约 2cm，常作间接灸用；中者为大者之半，重 1g，高约 1cm，炷底直径约 1cm，可燃烧 3 ~ 5 分钟，也作间接灸用；小者重 0.5g，高约 0.5cm，相当于中炷的一半，常置于腧穴或患处，以作直接灸用。燃烧一炷称为灸一壮。艾炷灸可分为直接灸和间接灸。

（1）直接灸 将艾炷直接放置于腧穴皮肤上施灸的方法。施灸前可在局部皮肤上涂以少量大蒜汁、凡士林或清水，以增加黏附性或刺激作用。一般灸 7 ~ 9 壮为宜，以艾炷的大小和壮数来掌握刺激量。根据对皮肤的刺激强度不同，又可分为瘢痕灸、无瘢痕灸和发泡灸。

1）瘢痕灸：用火点燃小艾炷，每壮艾炷必须燃尽，除去灰烬后，再更换新炷。灸时可产生剧痛，术者可拍打施灸部位四周以缓解疼痛。待所需壮数灸完后，施灸局部皮肤往往被烧破，可予贴敷生肌玉红膏于创面，每日更换1次，1周以后即可化脓，5～6周灸疮结痂脱落，局部留有瘢痕。临床常用于瘰疬，皮肤溃疡经久不愈，痣、疣、鸡眼及局部难治之皮肤病等。注意此法不用于颜面部、颈部。

2）无瘢痕灸：用中、小艾炷，施灸时患者稍感灼痛即去掉艾炷，另换一炷。施灸后局部皮肤红晕而不起泡，且灸后不留瘢痕，患者自觉舒适。临床常用于湿疹、痣、疣、疥疮及皮肤病溃疡不愈等。

3）发泡灸：用小艾炷，施灸时患者自觉局部发烫时继续灸3～5秒钟。此时施灸局部皮肤可见一艾炷大小的红晕，1～2小时后局部发泡，一般无需挑破，外敷消毒纱布3～4日后可自然吸收。临床常用于疮肿、瘰疬、白癜风、皮炎、疥疮等。

（2）间接灸　又称隔物灸、间隔灸，是用药物将艾炷与腧穴或患处皮肤隔开而施灸的一种方法。此法具有艾灸与药物的双重作用，火力温和，患者易于接受，是临床较为常用的一种灸法。

1）隔姜灸：将新鲜生姜切成直径2～3cm、厚0.2～0.3cm的薄片，中间以针刺数孔，放置于腧穴或患处，上置艾炷施灸。当患者感到局部灼热疼痛时，可将姜片稍微提起，使之离开皮肤片刻，然后放下再灸，一般灸3～7壮，以皮肤潮红湿润为度，患者有舒适感。多用于治疗皮肤冷痛、虚寒性慢性病、面瘫、冻疮、皮肤慢性溃疡等。

2）隔蒜灸：将新鲜大蒜切成直径2～3cm、厚0.2～0.3cm的薄片，中间以针刺数孔，放置于腧穴或患处，上置艾炷施灸，具体方法同隔姜灸。隔蒜灸后多有水泡，应注意皮肤护理，预防感染。多用于治疗瘰疬、疮毒、皮肤红肿、瘙痒、毒虫咬伤、肺结核等。

3）隔盐灸：用纯净的食盐填敷于脐中，将脐孔填平，或于盐上再置一薄姜片，上置艾炷施灸，具体方法同隔姜灸。本法适用于阳痿不起、滑泄、不孕、荨麻疹、瘙痒症以及美容、保健、抗衰老等。

4）隔附子饼灸：将附子研末成粉，加面、酒调和制成直径约3cm、厚约0.8cm的附子饼，中间以针刺数孔，放置于腧穴或患处，上置艾炷施灸，具体方法同隔姜灸。多用于身肿、面黑如尘的皮肤色素沉着病和疮疡久溃不敛等的治疗。

2.艾条灸　用薄绵纸包裹艾绒卷成圆筒形的艾条，施灸时点燃一端，在腧穴或患处进行熏烤。艾条灸可分为温和灸、雀啄灸、回旋灸。

1）温和灸：将艾条的一端点燃，对准施灸部位，距皮肤3cm左右进行熏烤，使患者局部有温热感而无灼痛为宜，一般每穴施灸20～30分钟，以皮肤红晕潮湿为度。临床应用广泛，可用于面瘫、白癜风、荨麻疹等多种疾病，多用于灸治慢性病。

2）雀啄灸：将艾条的一端点燃，与施灸部位并不固定在一定的距离，而是像雀啄食一样，一上一下的移动施灸。本法适应证基本同温和灸，但雀啄灸多用于灸治急性病。

3）回旋灸：将艾条的一端点燃，与施灸部位约距 3cm，左右移动，或反复旋转施灸。适应证基本同温和灸，也多用于灸治急性病。

3. **温针灸**　是针刺和艾灸结合应用的一种方法，适用于既需要留针而又适合艾灸的疾病。操作时，先将毫针刺入腧穴内，施以一定行针手法使针下得气后，将一段长 1.5～2cm 的艾条穿孔套在针柄上，点燃施灸直至熄灭为止，为防止烫伤，可于穴位上垫一纸片。临床多用于治疗面瘫、眼袋、皱纹、冻疮、雷诺氏病、血管炎等。

4. **温灸器灸**　温灸器是专门用于施灸的器具，用温灸器施灸的方法称为温灸器灸。目前临床上常用的温灸器有灸筒、灸盒、灸架等，其中灸筒在美容中应用较多。施灸时，先将艾绒或艾条放入温灸器小筒内点燃，然后置于施灸部位上来回熨烫，至局部温热、皮肤潮红为止。本法患者接受度大，可用于妇女、儿童及惧灸者，临床上应用较多。

（三）注意事项

1. 施灸的顺序宜先灸上部，后灸下部；先灸背部，后灸腹部；先灸头部，后灸四肢；先灸阳经，后灸阴经。施灸的壮数先少后多，艾炷先小后大。

2. 施灸前，应向患者说明施灸要求，消除恐惧心理，若需瘢痕灸，必须事先征得患者同意。

3. 颜面五官、浅表大血管及关节活动部位，不宜采用瘢痕灸。

4. 对于实热证、阴虚发热者，一般不宜用灸法，以防耗伤阴液。

5. 对于昏迷、反应迟钝或局部感觉消失的患者，应注意勿灸过量，避免引起烧烫伤。

6. 孕妇的腹部和腰骶部不宜施灸。

7. 一般空腹、过饱、极度疲劳和对灸法恐惧者，应慎灸。对于体质虚弱着，灸治时艾炷不宜过大、过多，以防刺激量过大引起晕灸。一旦发生晕灸，应立即停止施灸，并及时做出进行急救，其方法同晕针。

8. 施灸时，应注意艾火勿烧伤皮肤或衣物，用过的艾条等，应装入小口玻璃瓶或艾条专用金属筒内，以防复燃。

9. 施灸后，局部皮肤微红灼热，属于正常现象，无需处理。若局部出现水泡，小者可不做任何处理，注意不擦破，数日可自行吸收；大者可用消毒的毫针刺破放出水液，或用注射针抽出水液，再涂以烫伤油，消毒纱布外敷即可。

10. 施灸时间的长短，根据美容者的病情、年龄、体质、施灸部位而定，一般艾炷灸 7～9 壮，艾条灸 10～15 分钟。

（四）健康指导

1. 艾灸过程中局部可能会出现一些小红疹，往往是灸感在传导过程中引起经络上产生的反应，有时呈一条线，有时呈一片，这属于正常现象。通常无须处理，可自行消退。

2. 艾灸后可适当饮用温水，饮食宜清淡、易消化，忌食生冷、辛辣之物，忌烟酒。注意勿将施灸部位直对风扇或空调，不宜立即洗澡，一般 3 ～ 4 小时后方可。

三、拔罐法

拔罐法是以罐为工具，利用燃烧、抽吸、挤压等方法排出罐内空气，造成负压，使之吸附于体表腧穴或患处，产生刺激，使被拔部位的皮肤充血、瘀血，以达到防治疾病目的的方法。拔罐法具有通经活络、行气活血、消肿止痛、祛风散寒等作用，操作简便，使用安全。在中医美容临床上可用于粉刺、痤疮、白驳风、斑秃、瘾疹、各种癣等损美性疾病的治疗。

（一）常用工具

罐的种类很多，有竹罐、陶罐、玻璃罐、抽气罐等，其中玻璃罐、抽气罐常用于美容。

1. 竹罐　用坚固无损的竹子制成大小不同的竹管，一端留节作底，另一端作罐口，用刀刮去青皮和内膜，用砂纸磨光罐口，制成圆筒。竹罐取材容易，制作简便，能耐高温，不易摔碎，可用于身体各部位，拔多种罐法。

2. 陶罐　亦名陶瓷罐，用陶土烧制而成，大小不一，罐口光滑平整，肚大而圆，状如腰鼓。陶罐吸拔力强，适用于全身各部，但重量较大，易碎，且不透明，目前已不常用。

3. 玻璃罐　用耐热、质硬的透明玻璃加工而成，其形如球，罐口光滑，也可用其他玻璃瓶如罐头瓶代替。因其透明，所以在使用时可以观察所拔部位皮肤充血、瘀血程度，便于随时掌握情况。玻璃罐吸附力大，易于清洗消毒，适用于全身各部，是目前最常用的罐具之一，但传热较快，易于破碎。

4. 抽气罐　一种现代的拔罐工具，一般用透明的硬质塑料制成，尾端加置活塞，便于抽气。抽气罐使用方便，吸附力强，便于掌握吸附力度，较安全，不易破碎。

（二）操作方法

1. 留罐法　又称坐罐。将罐吸附在体表后，留置于施术部位，时间视拔罐后皮肤的反应与患者的体质而定，一般为 10 ～ 15 分钟，然后将罐起下。一般疾病均可应用。

2. 走罐法　亦称推罐法。拔罐时先在所拔部位的皮肤或罐口上涂一层精油或凡士林等润滑剂，再将罐拔住，操作者右手握住罐子，向上、下或左、右往返推动，直至皮肤充血、瘀血，将罐起下。此法适用于面积较大、肌肉丰厚的部位如腰臀、大腿等部位。

3. 闪罐法　将罐拔住后，立即起下，反复多次拔住起下、再拔住，直至皮肤潮红、充血、瘀血为度。尤其适用于不宜留罐的人群或部位，如小儿、年轻女性的面部。

4. 刺络拔罐法　又称为刺血拔罐法。将施术部位的皮肤消毒后，用三棱针或采血针点刺腧穴或患处，再将火罐吸拔于点刺部位，使之出血。一般留罐 10 ～ 15 分钟，出血量视病情而定，多则可至 3 ～ 5mL。起罐后用消毒干棉球擦净血迹并消毒。此法兼具拔罐和刺血的双重功效，多用于神经性皮炎、痤疮、丹毒等皮肤病。

5. 留针拔罐法　简称针罐。在针刺留针时，将罐拔在以针为中心的部位上，5 ～ 10 分钟后待皮肤潮红、充血、瘀血时将罐起下，然后起针。此法能起到针罐配合的作用。

（三）注意事项

1. 拔罐时要选择适当、患者感觉舒适的体位和肌肉丰满的部位，若体位不当、移动，骨骼凹凸不平，毛发较多的部位，火罐容易脱落，均不适用。

2. 拔罐时要根据不同的部位，选择大小适宜的罐。拔罐数量宜少，罐间距离应适中，过远影响疗效，过近易痛易落。

3. 老年、儿童、体质虚弱及初次接受拔罐者拔罐数量宜少，留罐时间宜短，以免引起晕罐。

4. 皮肤过敏、溃疡、水肿，心脏、大血管分布部位以及孕妇的腹部、腰骶部不宜拔罐；高热抽搐者，有自发性出血倾向者等禁罐。

5. 拔罐操作时要做到动作轻、快、稳、准，手法要熟练。

6. 用火罐时应注意勿灼伤或烫伤皮肤。若因烫伤或留罐时间过长而致皮肤起水疱时，小的无须处理，注意防止擦破即可；大的可用消毒针将水放出，涂以烫伤油等，消毒纱布外敷，以防感染。

7. 拔罐时，患者感觉拔罐部位紧束、酸胀，或温暖舒适，或有凉气外出，罐内皮肤突起，呈红疹或紫斑样改变，为正常反应。若患者感觉吸拔部位明显疼痛或烧灼、麻木，多为吸拔力过大；若患者毫无感觉，多为吸拔力不足，均应取下，重新拔罐。

8. 留罐过程中，若出现疼痛难忍，应立即起罐，休息片刻一般即能缓解；若出现头晕、恶心、胸闷心慌甚至晕厥等晕罐现象，应立即起罐，并参照晕针处理。

9. 起罐时，应一手握住罐体稍倾斜，另一手的手指拇指或食指按住罐口边缘的皮肤，待空气进入罐内即可起罐。切不可强拉或旋转，以免引起疼痛或损伤。

10. 起罐后，局部皮肤出现点片状青紫瘀点或瘀斑，或兼微热痛感，属正常现象，1 ～ 2 日可自行消退。如果局部瘀血严重者，不宜在原部位再拔罐。

（四）健康指导

1. 拔罐时留罐时间不是越长越好，时间一般应掌握在 10 ～ 15 分钟以内，以免造成起疱现象。

2. 拔罐后，若罐斑上出现少许水珠、水气或在罐壁上挂有少许水珠者，提示体内有湿或感受湿邪，水色偏黄或浑浊者属湿热，水色偏清或稀薄者属寒湿；若罐斑呈点、片状鲜血红，提示多为表证；若罐斑皮肤颜色变化不大或略见轻微发红或发白，皮肤瘙痒，提示体内多有风邪；若罐斑颜色发白或色淡，表面平坦，提示体内气血不足，为虚证；若罐斑颜色鲜艳，伴有身体发热者，提示多为实证；若罐斑紫红或黑红色，触之微痛，伴有身体发热者，提示体内多有热毒，如身体不发热，提示体内多有瘀血，病程较长；罐斑不明显，触之皮肤偏凉者，提示体内多有虚寒。

四、其他针法

（一）三棱针法

三棱针法是指用三棱针刺破腧穴或浅表血络，放出适量血液，或挤出少量液体，或挑断皮下纤维组织，以达到治疗疾病目的的方法，具有行气活血、通经活络、开窍泻热、消肿止痛等作用，在损美性疾病的治疗中较为常用。

1. 针具　三棱针由不锈钢制成，针全长约 6.5cm，针柄较粗，呈圆柱形，针身呈三棱形，针尖三面有刀，十分锋利。有粗、细两种，必要时可用粗毫针代替。

2. 操作方法

（1）点刺法　针刺前先在点刺部位的上下用手指向点刺处推按，使血液积聚，常规消毒后，左手拇、食指固定点刺部位，右手持针迅速刺入 2 ～ 3mm，随后迅速出针，采用反复交替挤压和舒张针孔的方法，使出血数滴或挤出液体少许，然后用消毒干棉球按压针孔将血液或液体擦净并消毒。此法多用于四肢末端的十宣、十二井等穴及耳尖和头面部的上星、攒竹等穴。如点刺耳尖可治疗粉刺、睑腺炎、痤疮等；点刺耳后经脉可治疗扁平疣、癣等；点刺曲池可治疗荨麻疹；点刺足三里可治疗湿疮。

（2）散刺法　常规消毒后，用三棱针围绕病变局部由外缘环形向中心进行点刺，可连续垂直点刺 10 ～ 20 针以上，具有祛瘀生新、通经活络的作用。多用于治疗斑秃、顽癣、带状疱疹等。

（3）刺络法　先用橡皮管结扎在针刺部位的上端即近心端使相关静脉进一步显现，常规消毒后，左手拇指按压在被刺部位的下端，右手持针对准静脉向心斜刺，立即将针退出，可轻轻按压静脉上端，以助瘀血排出。针刺深度以针尖刺入静脉，血液自然流出为度，出血停止前松开橡皮管。待出血停止后，用消毒干棉球按压针孔，并用 75% 酒精棉球清理创口周围的血液。多用于尺泽、曲泽、委中等穴放血，可用于治疗丹毒、疔疮、发际疮、血栓闭塞性脉管炎等。

（4）挑刺法　在腧穴或阳性反应点处，常规消毒后，左手捏起施术部位皮肤，右手持针先横刺入皮肤，挑破皮肤 0.2 ～ 0.3cm，再将针深入至皮下，挑断皮下白色纤维组织，挑尽为止，使之出少量血液或者黏液，随后出针，覆盖敷料保护创口并以胶布固定。常用于胸背部、耳后等处，可选用经穴，也可选用奇穴，更多选用阿是穴，临床上可治疗痤疮、睑腺炎、痔疮等。

3. 注意事项

（1）注意无菌操作，应严格消毒，以防感染。

（2）操作手法要稳、准、快，一针见血。

（3）点刺、散刺和挑刺时，手法宜轻、快、浅，既可减轻患者疼痛，又可以取得较好的疗效；刺络时要深浅适宜，针尖以刺中血管、血液自然流出为度。

（4）若腧穴与血络不吻合，施术时宁失其穴，勿失其络。

（5）应避开动脉，若误伤动脉出现血肿，应以消毒干棉球按压局部止血。

（6）为了提高疗效，应保证出血量，出针后可立即加用拔罐。

（7）有传染病者及孕妇、产后、体质虚弱、贫血者、自发性出血倾向者，不宜使用此法。重度下肢静脉曲张处禁刺。

（8）一般慢性病可 1～2 日 1 次，3～5 次为 1 个疗程；急性病需连续治疗 1～2 次，出血量多者，可隔 1～2 周治疗 1 次。

4. 健康指导

（1）施术前应向患者做好解释工作，消除患者恐惧、紧张的心理，特别是对于出血量较大者。治疗过程中，若出血较多时，患者应适当休息后方可离开，注意观察患者反应，避免产生不良后果。

（2）针刺后注意针孔局部卫生，忌食海鲜、牛羊狗肉等发物，以免引起感染。

（二）火针疗法

火针疗法又称焠刺或燔刺，是将特制的金属针用火烧红后，迅速刺入腧穴内或一定部位，并快速退出，以治疗疾病的一种方法。火针疗法具有温经散寒、通经活络、祛腐生新的作用，可用于扁平疣、雀斑、黑痣、粉刺、疣目等损美性疾病的治疗，还可用于痤疮痊愈后色素印或凹陷的修复，具有治愈率高，无炎症反应，术后不留瘢痕等优点。

1. 针具　多选用能耐高温的钨合金材料制成，针体较粗，针头较钝，针柄则以耐热的非金属材料制成。常用的有单头火针、三头火针。单头火针又可分为细火针（针头直径约 0.5mm）和粗火针（针头直径约 1.2mm）。临床上可用于雀斑、色素斑、疣目的治疗。

2. 操作方法　施术前用酒精灯将针尖烧红，然后迅速刺入腧穴内，立即拔出。刺入深度，胸背部宜浅，1～2 分；腰腹、四肢等处可刺 2～5 分深，起针后用消毒干棉球按压针孔。火针法根据刺入的深浅分为浅刺法和深刺法。

（1）烧针　是使用火针前的关键步骤，可先烧针身，后烧针尖。火针烧灼的程度有三种，若针刺较深，需烧至白亮，否则不易刺入，也不易拔出，而且剧痛；若针刺较浅，可烧至通红；若针刺表浅，烧至微红即可。

（2）针刺　可用左手拿点燃的酒精灯，右手持针，尽量靠近施术部位，烧针后对准施术部位垂直点刺，速进速退，用消毒干棉球按压针孔，以减少疼痛并防止出血。根据针刺的深浅可分为浅刺法和深刺法。

1）浅刺法：针尖烧红后，轻轻在皮肤表面叩刺、点刺或浮刺，刺破皮肤即可。临床多用于痣、疣、雀斑、痤疮、黄褐斑、顽癣、血管瘤的治疗。

2）深刺法：左手拇指指甲掐按在穴位旁固定穴位，右手持针将针尖烧红后，准确、迅速刺入穴位，稍停即退出，并用消毒干棉球按压针孔。此法多用于治疗瘰疬、痈疽、鸡眼、冻疮等。

3. 注意事项

（1）除了治疗痣、疣外，颜面部慎用火针，避免刺得过深，遗留疤痕。

（2）火针应避开有大血管、神经干的部位。

（3）施术前应向患者做好解释工作，消除恐惧心理，取得患者的同意和配合，以防晕针。

（4）火针应充分烧针，使针尖发红或微白，长短与刺入的长短一致。

（5）火针进针宜速、准、深浅适中，出针宜快。

（6）施术后，若针孔局部有微红、灼热、轻度疼痛、瘙痒等症状，属正常反应，可不作处理。

（7）一般四肢、腰腹部针刺稍深，可刺 2～5 分深；胸背部针刺宜浅，可刺 1～2 分深；而痣、疣则以其基底的深度为宜。深刺 4～5 分时，术后须用消毒纱布外敷、固定 1～2 日，以防感染。

4. 健康指导

（1）针刺后应注意针孔局部清洁，切忌用手搔抓，不宜用油、膏类药物涂抹，当天应避免沾水，以免引起感染。

（2）治疗期间应注意忌食腥、辛辣、酒等刺激性食物，以免影响疗效。

（三）耳针法

耳针是用毫针或者其他方法刺激耳郭上的耳穴，以防治疾病的一种方法。耳郭上凡是具有诊断和治疗作用的点或者部位统称为耳穴。当机体的组织或器官发生病变时，往往会在耳郭的特定部位出现阳性反应点，如压痛点等。耳针法具有操作简便、适应证广、见效快等优点。临床中耳针法常应用于如黧黑斑、湿疮、白驳风、粉刺等的治疗以及减肥、驻颜、除皱、生发等保健美容。

1. 针具　耳针一般选择较细、较短的毫针，可选用 28～30 号粗细、0.5～1 寸长的毫针。埋针法可选用特制的耳内皮内针；压丸法可选用王不留行籽、小米、绿豆、莱菔子等，总以圆形、直径小、对皮肤无损伤为佳，临床以王不留行籽最为常用。

2. 操作方法

（1）针刺法　左手拇、食指固定耳郭，中指托住耳穴部位的耳背，右手持针在耳穴进针，一般刺入皮肤 2～3 分即可，留针时间一般为 20～30 分钟，慢性病、疼痛性疾病可适当延长，儿童、老年人不宜多留针。若局部无针感，可调整针尖方向。出针时左手托住耳背，右手出针，并用消毒干棉球按压针孔片刻，以免出血，再用碘酒涂搽以预防感染。

（2）埋针法　左手紧绷耳穴处皮肤，右手用镊子夹住消毒的皮内针柄，轻刺耳穴，一般刺入针体的 2/3，再用胶布固定。一般仅埋单耳，必要时可埋双耳。每日自行按压 3 次，留针 3～5 天，两耳可轮换埋针。

（3）压丸法　又称压籽法。一般用 75% 酒精棉球消毒耳郭后，先将王不留行籽或其他置于约 0.5cm² 的小方块胶布中，然后贴敷于耳穴上。患者每日可自行按压 3～4 次，每次 1～3 分钟，3～5 天更换 1 次，两耳轮换。此法具有简便易行、安全无痛、副作用少、不易感染等优点。如遇对胶布过敏者，可改用针刺法。

（4）刺血法　针刺前先按揉耳郭使其充血，消毒后用三棱针在耳穴处快速刺入、退出，挤压针孔周围，使其出血，直到挤不出血为止，一般隔日 1 次，病情重者可 1 日 2 次，两耳轮换。此法具有祛瘀生新、清热解毒、活血止痛之功效。

3. 注意事项

（1）因耳郭暴露在外，表面凹凸不平，结构特殊，针刺前必须严格消毒，防止感染。

（2）耳郭有炎症、湿疹、溃疡及冻伤的部位禁针。

（3）一次取穴不宜太多，以 3～7 穴为宜，且不可刺入耳软骨。

（4）妇女怀孕期间应慎用耳针，禁用内生殖器、盆腔、内分泌、肾等耳穴。有习惯性流产病史的孕妇，不宜用耳针。

（5）患有严重器质性病变和伴有高度贫血者不宜针刺，对年老体弱的高血压病患者不宜行强刺激法。

（6）耳针亦可能发生晕针，应注意预防并及时处理，方法同毫针刺法。

4. 健康指导

（1）天气炎热时，耳穴压丸、埋针留置时间不宜过长，耳穴压丸宜 2～3 日，耳穴埋针宜 1～2 日。针刺后如果针孔发红、肿胀，应及时用 2% 碘酊涂搽消毒局部，必要时服用抗生素，以防止化脓性耳软骨膜炎的发生。对普通胶布过敏者可改用脱敏胶布。

（2）对于扭伤和有运动障碍的患者，进针后可适当活动患部，有利于提高疗效。

（四）水针疗法

水针疗法又称"穴位注射"，是在人体的一定部位或腧穴中注入中西药物以治疗疾病的一种治疗方法。水针疗法具有针刺对穴位的刺激和药物的双重作用，具有操作简便、用药量小、适应证广、作用迅速等优点，对黧黑斑、粉刺、面肌痉挛、眼袋、皱纹等均有一定的疗效。

1. **针具** 针具一般选用消毒的注射器和针头，目前临床常用一次性的注射器。一般可使用 1mL、2mL、5mL 等注射器，若肌肉肥厚部位可使用 10mL、20mL 注射器，针头可选用 5～7 号普通注射针头。

2. **常用药物和剂量** 常用于美容的药物有中草药制剂如复方丹参注射液、鱼腥草注射液，维生素制剂如维生素 B_1 注射液、维生素 B_{12} 注射液，以及葡萄糖、生理盐水等，临床上应根据病情选择使用，如活血化瘀，可选用复方丹参注射液或丹红注射液；清热解毒，可选用板蓝根注射液或鱼腥草注射液；营养神经，可选用维生素 B_{12} 注射液或维生素 B_6 注射液。药物的一般用量均小于常规剂量，通常为原注射剂量的 1/5～1/2，具体用量视注射部位及药物的性质和浓度而定。耳穴每穴注射 0.1mL，头面部腧穴每穴注射 0.3～0.5mL，胸背部腧穴每穴注射 0.5～1mL，四肢部腧穴每穴注射 1～2mL，腰臀部腧穴每穴注射 2～5mL。刺激性小的药物用量可较大些，刺激性大的药物用量一般较小。5%～10% 葡萄糖每次可注射 10～20mL，而刺激性较大的药物（如乙醇）和特异性药物（如抗生素）一般用量宜小，每次用量多为常规的 1/10～1/3。中药注射液的穴位注射常规剂量为 1～4mL。

3. **操作方法** 局部皮肤常规消毒后，快速进针，透皮后，缓慢进针，得气后回抽，若无回血，则可将药液缓慢推入腧穴。一般用中等速度推入药液，体质虚弱、慢性病者用轻刺激、缓慢推入，体质强壮、急性病者用强刺激、快速推入。如需注射较多药液，应由深至浅逐层注入或将注射器变换不同的方向注射药液。出针后，如果针孔溢液或溢血，用消毒干棉球按压片刻。

4. **注意事项**

（1）穴位注射选穴原则与针灸治疗相同，一般进行辨证选穴，也可选用"阳性反应点"，通常选 1～2 穴，最多不超过 5 穴，一般选择肌肉比较丰满的部位进行穴位注射。

（2）使用穴位注射时，应向患者说明本疗法的特点和注射后的正常反应，注射后局部可能有酸胀感、微微发热等现象，数小时至 1 日内可逐渐消失。

（3）严格无菌操作，防止感染。若不慎感染而致局部红肿热痛等，应及时处理。

（4）药液不可注入关节腔、血管内和脊髓腔，防止发生不良反应。

（5）注射时注意避开神经干通过的部位，患者如有触电感，应退针或改变方向，以免损伤神经。

（6）年老体弱及初次治疗者，应取卧位，注射部位不宜过多，药量也可酌情减少，以免引起晕针。

（7）孕妇的下腹部、腰骶部及三阴交、合谷等具有活血通经作用的腧穴不可用穴位注射，以免引起流产。

（8）背部脊椎两侧穴位注射时，针尖斜向脊椎为宜，避免直刺引起气胸等。体内有重要脏器的部位不宜针刺过深，以免刺伤内脏。

（9）注射前应注意药物性能、药理作用、剂量、配伍禁忌、毒副作用及有效期，检查药液有无沉淀等变质情况。

5.健康指导

（1）穴位注射治疗损美性疾病具有独特优势，操作简单，疗效显著，也可与其他治疗方法结合，能提高疗效。

（2）穴位注射除了腧穴的定位要准确外，还应观察患者是否"得气"，观察患者是否达到预期的效果。

（五）腧穴埋线法

腧穴埋线法是将羊肠线埋入腧穴，利用羊肠线对腧穴的持续性刺激作用，激发经气、调和气血，以防治疾病的方法。临床上，腧穴埋线法结合针刺、腧穴和"线"的综合作用，具有刺激性强、疗效持久的特点，常用于治疗口眼歪斜、白驳风、斑秃等。腧穴埋线法包括穿刺针埋线法、简易埋线法、特制埋线针埋线法、三角针埋线法、切开埋线法、切开结扎埋线法等，在美容中常用的是穿刺针埋线法、简易埋线法，目前特制埋线针埋线法应用也越来越多。

1.针具 埋线针，是特制的坚韧的金属钩针，长约 12～15cm，针尖呈三角形，底部有一缺口。除此之外，还应准备皮肤消毒用品、洞巾、剪刀、镊子、经改制的 12 号腰椎穿刺针（将针芯前端磨平）、8 号注射器针头、28 号 2 寸毫针、特制埋线针、0～1 号铬制羊肠线、注射器、2% 利多卡因、止血钳、消毒纱布及敷料等。

2.操作方法

（1）穿刺针埋线 常规消毒局部皮肤，取一段 1～2cm 长已消毒的羊肠线，放置在腰椎穿刺针针管的前端，后接针芯，左手拇指紧绷或捏起进针部位皮肤，右手持针，刺入所需深度，当出现针感后，边推针芯，边退针管，将羊肠线埋植在穴位的皮下组织或肌层内，针孔处覆盖消毒纱布。

（2）简易埋线法 用 8 号注射器针头作套管，28 号 2 寸毫针作针芯，将 0 号羊肠线 1～1.5cm 放入针头内埋入穴位，操作方法同上。此法为临床所常用。

（3）特制埋线针埋线法 用特制的埋线针埋线时，局部皮肤常规消毒后，以 2% 利多卡因作浸润麻醉，剪取一段（一般约 1cm 长），套在埋线针尖缺口上，两端用止血钳夹住，右手持针，左手持钳，针尖缺口向下以 15°～40°方向刺入，当针头缺口进入皮内后，左手即将止血钳松开，右手持续进针直至羊肠线完全埋入皮下，再进针 0.5cm，随后把针退出。用消毒干棉球压迫针孔片刻，再用纱布覆盖保护创口 3～5 天。

3. 注意事项

（1）腧穴埋线法选穴原则与针刺治疗相同，但取穴宜精简，通常选 1～3 穴，且多选择肌肉比较丰厚部位的腧穴，以腰背部、腹部最常用。腧穴埋线法一般 2～4 周治疗 1 次。

（2）严格遵守无菌操作，防止感染。

（3）埋线最好在皮下组织与肌肉之间，肌肉丰满处可埋入肌层，注意羊肠线不可暴露在皮肤表面。

（4）根据不同的部位，掌握埋线的深度，注意不要伤及内脏、大血管和神经干，以免影响功能。

（5）在一个腧穴作多次埋线时，应尽量偏离前次的治疗部位。

（6）皮肤局部有感染或溃疡者不宜埋线。肺结核活动期、骨结核、严重的心脏病患者或妇女妊娠期不宜用本法。体质虚弱及对蛋白过敏者不用腧穴埋线法。

（7）羊肠线用剩后，可浸泡在 75% 的酒精中，再次使用时，用生理盐水浸泡即可。

（8）注意术后反应，有异常现象应及时处理。由于羊肠线及损伤的刺激，在 1～5 天内局部可出现红、肿、热、痛等炎症反应，个别有少量渗出液，属正常现象，一般无须处理。若渗液较多，可经 75% 酒精消毒后，用消毒纱布覆盖。施术后患肢局部温度也会升高，可持续 3～7 天，少数可有全身反应，即埋线后 4～24 小时内体温上升，一般 38℃ 左右，局部无感染现象，持续 2～4 天后体温可恢复正常。若少数患者因治疗中无菌操作不严或创口保护不佳而导致感染，一般在治疗后 3～4 天出现局部红肿痛加剧，并可能伴有发热，应予局部热敷及抗感染处理。个别患者对羊肠线过敏者，应适当抗过敏处理。

4. 健康指导

（1）埋线后注意保持局部清洁干燥，防止感染，一般 24 小时内不沾水，72 小时内避免长期浸泡在水中，如泡澡、游泳等。

（2）饮食上宜清淡，一周内忌食鱼虾、羊肉、海鲜等高蛋白食物，以及葱、姜、蒜、辣椒等辛辣刺激食物，避免影响创口愈合。

复习思考题

1. 临床上常用的针刺补泻手法有哪些？

2. 隔姜灸、隔蒜灸、隔盐灸、隔附子饼灸的异同点？

3. 常用拔罐工具的优缺点？

4. 三棱针、火针、耳针、穴位埋线的特点？

第 六 章
损美性皮肤病的治疗

【学习目标】

1. 掌握 疾病的临床表现、诊断要点、健康指导。
2. 熟悉 疾病的中医外治法。
3. 了解 疾病的病因病机、中医内治法、西医治法。

第一节 漆 疮

【案例导入】

某男，25岁，发病前一周接触新做的油漆家具，次日颜面部红肿伴瘙痒，局部起丘疹、水疱，自服抗组胺药及外用糖皮质激素药膏无效。现皮疹逐渐发展至四肢，搔抓后局部破溃渗液。瘙痒难忍，伴头痛、恶心欲吐，纳差，口渴，舌红，苔黄，脉滑数。

【概述】

漆疮有广义与狭义之分。狭义漆疮指因接触油漆后所引起的皮肤或黏膜的急性过敏性炎症反应；广义漆疮则泛指一切接触外源性物质而引起的皮肤黏膜急性过敏性炎症反应。若处理不当，可发展为亚急性湿疹，甚至慢性湿疹。

漆疮病名出自《诸病源候论·漆疮候》："漆有毒，人有禀性畏漆，但见漆便中其毒。喜面痒，然后胸臂腽腑皆悉瘙痒，面为起肿，绕眼微赤……亦有性自耐者，终日烧煮，竟不为害也。"

本病相当于西医学的接触性皮炎。

【病因病机】

漆为辛热有毒之品，凡禀性不耐者，只要接触生漆或漆器，甚至闻及漆气即可发病。人体先天禀性不耐是漆疮发病的内因，也是最主要的因素，接触外界生漆、漆器，或闻漆气是发病的外因。

肌肤腠理不密，漆毒客于皮毛，或漆气敛于肺经，漆辛热动风生火之毒与肌腠中内蕴之湿相结，或因肺主皮毛，肺经藏敛漆毒，外淫肌肤而致肌肤潮红成片、碎疹、虚肿、起疱，脂水频流，瘙痒无度而发病。

【临床表现】

1. 发病部位及范围与接触物接触部位一致，边界清楚，局部水肿性红斑，淡红至鲜红色，皮温升高，瘙痒明显，或伴有针尖大丘疹。

2. 皮炎呈弥漫性而无一定界限，但多发生在身体暴露部位。红斑肿胀明显，在此基础上发生丘疹、水疱甚至脓疱。炎症剧烈时发生大疱，伴渗出、糜烂、结痂。有痒和烧灼感或胀痛感。

3. 少数严重病例可有全身反应，如发热、畏寒、头疼、恶心等。

【诊断要点】

发病前有明确的接触史，或既往对此接触物有过敏史。

发病急剧，经过短促，病程在数日到两周。初发一般在数小时至数日，再发一般在1日之内。

轻症表现为在接触部位或身体暴露部位突然发生边界清晰的水肿型红斑，局部灼痒感。

重症表现为红斑基础上密集针头至粟粒大小红色丘疹，迅速变为水疱或大疱，破裂后形成糜烂面，渗出较多，可以伴有发热等全身症状。

【治疗】

1. 内治

（1）热毒蕴肤证

证候：起病急，在接触部位出现红色水肿性斑片，边界清楚，表面有密集的红色丘疹，自觉灼热瘙痒；伴心烦，口干，小便黄，舌质红，苔薄白或薄黄，脉数。

治法：清热凉血解毒。

方药：解毒化斑汤加生地黄、牡丹皮。红肿灼热明显，加紫草、白茅根；瘙痒剧烈，加白鲜皮。

（2）湿热毒蕴证

证候：起病急，皮损鲜红肿胀，上有水疱或大疱，水疱破后糜烂渗液，自觉痒痛灼热；伴发热，口渴，大便干，小便短赤；舌质红，苔黄，脉弦滑数。

治法：清热祛湿，凉血解毒。

方药：龙胆泻肝汤加减。红肿明显者，加白茅根、六一散；继发感染者，加蒲公英、紫花地丁。

（3）血虚风燥证

证候：病程长，反复发作，皮损肥厚干燥有鳞屑，或呈苔藓样变，瘙痒剧烈，有抓痕及结痂；舌淡红，苔薄，脉弦细。

治法：养血润燥，祛风止痒。

方药：当归饮子合消风散加减。瘙痒重者，加白蒺藜、首乌藤；皮疹色暗，苔藓样变者，加丹参、桃仁、红花。

2. 外治

（1）药物治疗

1）局部清洁：用棉签蘸取蛋清或菜油，轻拭皮损局部，清除残留致敏物质。

2）外敷法：适量鲜马齿苋捣烂外敷于皮损，以覆盖全部皮损范围为宜，外敷20分钟后除去鲜药，以纱布蘸清水清洁皮损。适用于各类漆疮。

3）塌渍法：生地榆、黄柏各15g，水煎15分钟，放凉，冷湿敷皮损，30分钟为宜。适用于渗出水疱者。

4）外洗法：精谷草20g煎汤，放凉外洗。适用于各类漆疮。

5）涂搽法：皮损肥厚粗糙，苔藓样变者，用黑豆馏油软膏或润肌膏涂搽，每日2～3次。

（2）针刺法

主穴：曲池、血海、三阴交。

配穴：大椎、丰隆、水沟。

【健康指导】

1. 护肤指导

（1）当病情发生时，应避免使用原来的护肤品及彩妆品。

（2）面部有红斑、肿胀、渗出时，1天内可多次使用冰镇的矿泉水冷湿敷，起到镇静收敛的作用。

（3）无渗出时，需要选用无香精、色素、防腐剂的医用保湿剂护肤。

（4）防晒也是至关重要的，选用医学防晒用品，避免加重病情，同时尽可能减少色素沉着。

2. 饮食指导

（1）多食用含高纤维的食品，如苹果、香蕉、玉米、绿叶蔬菜等，保证大便的通畅，减少便秘发生。

（2）多吃石榴、番茄、葡萄、橙子等富含抗氧化剂的食物，缓解皮炎的症状。

（3）忌食辛辣刺激发物，如牛羊肉、鱼虾、海鲜、葱、蒜、韭菜、生姜、辣椒等。

复习思考题

1. 如何判断患者的皮损是漆疮？

2. 漆疮发生时，各类情况应该如何处理？

第二节　皮质激素依赖性皮炎

【案例导入】

某女，27岁，近5年皮肤反复出现脸部红斑，灼热，换季、精神紧张、月经前加重。曾自行使用皮炎平软膏，症状迅速缓解，但停止使用一段时间后，上述症状再次出现，尤其是食用辣味食物及饮酒后易于反复，再次使用药膏后，效果越来越差，近1个月几乎每天都要使用药膏，才能使面部皮肤接近正常。现面部散在红色及淡红色斑片，表面脱屑，稍肿胀，口渴，舌红，苔黄，脉弦。

【概述】

糖皮质激素依赖性皮炎是因长期反复外用激素引起的炎症性皮肤病。近年来，发病呈逐年上升趋势，顽固难治愈。由于人们最关注本病对外貌的严重影响，因此提到激素依赖性皮炎时通常指面部激素依赖性皮炎。

【病因病机】

中医古籍没有这一病名，但根据其临床特点，当属"药毒""风毒""面游风"范畴。其形如《金匮要略·百合狐惑阴阳毒病脉证治》中对阳毒的描述"阳毒之为病，面赤斑斑如锦文"。

激素从中医学的角度而言从火、从阳，为助阳生热之药，久用有生热耗津、亢阳伤阴之弊。患者禀赋不耐、血热内蕴或阴虚内热，外受药毒之邪，毒邪与气血相搏，犯于肌表，内不得疏泄，外不得透达，导致肌肤受损，其病在气血分，病性属实，以热、毒、瘀为主。

外感风热之邪会加重皮炎，风为阳邪，轻扬开泄，易袭阳位，风具有向上、向外、升发的特性，易侵袭肌肤腠理；热灼伤络，热甚则疮疼，热微则疮痒。风热之邪会加重面部肿胀瘙痒。

饮食不节是加重激素依赖性皮炎的原因之一。很多年轻人喜食辛辣肥甘厚味，辛辣之品性热，偏嗜日久宜助阳生热；肥甘厚味指油腻、油炸、甜食，多难以消化，过食则中焦运化不周，易积湿生热。湿热上蒸则面部红肿瘙痒加重，红疹粉刺累累。

【临床表现】

1. 在激素诱导的酒渣鼻样皮损中，毛囊蠕形螨的密度显著增高，蠕形螨封闭毛囊皮脂腺出口，引起炎症反应或变态反应，强效激素还可使皮脂腺增生，导致特有的酒渣鼻样皮疹。

2. 由于血管壁的胶原纤维间黏附力减弱可导致血管变宽，真皮胶原的消失而导致表面的血管显露。

3. 激素的免疫抑制作用，可使局部毛囊发生感染。此外，激素能使毛囊上皮退化变性，导致出口被堵塞，出现痤疮或使原有的痤疮加重。

4. 局部长期外用激素，可导致角质层颗粒形成减少而变薄，真皮的糖蛋白和蛋白聚糖的弹性变化使胶原的原纤维间黏附力减弱，胶原合成减少而变薄。

【诊断要点】

1. 长期反复外用糖皮质激素 >1 月，用时症状好转，停药复发。

2. 原发性皮肤病已治愈，又反复出现明显的红斑、丘疹、脓疱、皮纹消失、脱屑等皮炎表现。

3. 多发于面部，初期皮肤潮红、脓疱、毛细血管扩张，长期用药后留下色素沉着（减退）、萎缩纹、多毛等，伴有刺痛、烧灼感。

【治疗】

1. 内治

（1）风热客肤证

证候：皮肤潮红，丘疹，伴瘙痒，灼热，舌红，苔薄黄，脉弦。

治法：祛风清热。

方药：消风散加减。潮红、灼热较重，加白茅根、生槐花。

（2）热毒蕴结证

证候：皮肤红肿、丘疹、脓疱，伴灼热、痒痛，可有烦躁易怒等，舌红，苔黄，脉弦数。

治法：清热解毒。

方药：枇杷清肺饮加减。可酌情加生石膏、知母等增其清胃热之力。

（3）阴虚内热证

证候：皮肤潮红、干燥，表皮菲薄、发亮，或有烘热、紧绷感，多伴心烦不安，口干欲饮，常见舌红，少苔，脉细数。

治法：养阴清热。

方药：知柏地黄丸加减。

（4）血虚风燥证

证候：皮肤暗红、干燥、毛细血管扩张、色素沉着或色素减退，或瘙痒，可伴眩晕、失眠，常见舌淡苔薄白，脉细。

治法：养血润燥。

方药：当归饮子加减。

2. 外治

（1）药物疗法

1）湿敷：马齿苋、黄芩、生地榆各 10g，透骨草、生艾叶、甘草各 6g，防风、羌活、独活各 5g，随症加减，煎汁，冷湿敷面部，1 日 2 次，每次 20 分钟。

2）冷喷：黄柏 10g 煎汤放冷，用冷喷机喷于面部，每次 10 分钟，每日 2 次。

（2）针刺疗法　攒竹、鱼腰、丝竹空、承浆、迎香、大椎，配穴丰隆、水沟。

【健康指导】

1. 护肤指导

（1）当激素依赖性皮炎发生时，从急性期到慢性期都应避免使用原来的护肤品及彩妆品。

（2）面部有红斑、肿胀、渗出时，1 天内可多次使用冰镇的矿泉水冷湿敷，起到镇静收敛的作用。

（3）无渗出时，需要选用无香精、色素、防腐剂的医用保湿剂护肤。

（4）防晒也是至关重要的，选用医学防晒用品，避免加重病情，同时尽可能减少色素沉着。

2.饮食指导

（1）多食用含高纤维的食品，如苹果、香蕉、玉米、绿叶蔬菜等，保证大便的通畅，减少便秘发生。

（2）多吃石榴、番茄、葡萄、橙子等富含抗氧化剂的食物，缓解皮炎的症状。

（3）忌食辛辣刺激发物，如牛羊肉、鱼虾、海鲜、葱、蒜、韭菜、生姜、辣椒等。

复习思考题

1. 如何判断患者的皮损是激素依赖性皮炎？
2. 如何根据患者的症状，选择个性化的治疗方案？

第三节　粉花疮

【案例导入】

某女，21岁，面部红斑、丘疹反复三年，加重一周。三年前开始网购护肤品，有时会在脸上出现淡红斑，双颊和眼周明显，轻微瘙痒，未予重视。遇到换季及月经前一周症状加重，自服扑尔敏可缓解。此后经常反复发作，服用扑尔敏有效。一周前敷面膜后，面部发红，瘙痒，双颊略肿胀，服用扑尔敏未见明显疗效。就诊后得知其购买的护肤品，均是非正规产品。

【概述】

粉花疮是指以面施脂粉后，皮肤出现红肿、水疱、瘙痒等为主要表现的皮肤疾病。病名出自《外科启玄·卷七》，女性多见，好发于面部，灼热潮红，起疹如粟，累累而生，时痛时痒，反复发作。

本病相当于西医学的化妆品皮炎。

【病因病机】

古代女性修饰容貌的化妆品多含铅物质和矿物及植物色素，而今化妆品的主要成分则是以化学合成物质更为多见。肌肤与致敏原长期接触，以及致敏原的部分残留，均成为发生此病的重要原因。

禀赋不耐、正气不足是发病的内因。"正气内存，邪不可干""邪之所凑，其气必虚"，

99

由于正气不足，卫表不固，而稍感外邪即发，或难以驱邪外出而致反复发作或迁延日久。

粉花之物久客于皮毛，致使腠理不密，肺与皮毛相表里，风热郁肺不得疏泄，汗出受风而发，而致面部肌肤潮红，虚肿，发疹。若素体湿浊内盛，则水疱渗出，时痛时痒，反复发作。若病程较长，外邪久侵，可耗伤阴血，致血虚风燥。

【临床表现】

1. 初起为局限性红斑及细小鳞屑，多位于眼睛周围，不易引起患者注意。病情加重后，皮损面积扩大，可发展至全面部。

2. 表现为红斑，甚至肿胀，在此基础上发生丘疹、水疱，渗出，伴有痒和烧灼感或胀痛感。

3. 久则皮肤干燥，脱屑，变薄，毛细血管扩张，反复发作可留有色素沉着。

【诊断要点】

根据有化妆品使用或接触史，临床表现，停止应用后即行消退，再次接触又行发生等特点，一般不难诊断。

【鉴别诊断】

抱头火丹（颜面丹毒）　无化妆品接触史，全身症状严重，常有寒战、高热、头痛、恶心等症状；皮疹以水肿性红斑为主，形如云片，色若涂丹，自感灼热、疼痛而无瘙痒。其中无接触史、疼痛、高热是鉴别要点。

【治疗】

1. 内治

（1）风热壅盛证

证候：皮疹红斑肿胀，丘疹为主，伴灼热，瘙痒明显，遇热尤甚，常常口干口渴，小便黄，舌红苔薄白，脉数或弦。

治法：清热消风。

方药：消风散加减。

（2）毒热夹湿证

证候：皮疹以红斑、水疱、渗出为主，伴口黏，小便短赤，大便黏腻，舌红苔白腻，脉滑。

治法：清热解毒，除湿利水。

方药：皮炎解毒汤加减。

（3）血虚风燥证

证候：皮肤干燥，脱细小鳞屑，晦暗无光泽，皮肤变薄，可伴毛细血管扩张或色素沉着，舌淡，苔白，脉弦细。

治法：养血润燥。

方药：当归饮子合消风散加减。

2. 外治

（1）湿敷　皮肤红肿明显，皮温较高时多用此法，注意需用冷敷才能达到镇静收敛的效果，复方黄柏液稀释（1∶20）外敷，或赵炳南马齿苋洗方湿敷。

（2）针刺法　主穴曲池、血海、三阴交，采用泻法。每日1次。风热壅盛者，配风池、风市；热毒夹湿者，配阴陵泉、足三里、丰隆；血虚风燥者，配足三里、风市。

【健康指导】

1. 护肤指导

（1）在使用化妆品时，尤其是一些兼治粉刺、祛斑等特殊的化妆品，应先小面积试用。方法是在耳后或前臂内侧皮肤少量涂搽，观察72小时，没有发生瘙痒和红斑才可使用。这样可以减少化妆品皮炎的发生。

（2）面部发生皮炎、刺痒、灼痛等反应时，首先要寻找原因，及时停用并清除可疑的化妆品。不可使用劣质、过期、伪冒或感官性状不良（气泡、异味、颜色不均、粗劣）的化妆品。

（3）不宜同时使用多种化妆品，一般来讲，除臭增香、增白、滋润油腻、祛斑等化妆品较易引起皮炎，故应少用。如一直使用某种化妆品，感觉良好，则不必随意更换品种。

（4）患者应用凉水洗脸或冷湿敷面部，不要用热水或肥皂洗脸。皮肤炎症在急性期，由于毛细血管扩张，会有不同程度的皮肤红肿、丘疹。用热水烫洗或浸泡，会使红肿加重；同时肥皂对炎症期的皮肤是一种化学性刺激，可加重病情。

（5）切忌自行用药，特别是不要用含激素的药膏。激素类药膏能在短时间内快速减轻炎症，但是有副作用，容易产生依赖性，长期反复使用会使皮肤变薄、敏感，出现色素沉着、红血丝、痤疮、多毛等。

（6）化妆品的商标是否规范，包装是否完整，商标上有无生产日期、使用期限、原料成分等。打开盒盖无气味异样、颜色暗浊、形态变异及气泡现象。非水质化妆品有水分渗出则说明质量有问题。购买化妆品最好去正规商店，以寻求质量保证。

（7）化妆品的香味宜淡不宜浓，所含成分宜少不宜多，以减少刺激皮肤的概率。包装宜小不宜大，随买随用，不要长期存放，隔年的化妆品即使没有变质，功效也会减弱。

（8）不要混用不同品牌的化妆品，如把不同厂家、不同品牌的化妆品随意混用，不仅会影响香味的纯度，更重要的是由于所含基质、原料不同，混用后可能会产生不利于皮肤的物质而引起皮肤病变。

2.饮食指导　暂时忌口牛羊肉、鱼虾、海鲜、辛辣、酒。

复习思考题

1.如何根据症状选择适合的治疗方案？
2.如何指导患者护理疾病状态的皮肤？

第四节　黧黑斑

【案例导入】

某女，35岁，面部褐色斑片三年，渐加重。三年前产后，面颊部开始出现褐色斑，并逐渐增大，未予重视。每于生气及日晒后加重，情绪缓解后色斑未变淡。现前额、两侧面颊大片褐色斑，对称分布。纳可，便溏，眠差梦多，舌暗，苔白，脉弦。

【概述】

黧黑斑，为面部的浅褐色或深褐色色素沉着，呈点状或片状，大小不定，形状不规则，边界清楚，基本对称；常分布于颧部、颊部、鼻部、口周或额部，分布于面颊部者常呈蝴蝶形，故称"蝴蝶斑"。一般无自觉症状及全身不适。皮疹常在夏季或日晒后色素加深，多见于中青年女性。中医学称之为"面尘""肝斑"。

本病相当于西医学的"黄褐斑"。

【病因病机】

1.肝郁气滞　肝主疏泄，调畅气机，调节情志。肝的疏泄功能正常，则气血调畅，经络通利，面部得气血濡养则面色红润光洁。

若为情志所伤，郁怒伤肝，肝之疏泄功能失常，则气血不畅，面部肌肤失养，而生褐斑。若肝失条达，气机郁结，血行不畅，而致气滞血瘀；或肝郁化火灼伤阴血，血瘀于面，则面生褐斑。

2.脾虚湿蕴　脾为后天之本，运化水谷精微，化生气血，上输颜面，濡养肌肤。

若饮食不节，忧思劳倦过度，均可损伤脾气，导致脾失健运，运化失司，水谷不能转化为精微，气血生化之源不足，气血不能润泽于面，而生褐斑；或脾虚失运，水湿内停，湿浊熏蒸面部，而生褐斑。

3.肾气亏损　肾藏精，为先天之本，肾精充足则颜面得以濡养。

若房劳过度，损伤肾精，或人到中年，肾精渐亏，肾阴不足，虚火上炎，颜面不得濡润，而生褐斑。或肾阳不足，阴气弥散，肾之本色泛于颜面而成色斑。

4.冲任失调　妊娠血已养胎，气血不能上荣于面所致。

总之，本病的发病与肝、脾、肾三脏关系密切，肝郁、脾湿、肾虚为主要病因，基本病机为气滞血瘀、脉络不通，颜面失于濡养。

西医学对黄褐斑的病因病机尚未十分明确，认为其发病多与内分泌有关，雌孕激素在体内增多，刺激黑素细胞，分泌黑素和促进黑色素的沉着堆积是主要原因。其他与长期口服避孕药、月经紊乱、化妆品、紫外线照射及精神因素等有关。本病的发生还可能受遗传因素的影响。

【临床表现】

1.淡褐到深褐色的色素斑，大小不等，形状各异，边缘清楚或呈弥漫性，常对称分布，可呈蝶翼形。

2.无自觉症状。

3.病程慢性，如发生于孕妇，分娩后可逐渐消失，也有不消退者。

【诊断要点】

1.好发人群　女性多见，尤其好发于育龄期妇女，男性也可发生。

2.发病部位　常对称分布于面部，以颧部、两颊为主，可发展至前额、下颌、鼻背和口周。

3.皮疹特点　淡褐到深褐色的斑片，大小不等，形状各异，边缘清楚或呈弥漫性，常对称分布，可呈蝶翼形。

4.自觉症状　无瘙痒感。

【鉴别诊断】

1.雀斑　好发于两颊及鼻梁，为针尖至米粒大的棕色小斑点，数量多少不定，各个之间互不融合。一般幼年时就有，女性多于男性，常伴有家族史。

2.老年斑　散在的色素斑片，大小不等，扁平或稍高于皮面，表面光滑，边缘清楚，呈棕褐色。多见于面部、额部、手背等暴露部位，好发于老年人。

【治疗】

1. 内治

（1）肝郁气滞证

证候：面部褐色斑片，或深或浅，边界清楚，对称分布于两颧周围。性格急躁易怒或抑郁；女子乳房胀痛，经前加重，月经不调，或伴胸胁闷胀，舌质红或紫暗，或有瘀斑，脉弦。

治则：疏肝理气，活血消斑。

方药：逍遥散或柴胡疏肝散加减。偏于脾虚者用逍遥散化裁，偏于肝郁者用柴胡疏肝散加减。伴口苦咽干、大便秘结者，加牡丹皮、栀子；月经不调者，加益母草、香附；斑色深褐而面色晦暗者，加桃仁、红花。

（2）脾虚痰湿证

证候：面部淡褐或灰褐色斑片，斑色隐隐，边界不清；面色萎黄，神疲乏力，纳少，脘腹胀闷，大便溏薄，舌淡苔薄微腻，脉濡或细。

治则：健脾益气，祛湿消斑。

方药：参苓白术散加减。伴月经量少色淡者，加当归、益母草。

（3）肝肾不足证

证候：面部深褐或黑褐，斑片如蝴蝶，边界尚清，伴腰膝酸软，形体消瘦，头晕耳鸣，失眠多梦，口燥咽干，五心烦热，女子月经量少或闭经，舌质红，苔少，脉细。

治则：补益肝肾，滋阴降火。

方药：六味地黄丸加减。阴虚火旺明显者，加知母、黄柏；失眠多梦者加生龙骨、生牡蛎、珍珠母；褐斑日久色深者，加丹参、白僵蚕。

（4）气血瘀滞证

证候：斑色灰褐或黑褐，伴有慢性肝病，或月经色暗夹血块，或痛经；舌暗红有瘀斑，脉涩。

治则：理气活血，化瘀消斑。

方药：桃红四物汤加减，可加白僵蚕、菊花。胸胁胀痛者，加柴胡、郁金；痛经者，加香附、乌药、益母草。

2. 外治

（1）七白膏（《太平圣惠方》） 每晚洗面后，取一丸加温水研汁，涂面，保留，第二天早晨用温水洗去。

注意：此方是比较经典的美白配方，但其中的白芷有光敏性，日晒后皮肤会变黑，现已明确禁止添加到护肤品中，可以用白薇代替。

此外，在此方的基础上可进行加减：属于气滞血瘀，可以加红花、牡丹皮、当归等；属于脾虚湿蕴，可以加人参、防风、白扁豆等。

现代应用举例：叶女士，42 岁，面颊部黄褐斑 3 年。内服逍遥丸，并按上述配方调制七白膏，其中白芷用白薇代替，加红花，每晚涂面。使用 1 个月后，斑色变淡，继续使用 3 个月后，基本消失。

（2）金鉴玉容散（《医宗金鉴》） 每次用适量，以水调搽于面上，30 分钟以后洗去，1 日 2 次。

（3）玉容散（《备急千金要方》） 取适量加水调成糊状，外敷于面部，每日 1 次，连续 1 个月为 1 个疗程。

3. 针灸按摩疗法

（1）毫针刺法

局部取穴：颧髎、下关、四白、颊车、阳白、迎香、地仓、承浆、阿是穴。

远部取穴：肝郁气滞者，配太冲、肝俞、行间、三阴交、气海等；脾虚湿蕴者，配足三里、三阴交、脾俞、阴陵泉；肾虚者，配太溪、三阴交、肾俞、关元、命门。

操作方法：面部穴位平补平泻；脾虚、肾虚配穴用补法。留针 30 分钟，每日 1 次，症状减轻后改为 2～3 日 1 次，10 次为 1 个疗程。

（2）神阙穴隔药饼灸

祛斑药粉制作：黄芪、当归、赤芍、羌活、白附子等量，混匀研细末备用；另用大黄、肉桂、冰片分别研细末备用。辨证属气滞血瘀证者，取祛斑药粉 10g 加冰片 1g；辨证兼胃肠积热或便秘者，在祛斑药粉中加大黄粉 2g；兼虚证者，在祛斑药粉中加肉桂粉 2g。

操作方法：常规消毒神阙穴，用温开水将药粉调成糊状，做成药饼填于脐中，上置蚕豆大艾炷点燃，燃烧至患者感觉局部发烫时除去，此为一壮，每次灸三壮。灸毕用塑料薄膜覆盖药饼，胶布固定，每周治疗 1～2 次，10 次为 1 个疗程。24 小时后自行将药饼取下，局部发痒者可提前取下。

（3）按摩疗法

取穴：太阳、阳白、四白、颧髎、颊车、迎香、地仓等。

操作方法：先在面部涂抹具有祛斑、美白功效的按摩膏或药物，再用双手在面部沿经络循行路线进行按摩，然后点压上述穴位，尤其是对色斑附近的穴位进行重点按摩，以达到促进血液循环、促进斑点消散的功效。每日 1 次，3～5 次为 1 个疗程。

【健康指导】

1. 护肤指导

（1）注意防晒 日晒对皮肤的伤害非常大，一是紫外线造成肌肤晒伤，产生色素沉着，造成皮肤颜色加深；二是紫外线加速黑色素的生成，是产生和加重黄褐斑的重要外在因素。因此，一定要做好防晒工作，可以戴帽子、打伞、涂抹防晒霜等。

（2）皮肤护理要点　禁用含有激素、铅、汞等成分的快速祛斑霜。美白是一个循序渐进的过程，皮肤的更新时间一般在28天左右，因此真正能看到效果至少也需要两个月的时间。那些快速美白的产品通常含有铅、汞、荧光剂等有害成分，会给肌肤带来严重的伤害。

2. 饮食宜忌　多食用富含维生素的蔬菜和水果，避免抽烟及喝酒、咖啡、可乐、浓茶等刺激性的食物或饮料。

3. 起居调养　保持心情舒畅、精神愉快，适当适量运动，保持充足的睡眠，不熬夜等。

复习思考题

1. 什么是黄褐斑，它有哪些临床特征？
2. 黄褐斑与雀斑如何鉴别？
3. 治疗黄褐斑为什么要注意防晒？

第五节　疣　目

【案例导入】

某男，18岁，右手食指圆形结节三年，渐增大。三年前无意中发现食指背面有小米大的结节，未予重视。随后结节逐渐长大，触碰后容易出血。现右手食指背面灰色结节，约豌豆大小，表面不平，呈乳头瘤样，质地较硬，有压痛。纳可，二便调，舌红，苔薄白，脉弦。

【概述】

疣目是一种发生在皮肤浅表的良性赘生物。好发于青少年，多见于手指、手背、足缘等处。皮肤和黏膜的损伤是引起感染的主要原因。中医学称之为"千日疮""枯筋箭""瘊子"等。

本病相当于西医学的寻常疣。

【病因病机】

中医学认为本病主要是外感邪毒，阻于肌肤，或肝失疏泄，气血失和，血瘀气滞聚结皮肤所致；或因外伤、摩擦，局部气血凝滞而成。

西医学认为该病是由人类乳头瘤病毒（HPV）通过直接接触传染，亦可自身接种扩散。

【临床表现】

1. 皮疹初起为针头大至绿豆大的疣状赘生物，以后体积逐渐增大，发展成乳头状赘生物，此为原发性损害，称母疣。此后由于自身接种，数目增多。

2. 皮疹呈半球形或多角形，突出表面，色呈灰白或污黄，表面蓬松枯槁，状如花蕊，粗糙而坚硬，剥之或针挑易出血。

【诊断要点】

1. 多发于青少年，好发于手指、手背、足缘等处。

2. 数目不等，初起多为一个，以后可发展为数个到数十个。

3. 初起为针尖大的丘疹，渐渐扩大到豌豆大或更大，呈圆形或多角形，表面粗糙，角化明显，质地坚硬，呈灰黄、污黄或污褐色，继续发育呈乳头瘤样增生，摩擦或撞击易于出血。

4. 一般无自觉症状，偶有压痛。病程缓慢，部分可自然消退。

【鉴别诊断】

1. 扁平疣　好发于青少年的病毒感染性疾病。皮损为淡黄色、褐色或正常皮肤颜色的扁平丘疹，针头、米粒到黄豆大小，数目很多，散在或簇集成群，多见于面部和手背，无明显的自觉症状，病程呈慢性。有时可自行消退，但也复发。可通过直接或间接的接触传染。

2. 鸡眼　多发于足底和趾间，皮损为圆锥形的角质增生，表面为褐黄色、鸡眼样的硬结嵌入皮肉，皮损中心皮纹消失，压痛明显，行走时疼痛。

【治疗】

1. 内治

（1）肝经郁热型

证候：皮疹初起，疣体较小，大便干结，心烦胁痛，口干口苦，舌红苔薄黄，脉弦。

治法：疏肝清热，活血消疣。

方药：清肝消疣方（经验方）加减。

（2）气滞血瘀型

证候：皮疹日久，疣体较大，数目较多，表面粗糙灰暗，质硬坚固，舌暗红有瘀点或瘀斑，脉弦或涩。

治法：活血化瘀，软坚散结。

方药：桃红四物汤加减。

2. 外治

（1）外洗　板蓝根、马齿苋、木贼草、香附、苦参、白鲜皮等中药各 20 ～ 30g，煎汤趁热泡洗疣体，每天 2 ～ 3 次。

（2）外搽　大黄 30g，红花 10g，莪术 30g，板蓝根 20g，紫草 15g，75% 酒精 500mL 浸泡 1 周后取药液外搽疣体。

（3）点涂　用鸦胆子、生石灰、乌梅各等份，研成细末，用时调成糊状点涂疣体，注意保护周围正常皮肤。

3. 针刺法　用针从疣顶部刺到基底部，周围再用针刺以加强刺激，针后挤出少量血液，3 ～ 4 天疣体可脱落。

4. 艾灸法　疣体数目少者可用艾灸法。疣体局部先用 75% 酒精消毒，然后将艾炷放置疣体上，点燃后任其烧灼，一壮烧完疣体未平者可烧第二壮，直至疣体消失为止。

【健康指导】

1. 饮食调护

（1）宜食用清热解毒食物，如绿豆、粳米、黄瓜、苦瓜、马齿苋、绿茶等。

（2）多食新鲜的水果和蔬菜，以补充足够的维生素。

（3）忌食鱼、虾、蟹等海鲜产品，以及葱、蒜、辣椒、烟酒等刺激性食物。

2. 预防保健

（1）注意个人和环境卫生，避免接触病毒。

（2）注意避免搔抓、摩擦疣体，以防自身接种传染导致病情加重。

（3）家庭内有人患病，其毛巾、脸盆、拖鞋等用品应隔离分开使用，并定期消毒，以免相互传染。

（4）加强体育锻炼，增强体质，增强抗病能力。

复习思考题

1. 疣目的临床特征有哪些，如何诊断？
2. 疣目主要的治疗方法有哪些？

第六节 粉 刺

【案例导入】

某女，24 岁，面部毛囊性丘疹、脓头反复十年，加重一周。十年前无明显诱因从前额开始出现毛囊性丘疹，小脓头，可挤出白色脂栓，反复发作，月经前及失眠、考试前加重。自行使用肤痔清、皮炎平等药膏，未见明显疗效。一周前因准备考试出现失眠，导致面部皮疹增多，按之疼痛。症见前额、两颊、下颏散在红色毛囊性丘疹，部分伴有小脓头。纳可，大便干燥，数日一行，失眠多梦，舌红，苔白，脉弦。

【概述】

粉刺是一种发生于毛囊、皮脂腺的慢性炎症性皮肤病，好发于面颊、额部和下颌，亦可累及躯干，以粉刺、丘疹、脓疱、结节、囊肿及瘢痕为特征，常伴皮脂溢出。好发于青春期男女，常称之为"青春痘""暗疮"等。中医学古代称"面疱""酒刺"。

本病相当于西医学的寻常痤疮。

【病因病机】

1. **肺经风热** 肺合皮毛，素体阳热偏盛，肺胃两经蕴热，循经上犯，熏蒸于面部、口鼻而致本病。

2. **脾胃湿热** 饮食不节，过食辛辣油腻刺激之物，损伤脾胃，致脾胃运化失职，湿热内生，结于肠内，不能下达，反而上逆，循经上熏，血随热行，上壅于颜面而成。

3. **痰瘀互结** 病程日久，热瘀互结阻滞经络，津液不得输布，煎熬成痰，痰热互结，局部出现结节，累累相连。

4. **情志失调** 肝气郁滞，或冲任不调，致使气滞血瘀，气郁化火，上犯颜面而发。

总之，痤疮的发病与肺热有关。临床中患者多为青年阳盛之体，阳常有余，多伴有热象，加之进食发物、精神紧张或外用品刺激等，则易出现热毒袭于上部而成为痤疮。病位在肺经，以实证居多。

西医学认为，青春期雄激素增多，使皮脂腺发育及皮脂分泌增加，毛囊、皮脂腺开口处角化异常，皮脂排出不畅，淤积在毛囊内形成脂栓，即"粉刺"；又因痤疮丙酸杆菌大量繁殖，分解皮脂，产生游离脂肪酸，刺激毛囊引起炎症；免疫异常加重了炎症反应。

【临床表现】

1. 初起为毛囊性丘疹，有白头粉刺及黑头粉刺，白头粉刺可挤出米粒样白色脂栓，黑头粉刺中央有一黑点；若发生炎症，粉刺发红，顶部发生小脓疱，其中充满了白色脓液，触之有硬结和疼痛感，破溃痊愈后，可遗留暂时色素沉着或有轻度凹陷的疤痕。随着病情发展，可形成结节、脓肿、囊肿等多种形态损害，愈后留下明显瘢痕，皮肤粗糙不平。

2. 常伴有皮脂溢出。

【诊断要点】

1. 好发于青春期男女，发病无性别差异，但女性发病年龄早于男性。

2. 好发于颜面、胸、背部多脂区。

3. 以粉刺、丘疹、脓疱、结节、囊肿及瘢痕为特征，常伴皮脂溢出。

4. 自觉可稍有瘙痒或疼痛，病程缠绵，往往此起彼伏，新疹不断继发，有的可迁延数年或十余年。

【鉴别诊断】

1. **酒渣鼻**　多在 30～50 岁之间发病，皮损主要见于鼻尖及面部中央，患部有毛细血管扩张，丘疹，脓疱。晚期可形成鼻赘。

2. **职业性痤疮**　常见于接触沥青、煤焦油及石油制品的工人，同工种的人常发生相同的皮损，除颜面部外，凡接触部位如手背、前臂、肘部亦有发生。其中职业、发病部位是主要鉴别点。

【治疗】

1. 内治

（1）肺经风热证

证候：颜面、胸背多发粉刺、红色丘疹，或有小脓疱，轻度痒痛；兼见口干渴，大便秘结，小便短黄，舌红，苔薄黄，脉浮数。

治法：清解肺胃热毒。

方药：枇杷清肺饮加减。脓疱多者，合五味消毒饮；口渴喜饮者，加生石膏、天花粉；大便秘结者，加虎杖。

（2）脾胃湿热证

证候：颜面、胸背皮肤油腻，皮疹红肿疼痛，有较多丘疹、脓疱、囊肿；伴口臭，腹胀，小便短赤，大便秘结；舌红苔黄腻，脉滑数。

治法：清热除湿解毒。

方药：茵陈蒿汤合黄连解毒汤。伴腹胀，舌苔厚腻者，加鸡内金、枳壳、陈皮；脓疱、结节较重，加白花蛇舌草、野菊花、连翘。

（3）痰瘀互结证

证候：病程较长，皮疹色暗红，以结节、囊肿、瘢痕为主；伴胸闷，纳呆腹胀；舌质暗红，苔黄腻，脉弦滑。

治法：除湿化痰，活血散结。

方药：二陈汤合血府逐瘀汤。伴囊肿或脓肿者，加浙贝母、皂角刺、野菊花；伴结节、囊肿难于消退者，加三棱、莪术、红藤、夏枯草。

2. 外治

（1）颠倒散　大黄、硫黄各等份研末，凉开水或茶水调搽敷，晚上涂面，早晨洗去。本品含有硫黄，具有一定的刺激性，女性或敏感性皮肤慎用。

（2）加味颠倒散（《新编中医皮肤病学》）　大黄、硫黄、丹参、冰片各等份。研成极细末，用30～40℃温水调成稀膏，或配成30%的洗剂外涂。本品含有硫黄，具有一定的刺激性，女性或敏感性皮肤慎用。

（3）二黄散（经验方）　大黄、黄柏等份，研细末，温水调成糊状，敷于患处，可保留整晚，第二天洗去。

3. 针灸治疗

（1）毫针刺法

主穴：大椎、合谷、阳白、颊车、四白、下关。

配穴：肺经风热者加曲池、肺俞、尺泽；脾胃湿热者，加足三里、内庭、丰隆、大肠俞；痰瘀互结者，加丰隆、阴陵泉、血海。

操作：多用泻法，留针30分钟，每日或隔日1次，10次为1个疗程。

（2）刺络拔罐

取穴：大椎、肺俞、膈俞。

操作：用三棱针或一次性采血针，快速点刺出血，然后用火罐或抽气管在上述穴位上拔罐，留罐10～15分钟。每周1～2次。

（3）皮肤针叩刺　局部用 75% 的酒精消毒后，用梅花针或七星针在皮损处叩刺出血，用小号玻璃罐或抽气罐拔罐，吸出少量血液。

4. 物理疗法　对于不能耐受或不愿接受药物治疗的患者，还可考虑物理治疗，如光动力疗法（PDT）、果酸疗法、激光治疗等。

【健康指导】

1. 护肤指导

（1）了解控油与保湿的关系　痤疮患者大部分具有油性皮肤，总觉得自己皮肤出油多，因此往往把控油作为第一重要的事情，所有的面部用品都是控油功效的，但控油效果却并不好，面部依然是"大油田"。其实，保湿对于护肤才是第一重要的事情。如果皮肤保湿工作没有做好，却本末倒置地去控油，易进一步导致干燥的皮肤出油增加。反之，保湿工作做好，皮肤出油就会逐渐减少。

（2）胸背部皮肤的护理　胸背部皮肤出油多时，尽量不要使用普通浴液来清洁，推荐选用香皂。因为浴液多具有滋润作用，不适合油腻的胸背部肌肤，如果每天使用有可能会造成皮损加重。而香皂清洁力较强，具有清除油脂的功效，洗浴时最好做到分区清洁。如果有条件还可以用身体磨砂膏给胸背部做磨砂护理，每周 1 次，清除老废角质，加速新陈代谢，促进病损痊愈。

（3）洁面水温的选择　人的面部皮肤温度是 32℃，因此洗脸时水温也应是 32℃，与面部温度相同。如果使用温度较高的热水，虽然能够有效祛除油脂，但会同时损伤对面部有保护作用的皮脂膜；如果使用温度较低的冷水，则易使皮肤毛孔收缩，油脂不易洗净，达不到理想的清洁效果。

（4）护肤品的选择

1）洁面乳：理想的洁面产品应该是既能清洁面部皮肤，又无紧绷之感。皂类容易刺激娇弱的面部皮肤，破坏皮脂膜，不建议使用。晚上使用泡沫洁面乳，可以有效清洁面部的灰尘和油脂等，早上则宜使用无泡的洁面乳，温柔清洁面部皮肤，减少刺激。

2）护肤水：建议使用清爽质地且不含酒精的护肤水，因为质地黏稠的护肤水易造成毛孔堵塞，加重皮损；含酒精成分的护肤水易刺激娇弱的面部肌肤。护肤水不能作为护肤的最后一步，因为它不含封包剂，无法保持皮肤角质层的水分，易造成面部干燥，出油增加。

3）乳液：建议使用专为油性皮肤设计的保湿乳液，含油分较少，薄涂于面部即可。

4）面霜：冬季可以使用清爽的面霜，以应对北方的寒冷和干燥。

5）底妆：选用油性皮肤适用的粉底液、遮瑕、粉饼，遮瑕美化皮肤的同时不会加重痤疮，卸妆时采用卸妆水而不用卸妆油。

2. 饮食指导

（1）平素饮食宜清淡，多吃新鲜的蔬菜、水果，多吃豆腐、豆浆、小米、玉米等杂粮。

（2）特别重要的是宜多喝水，切忌过量饮用饮料等制品。多饮水可以通利小便进而带出体内的湿热，而饮料则会增加甜味及色素等食品添加剂的摄入，不利于体内代谢废物的排出。

（3）禁忌甜食和甜饮料、辛辣及油炸食品。包括巧克力、奶油蛋糕、冰激凌、瓶装饮料。这些含有较高的糖分，会导致油脂分泌增多，面部出油增加；食入量多则会导致皮肤缺水、干燥，出油增加；油炸食品在制作过程中会吸收较多油脂，食入人体后易导致油脂分泌增加。

3. 调畅情志　树立信心，不忧伤，不苦恼，保持心情愉快。

复习思考题

1. 粉刺的临床表现有哪些？
2. 粉刺患者如何护理皮肤？

第七节　酒渣鼻

【案例导入】

某男，30 岁，鼻部发红反复三年，渐加重。三年前饮酒或者吃辛辣食物后鼻部出现红斑，有时候还会长出丘疹、脓疱，轻度疼痛。去医院就诊，给予甲硝唑、复方硫黄洗剂等药物治疗，未见明显好转。自发病以来，鼻部红斑逐渐加重，范围也有所扩大，鼻子显得又红又亮，而且粗糙不平，有时疼痛，纳可，眠可，大便干，三日一行。舌红，苔黄，脉弦。

【概述】

酒渣鼻是一种主要发生于鼻头及面部中央的慢性炎症性皮肤病，好发于颜面中部，以鼻尖、鼻翼为主，通常表现为外鼻皮肤发红，类似酒糟样，故又称"红鼻头""酒糟鼻"。多见于 30 ～ 50 岁中年人，女性多见。

本病相当于西医学的玫瑰痤疮。

【病因病机】

中医学认为酒渣鼻与素体阳热过盛，好食肥腻所致脾胃湿热，肺经积热等因素有关。

1. 肺经积热　肺开窍于鼻，感受外邪，郁而化热，热与血相搏，毒热外发肌肤，熏蒸于肺窍而发为本病。

2. 脾胃积热　脾胃素有积热，或平素喜饮酒，过食辛辣之品，故易生热化火，火热循经熏蒸，则络脉充盈，鼻部出现潮红。

3. 寒凝血瘀　湿热积于胃，蒸于肺，复遇风寒之邪客于皮肤，或以冷水洗面，寒主收引，以致瘀血凝结，鼻部先红后紫，久则变为黯红。

西医学认为，嗜酒、吸烟、刺激性饮食、消化道功能紊乱、精神因素、病灶感染以及长期作用于皮肤的冷热因素如高温工作、日晒、寒冷、风吹等，造成颜面血管舒缩功能失调，毛细血管长期扩张而致。

【临床表现】

1. 好发于面中部，特别是鼻部、两颊、前额、下颏等部位。

2. 皮损以红斑、丘疹、毛细血管扩张为主，依据临床症状，可分为以下三型。

（1）红斑型　面中部红斑伴毛细血管扩张。初期为暂时性红斑，时隐时现，遇到冷热刺激、情绪激动、饮酒、食辣则更加明显。日久红斑持续不退，逐渐发展为丘疹型，伴毛囊口扩张，皮脂溢出。

（2）丘疹脓疱型　在红斑期的基础上，出现丘疹或小脓疱，毛细血管扩张更加明显，纵横交错，颜色可由鲜红变成紫红色，迁延数年后，有些可发展为鼻赘型。

（3）鼻赘型　较少见。病程较长时，鼻尖部增生肥大，呈紫红色，表面凹凸不平，有大小不等的结节状隆起，毛囊口明显扩大，毛细血管显著扩张。

3. 无明显自觉症状。

4. 慢性病程，红斑型及丘疹脓疱型经治疗可好转，鼻赘型需要手术整形才有可能恢复原貌。

【诊断要点】

1. 本病多见于 30 ～ 50 岁中年人，女性多见。

2. 好发于颜面中部，以鼻尖、鼻翼为主，其次为颊部、颏部、前额，常对称分布。

3. 皮损表现为红斑、毛细血管扩张、炎症丘疹及脓疱等。病程缓慢，晚期可形成鼻赘。

【 鉴别诊断 】

1. 痤疮　好发于青春期男女，皮损多见于面颊、前额、胸背等处，表现为粉刺、丘疹、脓疱等多形损害，鼻部受累较轻。

2. 脂溢性皮炎　常见于皮脂溢出部位，如头面、腋窝、胸背部及腹股沟等，分布广泛，皮疹为红斑伴油腻性鳞屑，伴不同程度的瘙痒。

【 治疗 】

1. 内治

（1）肺胃热盛证

证候：鼻及颜面部潮红，表面光亮，重者红斑显著，瘙痒，受热后更红，大便干，口渴。舌质红，苔薄黄，脉滑数。

治法：清泄肺胃积热。

方药：枇杷清肺饮加减，去人参，加生石膏、栀子、苦参。皮脂较多，舌苔腻，加生薏米、生山楂、陈皮；红斑及毛细血管扩张明显者，加凌霄花、鸡冠花、玫瑰花、生槐花。

（2）血热毒蕴证

证候：多见于丘疹脓疱型。鼻及颜面除有红斑外，常有散在炎症小丘疹及脓疱，患处灼热疼痛，伴有口干、大便干结，小便黄。舌质红，苔黄，脉滑数或弦数。

治法：凉血清热解毒。

方药：凉血四物汤合黄连解毒汤加减。红斑、毛细血管扩张明显者，加紫草、茜草；脓疱明显者，加连翘、蒲公英、紫花地丁。

（3）血瘀凝结证

证候：多见于鼻赘型。鼻部暗红或紫红，表面凹凸不平，逐渐肥厚变大，形成紫红色结节状隆起，舌质暗红或有紫斑，脉弦涩。

治法：活血化瘀散结。

方药：桃红四物汤加减。鼻赘明显者加三棱、莪术、夏枯草。

2. 外治

（1）颠倒散　用于面部红斑、丘疹者，加凉水调至糊状。每晚临睡前涂于鼻部，次晨洗去，两周为1个疗程。

（2）四黄膏　鼻部见脓疱者，用纱布块涂药一层，贴于患处，用胶布固定，每日两次。

（3）灭螨方　冷湿敷，每次15～20分钟，早、晚各1次。

3.针灸治疗

（1）毫针治法

主穴：印堂、素髎、迎香、承浆、颧髎、禾髎、阿是穴。

配穴：曲池、合谷、肺俞、大肠俞、血海、足三里、三阴交、内庭。

操作方法：轻度捻转，得气后行平补平泻手法，要求面部穴位针感最好能向患处传导。留针20～30分钟，每2～3日1次。

（2）刺络拔罐法

取穴：大椎、脊柱两侧反应点。

操作方法：局部常规消毒，用三棱针在皮肤上点刺放血，然后用闪火法拔罐，10～15分钟起罐，局部再次消毒，无须包扎，隔日1次或每周2次。也可在第1～12胸椎两侧旁开0.5～1.5寸处寻找反应点，用三棱针挑刺后，挤出血1～2滴，隔日1次，5次为1个疗程。

（3）放血疗法　形成鼻赘者，可用三棱针局部点刺放血，以出新鲜血液为止。

（4）皮肤针疗法　患处用梅花针（七星针）轻刺，每日或隔日1次，15次为1疗程。

（5）火针疗法　局部常规消毒，针灸针在火上烧红后，迅速刺入红斑、丘疹、脓疱等。每周治疗1次，4次为1个疗程。

（6）耳穴敷贴法

取穴：外鼻、肺、内分泌、肾上腺。

操作方法：局部贴压王不留行籽，每日按压数次，以微痛或麻胀感为度。

【健康指导】

1.忌食辛辣、酒类等辛热刺激物，忌食咖啡、浓茶、高糖食物，多吃蔬菜水果，保持大便通畅。

2.避免冷、热刺激，不宜在夏季、高温、湿热的环境中长期生活或工作。

3.保持皮肤清洁，用温水洗脸，避免使用油性化妆品，禁止在鼻部病变区搔抓及挤压。

4.注意锻炼，合理营养，增强体质，保持精神愉快，提高机体免疫力。

5.不要擅自用药，用药前要咨询医生，以避免错误使用药品。

复习思考题

1.酒渣鼻的临床表现有哪些，如何诊断酒渣鼻？

2.酒渣鼻和痤疮如何鉴别？

第八节 白屑风

【案例导入】

某女，20 岁，头皮屑反复 3 年，伴瘙痒，加重 1 周。3 年前无明显诱因出现较多头皮屑，出油增多伴瘙痒，搔抓后头皮发红，甚至有破损。每于食辣及牛羊肉之后头屑增多、痒加重，曾外用去屑洗发露未见明显效果。1 周前因工作量增加，每日熬夜，情绪焦虑，头皮油腻。每日必须洗头，否则头发油腻打结，头屑增多，瘙痒剧烈，影响睡眠。口服舒乐安定及开瑞坦无效。现头皮油腻，头屑多，伴瘙痒，纳可，大便干燥，小便黄，舌红，苔黄腻，脉弦滑。

【概述】

白屑风是一种因皮脂分泌过多所引起的慢性炎症性皮肤病，以皮肤油腻光亮、瘙痒潮红，或白屑叠起，脱去再生为特征。因其多发于面部，故称之为"面游风"。多见于青壮年或婴儿，男性多于女性。好发于皮脂腺较多的部位。

本病相当于西医学的脂溢性皮炎。

【病因病机】

1. 风热血燥　平素血燥之体，复感风热，郁久转而化燥，肌肤失去濡养；甚或风邪郁久，耗血伤阴，血虚阴伤，肌肤失于濡养则生风化燥。两者互为因果，以致皮肤粗糙，表现以干燥型者为多。

2. 脾胃湿热　过食辛辣、肥甘、酒类，以致脾胃运化失常，生湿生热，湿热蕴积肌肤而成，表现以湿性皮损为主。

西医学认为该病是由于油脂分泌过多，导致马拉色菌、痤疮丙酸杆菌等寄生与繁殖，引起皮脂成分改变，主要是游离脂肪酸增多，刺激皮肤产生炎症反应。精神因素、嗜食油腻辛辣、维生素 B 族缺乏、嗜酒等因素均可诱发加重本病。

【临床表现】

1. 多发生在皮脂腺丰富的头皮、脸面、眉弓、鼻唇沟、耳前后、腋窝等处。可自头皮开始，向下蔓延，严重者泛发全身。

2. 多见于青壮年或婴儿，男性多于女性。

3. 皮损形态多样，有干、湿两个类型。

（1）干性者为大小不一的斑片，基底微红，上覆以糠秕状鳞屑，堆叠层起，梳头或搔抓时鳞屑易于脱落，且毛发干枯、稀疏，甚至脱发。

（2）湿性者多皮脂腺分泌旺盛，皮损多为红斑、糜烂、流滋，有油腻性的脱屑和结痂，头发细软，易于脱落，甚则秃顶。眉毛往往因搔抓折断而稀疏，严重者皮损泛发全身，或为湿疹样皮损。

4. 病程缓慢，常伴痤疮、酒渣鼻及脂溢性脱发。

【诊断要点】

本病的诊断要点为皮肤油腻光亮、瘙痒潮红，或白屑叠起，多发于皮脂溢出部位。

【鉴别诊断】

1. 银屑病　全身均可发生，不局限于皮脂溢出的部位。皮疹为红斑，表面覆以多层银白色鳞屑，有薄膜现象和点状出血现象。

2. 单纯糠疹　好发于面部，表现为圆形和椭圆形色素减退斑，表面覆有细小鳞屑，鳞屑不油腻，一般无自觉症状。

【治疗】

1. 内治

（1）风热血燥证

证候：皮疹表现为干性，好发于头面部，呈淡红色斑片，干燥脱屑，瘙痒明显，受风加重，毛发干枯脱落，伴口干口渴，大便干，舌质红，苔少，脉细弱或细数。

治法：祛风清热，养血润燥。

方药：消风散加减。皮损颜色较红者，加赤芍、牡丹皮、金银花；瘙痒较重者，加白鲜皮、白蒺藜。

（2）胃肠湿热证

证候：多见于湿性脂溢，发病较缓，皮损为潮红色斑片，有油腻性痂屑，甚至糜烂、渗出，瘙痒剧烈；伴有口苦，小便短赤，大便臭秽或溏；舌红，苔黄腻，脉滑数。

治法：清热除湿，理气通腑。

方药：茵陈蒿汤合平胃散加减。可加苦参、黄芩。糜烂、渗出较多者，可加黄柏、土茯苓、马齿苋。

2. 外治

（1）干性型

1）发于头皮者，用白屑风酊或侧柏叶酊外搽，每天2次。

2）发于面部者，以痤疮洗剂或颠倒散洗剂外搽，每天2次。

（2）湿性型　用青黛膏搽后，扑三石散；或用脂溢洗方（苍耳子30g，苦参15g，王不留行30g，明矾9g，煎水）洗面。

1）白屑多而痒者，用白屑风洗方，水煎温洗患部，每日1～2次，每次10～15分钟。

2）无糜烂渗出者，可用苦参酒、摩风膏外搽。

3）有少量渗出者，可用马齿苋、黄柏、大青叶、龙葵各30g，或单味30g，煎汤，放凉后外洗或湿敷患处，每次30分钟，每日2～3次。湿敷后，外搽青黛膏；或用脂溢洗方煎水洗头。

4）结痂多者，用5%硫黄软膏外涂，每日2～3次。

5）油腻多者，可用透骨草30g，皂角刺、侧柏叶各60g，煎水外洗，3天洗1次。

3. 针灸治疗

主穴：大椎、曲池、血海、阴陵泉。

配穴：血热风燥加风门、膈俞、肺俞、合谷；血虚风燥加三阴交、膈俞、足三里；胃肠湿热加丰隆、大肠俞、足三里、合谷。

操作方法：平补平泻，留针30分钟，每日1次或隔日1次，10次为1个疗程。

【健康指导】

1. 养生食疗

（1）山楂绿茶饮　山楂25g，绿茶2g，加入适量水同煎，煮沸后5分钟，取滤液饮用，温饮3次，日1剂。山楂功效为消食化积，行气散瘀，绿茶功效为清热、消食、生津、除湿，可缓解脂溢性皮炎的症状。

（2）薏苡仁萝卜缨粥　薏苡仁、萝卜缨、马齿苋各30g。将薏苡仁、萝卜缨、马齿苋洗净，萝卜缨和马齿苋切碎，加水适量，煮粥，每日1剂，1个月为1个疗程。此食疗法具有清热利湿功效，适用于湿热蕴结型。

（3）三豆冬瓜汤　取绿豆、赤小豆、白扁豆各50g，冬瓜750g，陈皮25g，猪肉150g，精盐适量。将冬瓜洗净，连皮带瓤切小块；猪肉洗净，切小块；绿豆、赤小豆、白扁豆去杂质，洗净；陈皮洗净。锅中倒入适量清水，上火，依次放入肉、冬瓜、三豆及陈皮，开锅后去浮沫，小火炖至肉烂瓜软时，加盐调味即可。此食疗具有健脾、清热、祛湿的功效，适用于脾虚湿热型。

2. 饮食指导

（1）平素饮食宜清淡，多吃新鲜的蔬菜、水果，多吃豆腐、豆浆、小米、玉米等杂粮。

（2）特别重要的是一定要多喝水，但切忌大量饮用饮料等制品。多饮水可以通利小便进而带出体内的湿热，而饮料则会增加甜味及色素等食品添加剂的摄入，不利于体内代谢废物的排出。

（3）禁忌甜食和甜饮料、辛辣及油炸食品。包括巧克力、奶油蛋糕、冰激凌、瓶装饮料。这些含有较高的糖分，会导致油脂分泌增多，面部出油增加，以及皮肤缺水、干燥；油炸食品在制作过程中会吸收较多油脂，食入后易导致油脂分泌增加。

3. 护肤指导

（1）皮肤由于新陈代谢，会在毛孔里排出一些皮脂、老废角质细胞等废物，加上残留的化妆品，空气中的灰尘等污染物，使得毛孔里有大量存积的污垢。因此，选用的洁面乳要能达到清除污垢的作用。

毛孔里的污垢呈酸性，因此洁面乳里必须要含有能中和酸的皂基成分，皂基成碱性。也正是因为这个原因，通常使用洗面奶过后会感觉皮肤轻微的干涩，此属于正常现象。但也不应该有紧绷甚至是蜕皮的现象，如果出现这种情况，则说明所使用的洗面奶碱性太强，并不适合皮肤。

另外一种洁面乳在使用过后有湿滑黏腻的现象，这种洁面乳里加入了无法水解的粗胶原蛋白，或者加入的是其他过量的"黏稠剂"类物质。此类洗面奶不仅不能清除毛孔里的污垢，相反会在皮肤表层形成一层黏腻的覆膜，对毛孔的新陈代谢极其不利。

理想的洁面产品应该是既能较好地清洁皮肤污垢，同时使用后又无明显的紧绷感。

皂类容易刺激娇弱的面部皮肤，破坏皮脂膜，不建议使用。晚上使用泡沫洁面乳，可以有效清洁面部的灰尘和油脂等，早上则宜使用无泡沫的洁面乳，柔和地清洁面部皮肤，减少刺激。

（2）洗发不要过勤，以每周1～2次为宜，使用性质舒缓的中性洗发液，使头皮得到很好清洁的同时，不会受到过度刺激。

4. 调畅情志　生活规律，睡眠充足。保持情绪稳定和心情舒畅，避免不良精神刺激。

复习思考题

1. 白屑风的症状有哪些？

2. 白屑风和银屑病有何不同？

第九节 油 风

【案例导入】

某男，35 岁，左前发际脱发两月余。两个月前经常熬夜工作，脑力消耗较多，突然发现左前发迹区出现圆形脱发斑，大约 1 元硬币大小。曾外用米诺地尔 5 日，无明显改善后停用。目前左前发迹有 1 元硬币大小圆形脱发区，头皮光亮，无新生毳毛。自觉腰膝酸软，耳鸣如蝉，眠差，多梦易醒，脑力大不如前，时感疲劳。舌淡红，苔白，脉细。

【概述】

油风是一种头发突然出现斑片状脱落的慢性皮肤疾病。头发片片脱落，脱落处的头皮光亮如涂抹油脂，因此而得名。本病的临床特点为头发突然发生斑块状脱落，脱发局部区域的皮肤正常或变薄，常无自觉症状，俗称"鬼舔头""鬼剃头"。

本病相当于西医学的斑秃。

【病因病机】

"肾藏精，肝藏血"，肝肾不足、精血不充，头发失去濡养、滋养，是油风的基本病机。

1. 血热风燥　进食过量的辛辣厚味，或情志不遂，抑郁化火，损耗阴血，血热生风，风热上窜颠顶，毛发失于阴血濡养而突然脱落。

2. 气滞血瘀　情志内伤，气机不畅，气滞血瘀致毛发失荣，及跌仆损伤，瘀血阻络，清窍失养致发脱不生。

3. 肝肾不足　肝肾亏损，精不化血，血不养发，肌腠失润，发无生长之源，毛根空虚而发落成片，甚至全身毛发脱落。

西医学认为，本病的病因尚未完全清楚，普遍认为斑秃是一种与遗传因素、环境因素相关的自身免疫性疾病。

【临床表现】

1. 精神刺激、精神紧张、过度劳累、睡眠不足、恐惧焦虑等容易导致此病的发生。

2. 任何年龄阶段、任何性别的人均可发病，但青年发病率较高。

3. 患者一般没有任何感觉，常常无意中发现，若不经过药物治疗，也可以痊愈。

4. 头发呈片状脱落，脱发区域呈圆形、椭圆形或不规则形，数目、大小不固定，表面光滑略有油亮光泽，边界清晰可见。

5.有些头发全部或几乎全部脱落，称为全秃；有些全身毛发脱落（包括体毛），称为普秃。

6.此病分为三个阶段，分别为活动期、稳定期和恢复期。活动期的脱发面积逐渐扩大，可见"感叹号"（"！"）状发；稳定期时脱发面积大小无明显变化，无"！"状发；恢复期可见新生的细绒毛，颜色淡或为白色，逐渐变为正常粗细和颜色。

【诊断要点】

头发突然片状脱落，脱发区域皮肤光亮如油，无自我感觉症状。

【治疗】

1. 内治

（1）血热风燥证

证候：突然头发呈片状脱落，偶见头皮烘热、瘙痒；心烦易怒，烦躁不安；舌质红，苔薄白或薄黄，脉弦。

治法：凉血疏风，养血护发。

方药：神应养真丹加生地黄、牡丹皮、桑叶。头部烘热明显者，加地骨皮；瘙痒剧烈者，加地肤子、白鲜皮。

（2）气滞血瘀证

证候：病程较长，缠绵难愈。常因精神刺激或外伤诱发，脱发区域可有刺痛感；伴胸胁胀痛，噩梦连篇，难以入睡；舌质暗红，有瘀点、瘀斑，脉弦细或涩。

治法：通窍活血，祛瘀生发。

方药：通窍活血汤加减。头痛者，加川芎、白芷；胸胁胀痛者，加延胡索、枳壳、香附；烦热难眠多梦者，加栀子、丹参。

（3）肝肾不足证

证候：病程日久，平素头发花白或焦黄，发病时头发大片均匀脱落，甚至全部脱光，偶见全身毛发脱落；伴头晕目眩，耳鸣耳聋，腰膝酸软；舌质淡，苔薄或无苔，脉沉细。

治法：滋补肝肾，养阴生发。

方药：七宝美髯丹加减。偏阳虚者，加补骨脂、巴戟天；偏阴虚者，加女贞子、旱莲草；腰膝酸软者，加杜仲、续断、桑寄生。

2. 外治

（1）生姜（或鲜毛姜），切片，搽患处，至有灼热感为度。或用姜汁外涂。每日数次。

（2）建议10%辣椒酊外搽，每日数次。

3. 针灸按摩疗法

（1）梅花针　梅花针叩刺局部脱发区域和沿头皮部足太阳膀胱经循行部位，以微渗血为度。同时可采用配穴，双鬓脱发加头维，头顶加百会、前顶、后顶，痒重加风池、风府，失眠加安眠，肾虚加肾俞、太溪。每日或隔日 1 次，每次大约 10 分钟，14 次为 1 个疗程。

（2）围刺法　脱发区域皮肤消毒后，毫针平刺脱发区域四周，留针 30 分钟，期间行针 3 ～ 5 次，隔日 1 次。

【健康指导】

1. 食疗养生

（1）侧柏桑椹膏　侧柏叶 50g，桑椹 200g，蜂蜜 50g。用法：水煎侧柏叶 20 分钟后去渣，再加入桑椹，文火煎煮半小时后去渣，加蜂蜜熬制成膏。每次一勺，温开水融化饮用，每日 1 次。

（2）核桃首乌川芎茶　核桃 30g，首乌 20g，川芎 5g。以上药材打碎，开水浸泡，代茶饮服。

（3）何首乌粥　制首乌粉 30g，粳米 50g，红枣 2 枚，白糖适量。粳米、红枣、白糖，放入砂锅内，加水 500mL，煮成稀粥状，后加入制首乌粉，轻轻搅匀，文火烧至数滚，粥汤呈黏稠状即停火，加盖焖 5 分钟即可。每日早晚温热顿服。

2. 调畅情志　精神愉悦，心情舒畅，睡眠充足，劳逸结合。

3. 头皮护理　加强头部护理，经常按摩头皮，发病期间不染发、不烫发。

复习思考题

1. 油风的临床特点有哪些？

2. 油风分为哪几个证型，如何辨证论治？

第十节　发蛀脱发

【案例导入】

某男，32 岁，近 1 年头发油腻伴稀疏细软。一年前开始，自觉头皮明显出油，从头顶部及前额部开始脱发，未规律治疗。现头发油腻，头皮潮红，毛发稀疏细软，头屑多，严重瘙痒，伴口苦，小便黄，大便黏，食后腹胀。平素伏案工作，长期久坐，缺少运动，饮食起居不节，喜食肥甘厚腻之品。舌红，苔黄，脉弦细。

【概述】

发蛀脱发是一种皮脂溢出日久的头顶部秃发性皮肤病。本病头皮油腻或白屑增多伴随脱发现象，像被虫蛀，因此得名。本病的特点为常有家族史，头部皮脂溢出过多或头屑增多，伴随不同程度的瘙痒，双鬓角及头顶部毛发变细软，甚至脱落，最终成为秃顶，青壮年男性多见。中医学文献中又称"蛀发癣"，俗称"谢顶""秃顶"。

本病相当于西医学的脂溢性脱发，又称男性脱发、雄激素性脱发、早秃、女性弥漫性脱发。

【病因病机】

本病初期多以血热风燥为主证，此外，脾胃湿热，循经上扰者也较常见，后期可出现阴血耗伤，肝肾不足之证。

1. 平素血热之体，复感风邪，或五志化火，或过食辛辣，耗血伤阴，进而化燥，致使阴血不能向上输布于颠顶，荣养发根，因此毛发干涸，发焦脱落。

2. 素体脾气虚弱，且过食肥甘厚腻之品，损脾伤胃，脾胃运化失职，水湿内聚化热，致使湿热上蒸颠顶，腐蚀发根，堵塞毛孔，导致头发黏腻而脱落。

3. 由于工作学习紧张，睡眠不足，用脑过度，耗伤阴血，久之劳伤肝肾，阴阳失衡，精血不足，则毛发生长无源，毛根空虚，头发脱落。

西医学认为本病的病因尚不清楚，可能是一种雄激素依赖的常染色体显性遗传疾病。脱发部位的 5α – 还原酶活性明显增高，产生的二氢睾酮可使毛囊萎缩，导致毛发数量减少。

【临床表现】

1. 以 20 ～ 30 岁青壮年男性为主，女性少见，多有家族史。

2. 从前额、鬓角开始，头发逐渐变纤细、稀疏，前发际向后退缩，逐渐向头顶部发展；或从头顶开始散在脱发，逐渐头顶、前发际毛发脱落。日久秃发区皮肤光滑见少量毳毛。女性的主要脱发区为头顶部，头顶毛发稀疏，但不会完全成片脱落，伴头皮油腻，或头屑增多。

3. 主要表现为头部出现脱发，皮脂溢出，头发油腻、光亮，头屑脱落，伴有不同程度瘙痒，少部分患者无皮脂溢出，而只是毛发发黄，发干脱落。

4. 病程大多缓慢，脱发的速度、程度因人而异，可在数年内达到老年脱发程度，多为永久性脱发。

【诊断要点】

多为青壮年男性，前发际、双鬓角、头顶部出现弥散性、渐进性脱发。

【治疗】

1. 内治

（1）血热风燥证

证候：头发干枯或焦黄，稀疏脱落；伴头皮白屑增多，瘙痒，头皮常见散在红色皮疹；舌质红，苔薄黄，脉弦数。

治法：凉血消风，润燥护发。

方药：凉血消风散加减。血分热甚，五心烦热，舌红或绛者，加赤芍、牡丹皮、女贞子、旱莲草；风热偏盛，头皮潮红，头屑多者，加桑叶、菊花。

（2）脾胃湿热证

证候：嗜食肥甘厚味、酒类，头发潮湿，如涂一层油或用水打湿，甚则数根头发彼此粘连在一起；伴随头皮鳞屑增多，油腻呈橘黄色，紧覆头皮，难于清洗，瘙痒；舌质红，苔黄腻，脉滑数。

治法：健脾祛湿，清热生发。

方药：祛湿健发汤加减。头发潮湿或多油者，加蚕砂、赤茯苓、生山楂；瘙痒较重者，加菊花、苦参、蔓荆子。

（3）肝肾不足证

证候：病程较长，头顶、前发际头发稀少或完全脱落，脱发处头皮光亮；伴随头晕，耳鸣，眼花，腰膝酸软；舌质淡红，少苔，脉沉细。

治法：滋补肝肾，养血生发。

方药：七宝美髯丹合二至丸加减。头晕耳鸣，腰膝酸软者，加桑寄生、杜仲、续断；阴虚火旺者，可用知柏地黄丸加女贞子、旱莲草。

2. 外治

（1）头发油腻，头皮瘙痒严重，毛发稀疏者，可用脱脂水剂，或透骨草水剂，外洗，每周 1～2 次。

（2）毛发稀疏脱落者，用生发健发酊，外涂，每日两次。

3. 针灸治疗

（1）体针

主穴：百会、四神聪、头维（双）、生发穴（风池与风府连线中点，双侧）、翳风。

配穴：皮脂溢出过多者，配上星；失眠者，配安眠穴。

手法：平补平泻，针刺得气后留针 30 分钟，或加用适量电流刺激，每日 1 次或隔日 1 次，10 次为 1 个疗程。

（2）耳针　选取肺、肾、肝、交感、内分泌等，针刺或采用压豆法，隔日 1 次。

（3）头三针　选取两个固定穴位：防老（百会穴后 1 寸），健脑穴（风池穴下 5 分）；一个机动穴：上星穴（油脂分泌多者取之），头皮瘙痒者加大椎穴。防老穴针刺斜向前方，针柄须紧贴患者头皮，进针 1 分，留针 15 ～ 30 分钟，每日或隔日 1 次，10 次为 1 个疗程。

【健康指导】

1. 食疗养生

（1）黑芝麻桑叶汤　黑芝麻 30g，桑叶 10g，生地黄 15g，何首乌 20g。加水 250mL，煎汤服用，每日两次。

（2）祛脂茶　枸杞子、山楂、菊花、荷叶各 1 份，乌龙茶 2 份，每次取 10g，用开水泡饮，每日 3 次。

（3）首乌茶　制何首乌适量，研细末，水冲泡，加盖 3 ～ 5 分钟，每日多次，代茶饮服。

2. 饮食调节　少食辛辣、肥甘厚腻的食品，少饮酒及咖啡类饮料；清淡饮食，常食用山楂、草莓之类新鲜蔬果食物，可改善头发的油腻感。

3. 生活调理

（1）头发一般 2 ～ 3 日清洗 1 次即可，不宜过勤，清洗时应用舒缓不刺激的去油洗发液，而不用碱性的洗发液。

（2）避免过度劳累紧张，需作息规律，不熬夜。

复习思考题

1. 发蛀脱发的特点是什么？

2. 发蛀脱发血热风燥证的证候、治法及方药分别是什么？

第十一节　手足皲裂

【案例导入】

某女，48 岁，双侧足跟皮肤干燥、裂痕伴疼痛 3 年。患者 3 年前无明显诱因，出现双足跟干裂疼痛。遂就诊于某医院，诊断为手足皲裂，予润肤膏治疗后好转。后每年秋冬季节复发。现双侧足跟皮肤干燥、裂痕伴疼痛。平素乏力、气短，头晕心慌，进食量少，二便调。月经量少，质稀，2～3月一行。

【概述】

手足皲裂是一种手足皮肤干燥、皲裂的皮肤病。本病的特点是手足皮肤增厚、粗糙、干燥、皲裂。冬季常见此病，好发于手工劳动者及中老年人。中医学又名"皲裂疮""皴裂疮""裂口疮""干裂疮""皴痛""肉裂"等。

本病相当于西医学的手足皲裂。

【病因病机】

气血失和，又为风寒燥冷所伤，血脉凝滞，燥盛枯槁，肢体末端皮肤失养而致。

西医学认为人体掌跖部位皮肤角质层较厚且无毛囊和皮脂腺，受到摩擦可变厚而失去弹性。因此受到外界刺激，如干燥环境、酸碱溶液、机械摩擦等，容易发病。

【临床表现】

1. 好发于手指屈侧、手掌、足跟、足趾外侧等角质层厚或经常受摩擦、牵拉的部位。

2. 皮损特征为沿皮纹发展的深浅不一、长短不等的裂隙。

3. 发生于任何年龄，老年人多见。

4. 好发于秋冬季节。

5. 根据发病的严重程度，分为三度，Ⅰ度为皮肤干燥有裂隙，但仅限于表皮，无出血和疼痛；Ⅱ度为皮肤干燥皲裂达到真皮层，疼痛但无出血；Ⅲ度为皮肤明显干燥，裂隙可达真皮层和皮下组织，常有出血、触痛或灼痛等。

6. 根据病情严重程度的不同，可有出血和疼痛。

【诊断要点】

手指屈侧、手掌、足跟、足趾外侧等角质层厚或经常摩擦的部位，皮肤干燥粗糙皲裂，并可伴疼痛、出血。冬天干燥季节加重。

【治疗】

1. 内治

血燥证

证候：手掌、足跖部皮肤干燥粗糙、增厚，甚至皲裂、出血，疼痛，冬季加重。

治法：养血润燥。

方药：当归饮子加减。血瘀明显者，加桃仁、红花。

2.外治

（1）外用油剂　三油合剂外用（蛋黄油、大枫子油、甘草油等量）。

（2）泡洗剂

1）先用陈皮葱白汤煎汁，趁热浸泡患处，持续 10～15 分钟，擦干，再外搽润肌膏。

2）当归饮子加减泡洗：当归 30g，白芍 30g，生地黄 30g，川芎 15g，荆芥 20g，防风 20g，白鲜皮 30g，地肤子 30g，鸡血藤 30g，苦参 30g，紫草 30g 等。先将药物用冷水浸泡半小时，煎煮两次，每次煎煮约 30 分钟，将两次药液混匀，泡洗患处，每日两次。

（3）药烘疗法　患处搽润肌膏、20% 白及软膏或风油膏，用电吹风机热烘，每次 30 分钟，每日两次。

（4）贴膏疗法　视病情分别选用伤湿止痛膏、皲裂胶布膏、橡皮膏或太乙膏、白及硬膏，贴于患处。

【健康指导】

1.食疗养生　核桃芝麻膏：核桃仁 20g，芝麻 10g。共捣烂研末，加蜂蜜 15g 调匀，涂抹患处。

2.生活调护

（1）养成护手的习惯，平时准备 5 支小包装的护手霜，分别放置于洗手池边、手包内、办公桌抽屉内、工作服衣兜内、床头柜上。目的就是保证能够在洗手后及时涂用护手霜，从而达到细心呵护"第二张脸"的目的。

（2）加强个人防护，平时尽量不徒手使用洗衣粉、洗涤灵或碱面，入冬应定期用温水浸泡手脚，及时外涂润肤膏。

（3）因职业原因而引起的皲裂，应加强劳动保护，严格遵守操作流程，尽量避免手脚直接接触有毒物品。

（4）及时治疗手足慢性皮肤病，如手足癣及湿疹等。

复习思考题

1.什么是手足皲裂？外用疗法有哪些？

2.如何使用护手霜？

第十二节　日晒疮

【案例导入】

某女，23 岁，3 天前去海边游玩，阳光曝晒后出现颜面部红斑，双颊较重，皮肤红肿，紧绷感，少量水疱，触诊皮肤发热，轻度疼痛，中重度瘙痒，自觉面部灼热。纳眠可，大便每日一行。舌红，苔黄，脉数。

【概述】

日晒疮是皮肤曝晒于阳光下所引起的皮肤炎症。临床上以曝晒部位发红、肿胀，皮肤表面光亮，有紧绷感，有时起水疱，自觉瘙痒、灼热、刺痛为特征。

日晒疮病名首见于明《外科启玄》，该书曰："三伏炎天，勤苦之人，劳于工作，不惜身命，受酷日晒曝，先疼后破而成疮者，非血气所生也。"指出本病多发生于盛夏，尤其强调"酷日晒曝"是本病主要病因。

本病相当于西医学的光源性皮肤病，包括日光性皮炎、多形性日光疹、植物 – 日光性皮炎等。

【病因病机】

1. 本病多由素体禀赋不耐，肌肤腠理不密，不能耐受日光曝晒，热毒容易外侵，灼伤刺激皮肤，甚至热毒蕴结于肌肤，而致皮肤焮红漫肿。

2. 湿热内蕴，又反复日晒，盛夏暑湿与热毒之邪侵袭，与内湿相搏壅滞于肌肤，而出现红斑、水疱、糜烂等病变。

西医学认为超过机体耐受程度的紫外线照射等是发病的主要原因。也可能与遗传、内分泌、微量元素、代谢异常等有关。

【临床表现】

1. **日光性皮炎**　多发于妇女、儿童，于盛夏及春末夏初多见。一般无潜伏期，大多在日光照射后数小时或数十小时内发病，皮疹见于日光照射部位，如颜面、颈部、前臂等处多发，病情轻重程度与光线强度、照射时间、肤色、体质等有关，临床可根据轻重程度分为一度晒伤和二度晒伤。

（1）**一度晒伤**　局部皮肤表面于日光照射后出现弥漫性红斑，边界清晰，24 ～ 36 小时达高峰，2 ～ 5 天皮肤损害逐渐减轻，皮损处可出现鳞屑，少数较为严重的皮损，在愈后可遗留色素沉着。

（2）二度晒伤 局部皮肤日晒后出现肿胀、皮肤紧绷感，甚至出现水疱或大疱，疱壁紧张，水疱内有淡黄色液体，疱液清晰，有灼痛或刺痒感，水疱破裂后可出现糜烂、结痂，一般 1 周后恢复，愈后留有色素沉着。部分可伴有发热、头痛、恶心呕吐等全身症状，严重者可出现心悸、谵妄或休克。

2. 多形性日光疹 多发于成年人，女性多见，好发于春夏季，秋冬季缓解或消退，但来年又可复发，病程缓慢，自觉瘙痒，部分可有家族光过敏史。皮疹常见于面颊、鼻背、颈部、胸上部"V"形区、前臂、手背等曝光区，呈多形性，包括红斑、丘疹、水疱、大疱等，但常以一种形态为主。

3. 植物－日光性皮炎 发病前有大量食用光感性蔬菜及日光曝晒史，潜伏期由数小时到 1～2 日不等，好发于颜面、手背、前臂等露出部位，多对称性出现，伴有非凹陷性浮肿，皮肤紧绷发亮，并可见瘀斑，严重者发生水疱、血疱、坏死等。发于颜面者肿胀较明显，常导致不能睁眼。自觉瘙痒和疼痛，有时可伴有发热、头痛、头晕、胸闷、恶心呕吐等不适。病程多可自愈，轻者 1 周即可消退，重者往往持续 2～3 周或更久。

【诊断要点】

1. 多发于盛夏及春末夏初。

2. 有日光曝晒史，植物－日光性皮炎发病前有食用光敏性蔬菜或接触有关植物史。

3. 皮疹以光照部位为主、为重，每遇日晒后发病或加重，避光及停止日晒后病情好转。

4. 必要时可行光斑贴试验和紫外线红斑反应试验等检查。

【鉴别诊断】

1. 漆疮 有接触刺激物史，皮损发于接触刺激部位，与日晒无关，可发生于任何季节。

2. 湿疮 皮损呈多种形态，发生的部位与光线照射和季节的关系不大。

【治疗】

1. 内治

（1）热毒侵袭证

证候：日晒后皮肤弥漫性潮红、肿胀，或见密集红色丘疹，严重者可出现水疱、血疱，多见于夏季日光照射部位，局部可有刺痛、灼热、瘙痒等感觉，可伴发热、头痛、口苦、大便干结、小便短赤等症，舌红或红绛，苔黄，脉弦数。

治则：清热解毒凉血。

方药：清营汤加减。可加青蒿、生薏苡仁。身热、口苦、汗出者，加白虎汤。

（2）暑湿热毒证

证候：日晒后皮肤弥漫性潮红、肿胀、水疱、糜烂、渗液较多，瘙痒显著，伴有发热、胸闷、纳呆，大便干结，小便黄赤，舌红，苔白腻或黄腻，脉滑数或濡数。

治则：清暑利湿解毒。

方药：三石汤合清暑汤加减。皮损红肿明显者，加牡丹皮、白茅根；头重如裹、胸脘痞闷者，加鲜藿香、鲜佩兰、厚朴。

2. 外治

（1）外搽以遮光、止痒、消炎为原则，可酌情选用三黄洗剂、炉甘石洗剂、甘草油等。

（2）湿敷用于糜烂、渗液较多的皮损，用生地榆、马齿苋等分水煎，待凉后湿敷患处。或用马齿苋、蒲公英等分水煎，待凉后湿敷患处，每日 2～3 次。

（3）局封疗法，适用于慢性苔藓化及斑块性皮损。去炎松混悬液，于皮损内或皮损下注射。

3. 针灸治疗

（1）发于头面者，取穴人中、巨髎、颊车、劳宫等穴，用泻法，留针 15 分钟；发于四肢者，取外关、劳宫、合谷、太溪、昆仑等穴，用泻法，留针 15 分钟。

（2）针刺曲池、合谷、足三里、太冲、阿是穴等，用泻法，强刺激。

【健康指导】

1. 饮食调护　晒伤后注意避免食用辛辣刺激、海鲜等发物。

2. 生活调护

（1）经常参加室外锻炼，增强皮肤对日晒的耐受能力。

（2）尽量避免在上午 10 时到下午 2 时日光照射最强时的户外活动或减少活动时间。

（3）应该在外出前及时涂足量且足够倍数的防晒霜，在室外尽量避免曝晒，可以选择太阳伞、遮阳帽及长衣长裤等方式进行防护。随着室外活动时间的延长，也要及时补涂防晒剂；化学性防晒剂由于参与光反应，有效性持续减低，所以应该及时补涂，一般建议室外活动时使用 SPF30+ 防晒用品，每两小时补涂一次，室内可用 SPF30 的防晒产品，每天早上中午各一次即可。物理性防晒剂中的有效成分不会因为参与光反应而减少，但可能会因为摸、搔等动作而被蹭掉，因此也有必要及时补涂。

（4）地面、墙壁、玻璃等都能反射部分紫外线，最终到达皮肤表面的紫外线并不比直晒的紫外线少。因此皮肤裸露面积较大时，也要在裸露部位使用足量的防晒霜，尤其是手、颈、眼、唇、耳等容易被忽视的部位。

（5）晒伤后应进行冷敷，可就近购买冷藏矿泉水，用毛巾或纸巾沾湿后轻轻敷在受损皮肤表面，避免摩擦而造成的二次损伤。降低局部温度后，使用合适的晒后修复用品。

（6）晒伤后的皮肤一定要注意避免刺激，平时常用的护肤品可能已经不再适合此时的皮肤环境，应选用更为安全、敏感肌适用的药妆护肤品。

复习思考题

1. 日晒疮的诊断要点是什么？

2. 日晒疮如何护肤？

第十三节　油灰指甲

【案例导入】

某男，58岁。左足拇趾甲肥厚变色半年。半年前无明显诱因出现左足拇趾甲颜色变黄、甲板增厚，趾甲变脆，甲下粉渣样改变，病甲无瘙痒、疼痛等自觉症状。无头晕、胸闷，无恶心呕吐，纳眠可，大便1～2日一行，小便可。既往有患足癣、糖尿病史。否认食物及药物过敏史。辅助检查：真菌镜检（＋）。

【概述】

灰指（趾）甲是发生于甲部的真菌病。因其指（趾）甲失去光泽，变色增厚，甲壳色似油煎，故中医学称之为油灰指（趾）甲，又名鹅爪甲。其特征为甲变色增厚，破损变形。本病常由鹅掌风、脚湿气、圆癣、阴癣等传染而来。夏季易发生，中老年患者多见。既可发于一手一足，亦可发生于双手双足；既可发于一个爪甲，也可多个爪甲同时患病。病后指（趾）甲多呈灰黄色，凸凹不平。

本病相当于西医学的甲癣。

【病因病机】

本病多由于脚湿气、鹅掌风等迁延日久，蔓延至甲板，与湿毒之邪相合，湿毒内蕴，爪甲失去荣养所致。

西医学认为，本病常继发于手、足癣，由皮肤癣菌即毛癣菌、小孢子菌和表皮癣菌等感染侵犯甲板而发病。

【临床表现】

初起发病在爪甲远端，或至甲缘，有灰白斑点，逐渐扩大，时而相融，甲表面失去光泽而呈灰黄色或灰白色，继则指（趾）甲出现高低不平、逐渐增厚或蛀空而残缺不全。有3种不同表现。

1. 增厚型　甲缘增厚，渐至整个指（趾）甲肥厚，甲壳变脆，凸凹不平。

2. 萎缩型　甲板萎缩色白，或见甲缘蛀空呈蜂窝状，或见甲壳与下方分离，或见爪甲枯脆而脱落。

3. 破损型　甲板部分增厚，边缘破损，略呈草绿色，少数甲沟可见红肿，甲板高低不平。轻者仅 1 ～ 2 个指（趾）甲受损，重者所有指（趾）甲皆可传染。由于脚气患者较多，故脚趾甲较手指甲多见。一般无自觉症状，但指（趾）甲过厚，也可伴有疼痛感，病程缠绵，难于治愈。

【诊断要点】

1. 本病继发于鹅掌风、脚湿气、圆癣、阴癣等，中老年患者多见。

2. 指（趾）甲变形，失去光泽而呈灰白色，状如油炸。出现高低不平，增厚或蛀空。

3. 病程缠绵，一般无痛痒感。

【治疗】

油灰指甲的治疗，需要 12 ～ 16 周的时间，因为手指甲从根部生长至末梢需要大约是 12 周的时间，趾甲从根部生长至末梢需要大约是 16 周的时间。一般需要观察一个月，如果根部出现大约 1mm 的粉色新甲，提示治疗有效，要坚持用药，直至新甲完全代替病甲。

1. 内治法　本病一般不需内服中药治疗，但当外治效果不理想时，可辅以内治法。

（1）肝阴不足证

证候：病程日久，多指（趾）甲蔓延，甲枯色白，增厚变形，舌质红，苔薄白。脉细。

治则：补养肝血杀虫。

方药：当归补血汤加减。

（2）气虚血瘀证

证候：病程日久，多指（趾）甲蔓延，甲床紫暗，加厚变形，舌暗淡，苔白腻，脉细涩。

治则：活血化瘀杀虫。

方药：血府逐瘀汤加减。

2. 外治法

（1）搽药疗法　首先消毒病甲，先以锋利刀片将病甲轻轻削去，以不出血为度，然后搽药，可使用蚕豆大小棉球浸药水，置于甲壳上，每次半小时，每日 2～3 次，直到新甲长出为止，可选用灰指甲药水 1 号或 2 号。

（2）布包疗法　用凤仙花 30g，明矾 9g，土大黄 3g，凤仙花梗 1 棵，枯矾 6g，共捣烂，用麻布包在患甲上，每日换药 1 次。亦可选用硫黄、6% 水杨酸软膏包甲，每日换药 1 次。注意用软膏涂搽以保护趾甲周围的皮肤。

（3）贴膏疗法　外用黑色拔膏棍，将药膏加温外贴患甲，3～5 天换药 1 次。

（4）涂甲疗法　用 5% 浓碘酊，或复方土槿皮酊，或 30% 冰醋酸，直接涂于病甲，每日 1～3 次。注意用软膏涂搽以保护趾甲周围的皮肤。

（5）浸泡疗法　浸泡前先将病甲削薄，可选用醋泡方，每次浸泡 30 分钟，使甲壳软化后，用刮刀将污物刮去。每日 1 次。

【健康指导】

1. 指甲护理

（1）确保指（趾）甲清洁　彻底清除指（趾）甲上的残污余垢，可把手指放入温皂水或放一片柠檬的水中浸润片刻，使甲缝中的污垢浸出并使甲皮变软。如果指（趾）甲比较干燥，可改用橄榄油或杏仁油浸泡。

（2）使用护甲霜　指甲护理霜能帮助滋润、软化指甲边缘的死皮和滋养甲面。于每日睡前，在指（趾）甲上涂上护甲霜，然后按摩至吸收。

（3）美甲后的护理　频繁美甲，对指甲的伤害很大。指甲油长期覆盖在指（趾）甲上，不仅使指（趾）甲变黄，还会使指（趾）甲变得脆弱且易断裂。在涂指甲油前，最好先涂一层指甲保护剂，除了可以防止指甲油色素沉淀，还能使指（趾）甲表面光滑、光亮并易于着色。因此，即使指甲油能够持久不脱落，也最好在涂上甲油的 2～3 天内卸除干净，随后在 1～2 天内做好指甲保养，让指甲透透气，再涂指甲油。并且不要一天涂几次甲油或反复清洗再涂，这易使指甲形成"二层指甲"。

在日常生活中要时刻注意指（趾）甲的保养。清洁环境卫生、劳动时一定要戴上手套；接触具有刺激、腐蚀性的物品时要戴上防护手套，或涂抹一层防护膏；工作之后要立刻清洗双手，涂上护肤霜；用指甲去抠、抠某些物品时，要注意保护指甲，避免对指甲造成损伤；患有手足癣、圆癣、阴癣等疾病的患者，要积极治疗癣病，控制及消除真菌感染；锻炼身体，提高免疫力等。只有方方面面都注意到，才能拥有光滑、红润、不变形、不粗糙、薄厚均匀的漂亮指（趾）甲。

2. 饮食调护

（1）摄取丰富的营养　指（趾）甲是由角质组成的，而角质主要是由蛋白质和钙构成，所以富含蛋白质和钙的食物是保有健康亮泽指（趾）甲的关键。其他的营养成分包括锌、钾和铁以及维生素 A 和维生素 B。建议每日摄入牛奶、鸡蛋、瘦肉、豆浆等富含动物蛋白和植物蛋白的食物。

（2）醋对手指的妙用　每天饮用少量的果醋可以防止指甲的断裂，增强钙质的吸收，使指甲坚硬和亮泽。除了果醋以外，饭前饮用一杯加有醋的水或在汤中加少许醋对指甲的健康都是大有裨益的。

复习思考题

1. 油灰指甲的诊断要点是什么？
2. 甲病的健康指导有哪些？

第十四节　唇　风

【案例导入】

某女，32 岁。口唇红肿伴瘙痒 1 周，加重 3 天。1 周前无明显诱因出现口唇周围红肿，3 天前食辛辣食物后加重。现口唇红肿，伴轻度渗出流水，渗出后干燥结痂，少量脱屑，伴轻度疼痛、中度瘙痒。纳眠可，大便每日 1 ～ 2 次，小便黄。舌红苔黄腻。脉滑数。

【概述】

唇风是因风热湿邪侵袭，或脾胃湿热之气蕴结，上蒸于口唇所致。以口唇红肿、痛痒，日久破裂流水，或脱屑，或有嘴唇颤动为主要表现的口腔疾病。唇风好发于下唇。

本病相当于西医学的慢性唇炎。

【病因病机】

本病多由风火湿热，外侵口唇所致。

脾主口，其华在唇；足阳明胃经环口唇；平素嗜食辛辣肥甘厚味者，脾胃湿热之邪内生，复感风邪，引动湿热之气上蒸，搏结于口唇部而成；或阴虚血燥，口唇失于滋养；或脾气虚弱，外感燥热之邪；或温热病后，伤阴化燥，燥邪循经上熏。

【临床表现】

1.唇部红肿发痒，灼热疼痛，嘴唇时有颤动；或自觉唇部干燥，瘙痒不适。

2.常自咬嘴唇，或揭去未脱落的鳞屑、痂皮，从而出现疼痛。

【诊断要点】

1.病史　多有唇部灼热痒痛反复发作病史。

2.临床表现　唇部红肿发痒，灼热疼痛，嘴唇时有颤动；或自觉唇部干燥，瘙痒不适。患者常自咬嘴唇，或揭去未脱落的鳞屑、痂皮，从而出现疼痛。

3.局部检查　唇部鲜红肿胀、糜烂、渗液、结痂；或肥厚，触之唇部可有结节感如豆大，质软不硬；或唇部表面干燥、脱屑，色暗红，或有纵型裂沟、结痂，揭去痂皮易出血、疼痛。

【治疗】

1.内治

（1）胃经风火证

证候：起病迅速，初发时唇部发痒，色红肿痛，继而干裂流滋，伴口渴口臭，喜冷饮，大便秘结。舌质红，苔薄黄，脉滑数。

治法：清热泻火，凉血疏风。

方药：双解通圣散加减。

（2）脾胃湿热

证候：唇部肿胀稍红，糜烂，渗液，结痂，自觉痒痛，灼热。不思饮食，脘腹胀满，尿黄，舌红，苔薄黄或黄腻，脉滑数。

治法：健脾和胃，清热除湿。

方药：清脾除湿饮加减。

（3）阴虚血燥证

证候：口唇干燥，破裂，脱屑，痂皮，伴心烦急躁，手足心热，舌红少苔，脉弦细。

治法：滋阴清热，养血润燥。

方药：玉女煎合六味地黄丸加减。

（4）气虚风盛证

证候：唇风日久，淡红肿胀，破裂流水。伴气短乏力，食少腹胀，大便溏泄，逐渐消瘦。舌质淡红，苔薄白，脉细数。

治法：健脾益气疏风。

方药：参苓白术散加减。

2. 外治

（1）选用黄连膏、紫草油等外搽患处，每日 3～4 次。适合干裂、痒痛为主要表现者。

（2）选用橄榄散、青吹口散，香油调涂，每日 1～2 次。

（3）蛋黄油外涂，每日 2～3 次。

3. 其他疗法

（1）针刺疗法

主穴：合谷、足三里、阴陵泉。

配穴：曲池、解溪。

操作方法：平补平泻，留针 30 分钟，每日 1 次。

（2）局部放血

常规消毒下唇，用三棱针点刺红肿处，挤出 2～3 滴血后，用消毒干棉球擦净，搽四环素软膏，每天 1 次。

【健康指导】

1. 护肤指导

（1）紫外线也会给唇部带来伤害，要避免烈日曝晒。可使用含有一定防晒指数的润唇膏、唇彩、唇釉等。

（2）定期使用蜂蜜或橄榄油进行唇部护理，清洁唇部，保持唇部湿润，尤其是季节交替、空气干燥时，要勤做护理。

（3）尽量选用优质的护唇产品，因为劣质产品中蜡质过多，影响唇部皮肤新陈代谢。

2. 生活调护

（1）改正舔唇、咬唇或撕揭唇部死皮等不良习惯。唇部干裂起皮时，不要用手撕揭，可先用温水纱布湿敷 5 分钟，取下纱布后马上涂护唇膏。

（2）减少烟酒刺激，少食辛辣厚腻之品，多喝水、多吃蔬菜水果。常服健脾、利湿之品，如薏米、芡实、荸荠、赤小豆等煎汤饮。

复习思考题

1. 唇风的诊断要点是什么？
2. 唇风的护理要点是什么？

下篇　美容保健

第七章

面部肌肤养护

【学习目标】

1. 熟悉　清洁和卸妆、保湿、防晒的方法与产品的选择。
2. 了解　清洁和卸妆、保湿产品的主要成分。

第一节　清洁和卸妆

【概述】

清洁是皮肤护理的一个重要步骤，也是最先进行的一个步骤，其作用不仅是保持健康卫生，也是为了使皮肤保持光彩润泽，避免和减轻皮肤疾患。即使是很少使用护肤品的男士，也需要进行皮肤清洁。如何正确地进行皮肤清洁工作，是每个人都需要掌握的知识。

【病因病机】

皮肤代谢产生的污垢是指附着在皮肤表面的垢着物，会影响毛孔通畅，妨碍皮肤和黏膜正常生理功能的发挥。污垢主要是人体产生、分泌或排泄的代谢产物，其中包括老化脱落的表皮细胞、皮脂、汗液、黏膜和腔道的排泄物，以及外界环境中的微生物、灰尘、各类化妆品和外用药物的残留等。由于面部皮脂腺发达，分泌的油脂多，暴露于空气的时间长，所以面部产生的污垢最多，此时如果清洁不到位，易阻塞毛孔，长此以往，则会令肤色发黄、毛孔粗大，油性和混合性肌肤易患痤疮等疾病。如果没有得到定期的清洁，油脂不断氧化变深，再与大气之中的颗粒物结合，最终形成油腻、晦暗的皮肤外观，这种油腻和晦暗不断加重，最终可能导致皮肤垢着病的发生。

以颗粒状物形式沉积在皮肤表面的尘土、金属或非金属的氧化物，通常可以通过清水除掉。若以成膜状形式粘贴于皮肤的油脂、脓液或污垢中的分子以静电引力或分子间的化学结合力与皮肤紧密结合，则需要使用清洁剂才能彻底清除。

【健康指导】

1.清洁和卸妆成分　清洁产品的配方主要由三类成分构成：清洁成分，添加成分和剂型成分。剂型成分有水系和油系两类（凝胶剂包括在水系范围内）。添加剂成分是指在清洁产品中加入保湿、美白、镇静舒缓功效的植物提取物，以及香料和防腐剂；事实上，添加成分在洗脸的过程中很少能停留在脸上发挥功效。清洁成分也被称为表面活性剂，正是表面活性剂决定了整支清洁产品的好坏，而不是添加成分。

（1）阴离子表面活性剂　在水中电离后，起表面活性作用的部分带负电荷的表面活性剂称为阴离子表面活性剂。

1）清洁力强的成分：包括硫酸酯类、磺酸盐类及磺酸酯类，以十二烷基硫酸钠（sodium lauryl sulfate，SLS）为代表，是目前强调油性肌肤或男性专用洗面乳中最常用的清洁成分。与其他表面活性剂相比较，其缺点是对皮肤具有较大的刺激性。因为过强的去脂力，将皮肤自然生成的皮脂膜过度地去除，长期使用会导致皮肤自身的防御能力降低，引起皮肤炎、皮肤老化等现象。所以，通常建议肤质健康且属于油性肤质者使用。属于过敏性及感性肌肤者，切忌使用此类产品。

2）清洁力中等的成分：指烷基琥珀酸酯类，较少作为主要清洁成分。去脂力虽然不强，但具有极佳的起泡力，所以常常与其他的洗净成分搭配使用以调节泡沫。

3）清洁力中到弱等的成分：指磺基琥珀酸酯类、谷氨酸类和肌氨酸类，特点是起泡力非常好，但较少单独作为清洁成分，通常搭配其他表面活性剂配方来使用。

4）皂基：是最早被使用的清洁成分，含有皂基的产品大多具有良好的起泡力和深层清洁效果，所以经常见于适合油性皮肤使用的产品中。缺点是碱性大，刺激性强，不适合长期连续使用，需配合使用舒缓成分以缓解皂基带来的刺激效应。皂基在目前流行的配方中已不是主角，经常充当附属清洁成分与其他表面活性剂配合，既能加强起泡力，又能降低各自浓度，从而减少刺激，达到理想的清洁效果和安全性。

（2）两性离子表面活性剂　两性表面活性剂是指同时具有两种离子性质的表面活性

剂。然而通常所说的两性表面活性剂，系指由阴离子和阳离子所组成的表面活性剂，即在亲水基一端既能有阳离子，又能有阴离子，是二者结合在一起的表面活性剂。

1）清洁力属于中强度的成分包括丙基甜菜碱类和二乙醇胺 DEA，起泡力好，但有一定的刺激性。

2）清洁力属于中弱度的成分包括两性基二乙酸二钠、两性基乙酸钠、两性基丙酸钠，性质温和，起泡力好，洗后触感舒适柔软，经常搭配较强去脂力的表面活性剂使用。

（3）非离子表面活性剂　在水溶液中不产生离子的表面活性剂。由于非离子表面活性剂在溶液中不是以离子状态存在，所以它的稳定性高，不易受强电解质的影响，也不易受酸、碱的影响，与其他类型表面活性剂能混合使用，相容性好，在各种溶剂中均有良好的溶解性。

1）癸基葡萄糖苷（decyl glucoside）：是新型非离子表面活性剂 APG 的一种，兼具普通非离子和阴离子表面活性剂的特性，以天然植物为原料制造而成，对皮肤及环境没有任何的毒性或刺激性。特点是泡沫丰富、细腻而稳定，耐强碱强酸、润湿力强、可与各种表面活性剂复配，协同效果明显，而且具有无毒、无害、无刺激、生物降解迅速且完全和杀菌等独特性能，是一种性能全面的绿色表面活性剂。

2）油类：作为常见的卸妆成分，配合乳化剂能够清洁彩妆及油溶性污垢。主要分为矿物油、植物油和合成酯三大类成分。

矿物油是没有极性的油，因此性质温和，但手感厚重油腻，不易冲洗干净。如果是油性肤质使用，很容易出现毛孔堵塞的问题，而导致痤疮的发生。也正是因为没有极性，因此溶解彩妆污垢的能力较差。这种原料价格便宜，又比较容易获取，所以很多护肤品中都会添加。

植物油的种类繁多，常见的有橄榄油、小麦胚芽油、稻胚芽油、母菊花油、荷荷巴油、澳洲坚果油等。天然油脂的缺点是容易酸败氧化变质，产生难闻的"哈喇味"，因此保质期较短。植物油亲肤效果好，对皮肤有益，与矿物油相比，清洁能力强，质地也比较舒适。以卸妆来讲，抗氧化性能好、质地清爽、颜色清淡、价格平实的葵花籽油、夏威夷核果油、开心果油都是不错的选择；而容易酸败的高营养油，如小麦胚芽油、月见草油和葡萄籽油反而不适合，而且有些还是致痘因素。因此建议在使用油类卸妆产品后，用表面活性剂类产品再次清洁皮肤。

合成酯类既有溶解彩妆的效果，也有乳化的功能。其手感清爽，洗后润滑不油腻，卸妆力与天然油脂不想上下，经常用来做卸妆乳液的主要清洁成分。但许多合成酯有一定的致痘性，使用之后务必彻底清洗干净。

（4）去角质成分　去角质就是去除皮肤粗糙角质以及老化的死细胞的过程。这个过程可以促进皮肤的血液循环，加速新陈代谢，使细胞再生更加顺畅，从而改善肤色及肤质，使皮肤呈现清新秀美、细嫩柔滑、光润洁白的外观。在清洁产品中加入去角质成分，能够在清洁的同时，去掉老废角质，使皮肤光滑润泽。

1）果酸（AHA）：第一代果酸是以甘醇酸为代表，分子小、渗透性强，通过裂解角质细胞的间质达到加速角质脱落，促进角质更新的效果。第二代和第三代果酸是以葡萄糖酸和乳糖酸为代表，比起甘醇酸，它们相对温和，适合长期使用，具有抗氧化和保湿能力，可促进胶原蛋白合成和细胞间质的生长，适合添加在洁面产品中，清洁皮肤的同时，轻柔去除老废角质，使皮肤焕发自然光彩。需要提醒的是，在使用果酸产品后，日间必须使用 SPF30 的防晒产品。

2）水杨酸（BHA）：是常见的角质剥脱剂，通过裂解角质细胞的间质达到加速角质脱落，促进角质更新的效果。水杨酸有良好的脂溶性，容易渗透入毛囊中，且有抗炎的效果，所以更适合油性和容易长粉刺的皮肤的护理。一般水杨酸在浓度 2% 左右、pH4 以下的产品能达到良好的效果。

3）磨砂颗粒：通常采用的磨砂洗面奶的磨料是天然果仁，如霍霍巴种子、燕麦颗粒等，特点是质地柔软，是很温和的天然摩擦介质，适合面部使用。也有磨砂洗面奶采用硅珠和纤维素为磨料，其特点是形状为球形，去角质力度温和。

4）酶素：酶素就是"酶"，能促进角质细胞新陈代谢，使老废角质迅速脱落，防止堆积阻塞毛孔，同时进行组织修复。植物酶素含有大量的蛋白酶和脂肪酶，能够有效清洗和分解皮脂腺过度分泌的皮脂，分解毛囊部位的角化细胞，使皮脂腺不被阻塞，清除痤疮相关病原菌滋生的环境，可以有效预防痤疮的发生。酶素加到洁肤品中则能温和地祛除老化的角质，使皮肤恢复弹性，变得光滑细腻。

2. 清洁和卸妆产品

（1）水性卸妆品（卸妆液、卸妆啫喱、卸妆凝胶）　一般采用带有极性、分子量小的合成酯为溶解成分，极性大则对污垢的渗透溶解力强、卸妆效果好，分子量小则容易渗入皮肤，有导致过敏的风险。部分加入了有镇静舒缓功效的植物成分，如黄瓜、芦荟、甘草等，降低表面活性剂、香精、防腐剂对皮肤可能产生的刺激作用。此类产品质地比较清爽，卸妆快速，还有保持肌肤含水量的作用。适合于敏感性肌肤、油性肌肤以及混合型肌肤使用。缺点是卸妆力稍弱，对于普通的淡妆效果尚可，但对于浓妆或防水化妆品地卸除则需要多次使用，才能达到理想效果。

1）卸妆油：一般采用矿物油、植物油或合成酯作为溶解成分，运用"以油溶油"的原理，通过用水乳化的方式，与彩妆的油污相融合，对各类彩妆及防晒霜均有优异的卸妆效果。但卸妆步骤之后还需要有洁面步骤，才能将面部彩妆污垢清洁干净。敏感性和痘痘肌肤不适合使用。

2）卸妆霜：质地比较厚，含有大量的油脂，通常用来清理较为完整的妆容。针对不同肌肤，卸妆霜一般分为亲水性和亲油性两种，前者比后者的卸妆能力要弱一些。亲水性的可直接用水冲洗，亲油性的则需用纸巾擦拭。亲油性的卸妆霜更适合浓妆。不建议敏感性和痘痘肌肤使用。

3）卸妆乳：组成成分和卸妆霜相类似，基本属于同类的卸妆产品。与卸妆霜相比较，质地更加清爽，可以用来卸除日常的妆容，基本适合于各种肤质。

4）卸妆巾：是由聚酯纤维和聚酰胺纤维按一定比例纺织而成的面料制成毛巾，是擦拭型的卸妆产品，毛巾有不同的两面，短绒卸妆，长绒洁面。通常无须配合其他洁面卸妆产品。优点是方便携带和使用，但是不适合敏感皮肤。正确使用方法：先用卸妆巾擦掉皮肤表面的彩妆和污垢，减轻皮肤的负担，晚上再行后续清洁步骤；也可以用来清洁面部的水洗式面膜。建议使用卸妆油时，先用卸妆巾将面部的彩妆卸除大半后，再用卸妆油按摩和深层清洁，以防彩妆与卸妆油相互混合而堵塞毛孔。

5）洁面乳和洁面啫喱：以表面活性剂（一种或几种）为主要成分，有时会加入保湿或舒缓成分，目的是降低刺激性，缓解洁肤后出现的干燥紧绷等不适。清洁力的强弱与泡沫无直接关系，而是由具体成分决定，因为部分温和成分起泡力也较强。泡沫洁面产品在接触面部皮肤前要用少量水稀释，然后用手或起泡工具搓出泡沫，而不是直接将产品涂抹在面部，打圈按摩时手指尽量不与面部皮肤接触，而是按摩泡沫，这样可以减少对皮肤的刺激，同时清洁效果能得到更好的发挥。

6）敏感肌肤专用产品：原料均选用温和不刺激的表面活性剂，加入一两种保湿舒缓成分，不添加香精和色素，不添加或少量添加温和不刺激的防腐剂，以确保产品的温和性能。

7）高价产品：主要是原料价格高。选用两种或两种以上优质表面活性剂，确保出色的卸妆及清洁效能。油性成分通常选用优质天然植物油而不是廉价的矿物油，并且添加多种植物提取物（有的多达十余种）。

3. 清洁准备

（1）清洁用水

1）水质的选择：水有软硬之分，"硬水"就是矿物质含量较多的水，主要含有钙盐等成分，容易和洁面产品中的成分发生反应，使洁面产品降低效能；而软水的硬度较小，可以更好地带走肌肤表面的污垢，达到更为理想的清洁效果。如果觉得水质较硬，可以将自来水煮开，放置1小时后再使用；也可以直接使用瓶装的矿泉水或纯净水来清洁面部肌肤。

2）水温的选择：人的面部温度是32℃，因此洗脸时水温也应是32℃，与面部温度接近。如果使用温度较高的热水，虽然能够强力祛油，但是会损伤对面部有保护作用的皮脂膜，导致皮肤屏障的破坏，对过敏原的抵抗力降低，容易发生过敏，出现面部发红、灼热、干燥脱皮等不适症状；如果使用温度较低的冷水，则易使皮肤表面皱缩，油脂不易洗净，达不到理想的清洁效果。

3）水流的选择：应该选择流动的水来洁面，才能保持肌肤的清洁度，清洁产品才能更加彻底地随着水流被冲洗干净，从而不会残留在脸部，对脸部肌肤造成伤害。

（2）清洁工具

1）脸盆：如果只用洗面奶洗脸，宜使用流动水，不需要用脸盆洗脸，因为一旦脸盆清洗不干净就会滋生细菌，反而给肌肤带来污染。但是，如果使用纯净水洗脸，或是在洗脸水中加入米醋、食盐或是换成淘米水，建议在使用前先将脸盆用开水消毒，这样会相对比较符合卫生要求。

2）毛巾：很多人洗完脸后习惯性地用毛巾擦脸，这可能会带来两种伤害：第一，毛巾用来擦手又擦脸会造成交叉感染，而且毛巾在空气中放置会滋生细菌和其他微生物，所以建议洗完脸后选择一次性纸巾擦拭，这样会比较符合卫生要求；第二，一定要用毛巾擦脸时，也不要有摩擦的动作，而是将毛巾轻轻按压在面部，将水分吸干，这样对面部肌肤能够起到保护作用，避免无谓的伤害。

3）双手：直接用手洗脸也容易出现一些误区。例如卸妆乳要求手和脸是在干燥的情况下使用，但是我们的双手会附着细菌，直接洗脸就等同于直接擦拭细菌于脸上。所以，在卸妆前建议先用消毒香皂或是洗手液将双手彻底清洗干净，用纸巾擦干，然后再做面部的清洁工作。值得注意的是，一定不能用凉手洗脸，因为温度的变化会使面部的毛孔缩小，不利于脏污的带出，特别是冬季气温低的时候，注意先将双手暖和后，再进行洁面，从而起到舒缓肌肤，彻底清洁的作用。同时，双手敏锐的触觉会感知面部皮肤表面的变化，比如光滑程度、痘痘数量、皮肤温度等。

4）洁面海绵：由于洁面海绵能增加洗面奶的起泡效果，并且使用过程中手感舒适，洁面效果较佳，所以备受青睐。但是洁面海绵的卫生问题是值得注意的，一定要在使用前用开水消毒，使用完毕放在阳光通风处晒干，这样才能确保不会滋生细菌和其他微生物。此外一定要选择质地柔软、质量上乘的洁面海绵，部分摸起来摩擦感很强的只适合于身体去角质时使用，如果用于面部则会过于刺激，易给娇弱的面部肌肤带来伤害。尤其不推荐敏感肌肤使用任何质地的洁面海绵。

5）电力洁面：市售的洁面仪分为声波振动和旋转式刷头两种。声波振动清洁皮肤的原理是利用局部震动，从而有助于污垢从表皮上脱落。部分声波洁面仪是以每秒300次左右的振动把脏污振走；部分则是以每分钟110次微振，加上250下转动。其功效是去黑头，提亮肤色，增加肌肤光滑度。两者的刷毛细致度不相上下，均在平均毛孔直径的1/4左右，只是在振动与旋转上有所不同。同时刷头的材质非常重要，以硅胶为佳，因为硅胶耐受性好，对皮肤无刺激，无过敏反应，而且不易沾上污渍，有利于保持刷头自身的清洁。使用注意：一定要搭配温和无泡的洗面奶，不宜与深层清洁或有颗粒去角质功能的洁面产品共用；每次使用不超过 60 秒；不要下压用力洗涤，而应轻贴皮肤；清水冲洗时要彻底，以将振出的脏污顺利带走，从而真正发挥清洁效果。

6）起泡网：洁面时，泡沫能够帮肌肤起到一层缓冲、保护的作用，一方面减少摩擦，尤其是对于脸部肌肤较薄的人而言；另一方面，越是绵密、丰富的泡沫，更容易深入到毛孔，将脏东西带离皮肤，排除油脂及污垢。为了让洁面产品产生足够绵密的泡沫，通常需要用到一个简单的工具——起泡网。严格来说，起泡网不属于洁面工具，它是帮助洁面产品打出泡沫的辅助工具。尽管起泡网的材质很柔软，但是直接将起泡网连同泡沫一起摩擦面部的做法是错误的洁面方法。正确的使用方法是将起泡网中的泡沫挤入手心，用绵密的泡沫接触面部，而不是用手在面部摩擦，最后用清水冲洗干净即可。

7）起泡瓶：有些洁面产品是密封在压泵瓶中，使用时按压泵头，可产生丰富绵密的泡沫。部分起泡瓶还能做出好看的泡沫造型，可增加洁面时的愉悦感。起泡瓶不仅是产生泡沫的辅助工具，更是一款优质的包装容器，洁面产品密封在容器中，不易污染变质。

4. 正确选择清洁产品

（1）根据肤质选择产品

1）敏感性肌肤：肌肤敏感的人，在选择卸妆产品时，应该格外注意，只有那些质地温和的，具有舒缓、安抚肌肤作用，并且质地稳定的产品方可选择使用。尽量不选择含香精、色素等成分的产品，清洁品不建议选择固态皂类和洁面粉。建议选用针对敏感肤质设计，性质温和，药妆品牌的液态卸妆品和液态洁面品。值得注意的是，换季时，肌肤会更加敏感，建议在使用药妆卸妆品的同时，尽量使用纯净水清洗面部，因为自来水中通常含有含氯的消毒剂，即使是微量也可能刺激娇弱的肌肤。同时卸妆的时间不宜过长，卸妆产品在脸上多停留一刻，对肌肤的危险就多一分。

2）缺水性肌肤：缺水性肌肤的皮肤细胞不缺油脂，却严重缺水，特别是在换季的时候，表现得十分明显。夏季，一些中性和油性的肌肤，就有可能变成缺水性肌肤。此类肌肤应选用那些亲水性比较好，不含油脂，并且具有保湿功能的乳状产品，这样才能够避免肌肤在清洁和卸妆过程中，因流失过多的水分而引起过敏或脱皮等皮肤问题。

3）干燥熟龄肌肤：干燥的熟龄肌肤往往缺乏弹性，上妆后还会加快细胞的老化速度。因此在卸妆时，应选用含有维生素成分、植物型油脂的霜类卸妆产品，并配合使用含有胶原蛋白的洗面奶。这样才能在卸妆的同时，在皮肤的表面形成一层滋润型的保护膜，锁住肌肤水分，防止细胞老化。值得注意的是，此类肌肤在卸妆时最好能够配合手指往外上方打圈，将皮肤轻轻向上提拉，以减轻肌肤的松弛下垂，增加肌肤的弹性。

4）油性、痘痘肌肤：在对这类肌肤进行卸妆时，要使用具有杀菌消炎作用的卸妆产品，将污垢彻底清理干净，卸妆后的清洁用品一定要配合使用具有舒缓保湿功效，并且含油脂较少的洗面奶，同时需要配合使用收缩水，以收敛因化妆所造成的粗大毛孔。值得注意的是，这类肌肤尽量不使用含有酒精成分的卸妆产品和收缩水，否则容易使肌肤产生缺水、脱皮及过敏等反应。建议使用药妆品牌的卸妆水或卸妆凝胶。

5）熟龄、痘痘肌肤：熟龄肌肤的特点是缺水又缺油，痘痘肌肤的特点是缺水而多油，二者合在一起，主要表现为严重缺水和严重多油，因为缺水的肌肤会反射性地分泌更多油脂。对于这类肌肤，卸妆油和卸妆霜是绝对禁止使用的，卸妆凝胶的效果可能也不甚满意，因为凝胶所含水分较少。因此卸妆水是最适合此类肌肤的卸妆产品，而且必须是药妆品牌的卸妆水，因为此类肌肤缺水造成的过敏现象非常常见，普通的卸妆水无法满足这样的要求。卸妆后必须配合舒缓保湿功效的擦拭型洗面奶，以帮助肌肤缓解干燥敏感的症状。

（2）因时制宜

1）早晚清洁：早晨和晚间因空间、自身分泌不同等因素造成肌肤的状态不一样，面部肌肤的清洁程度有很大的差别。

早晨建议选择保养修护型洁面产品。肌肤在晚间清洁过后，通过晚间护肤品的呵护，面部会有一层薄薄的自身代谢产物及尚未完全吸收的晚间护肤品，通常这些物质在皮肤表面的吸附程度并不牢固。此时并不需要清洁力很强的产品进行洁面，反而温和保养型的洗面奶是更好的选择，清洁的同时不仅不会刺激柔嫩的肌肤，还可以让沉睡一夜的肌肤快速"苏醒"，焕发活力，以更好地吸收后续护肤产品的有效成分。

晚间建议选择清洁力较强的洁面产品。肌肤经过一天的工作，长期暴露在污浊的空气中，沾满了灰尘、油脂和残留的彩妆，这时最需要彻底清洁皮肤，从而打开毛孔让肌肤自由呼吸。除了要先用卸妆产品来卸除彩妆外，一款清洁力较强的洁面产品也是必备的。建议选择微酸性的洁面产品，以帮助皮肤恢复屏障功能，更好地抵御外界的过敏原，并防止水分流失，保持皮肤健康。

2）四季选择：面部皮肤的油脂分泌会随着温度、湿度的变化而改变，因为皮脂具有类似乳液的功效，能把皮肤角质层的水分锁住，保持皮肤的滋润。皮脂如果分泌太少，皮肤会显得干涩而不水润。春季干燥、夏季高温，皮肤的汗腺和皮脂腺分泌旺盛，造成皮肤表面微生态变化，污染物附着增加；秋季干燥、冬季低温，皮肤的汗腺和皮脂腺等运转和代谢减慢，提供的水分和油脂明显减少，皮肤容易出现干燥、脱屑、老化加快。因此清洁产品也需要根据肌肤的变化而及时做出调整。

一般而言，夏季高温潮湿的时候，需要一款清洁力好的洁面产品，洗脸后会感觉神清气爽。秋季、冬季和春季都是干燥的季节，皮肤的保湿能力也变差，此时应该及时将洁面产品更换成温润型的洁面产品。

对于洁面产品的效果，自我的感觉是最能说明问题的。洗完脸之后，感觉清爽而不紧绷就是最合适的状态。如果脸部肌肤有紧绷感，则说明洁面产品的去油功效太强，滋润不够；如果洗完脸之后还感觉油腻，则说明产品去油功效不够，滋润过度。因此，一年四季要根据洗脸后的自我感觉而适当调整洁面产品。

5. 卸妆和去角质方法

（1）眼部卸妆　眼部肌肤非常娇嫩，如果卸妆不慎，眼线液、睫毛膏、眼影等众多化妆品聚集在眼部周围造成眼部彩妆残留，易导致眼周衰老、色素沉着。所以，掌握正确的眼部卸妆方法至关重要。

第一步，将大约一个硬币范围的卸妆液倒在化妆棉上。

第二步，用中指和无名指将化妆棉放在眼部，并沿着眼部的弧度按压大约五秒。

第三步，闭上双眼，用化妆棉沿着眼睑的肌理，从内眼角向外眼角的方向抹去，抹下眼睑时，眼睛要往上望。擦拭时避免过度拉扯眼部肌肤而产生细纹，不可来回涂抹。

第四步，将沾有卸妆液的化妆棉垫在下眼睑处，用棉棒顺着睫毛生长的方向，清理睫毛膏。

第五步，用手指将上眼睑轻轻提起，用棉棒沿着睫毛的根部将眼线清除掉，并用化妆棉擦掉眼部细小的彩妆残留物。

第六步，清洁眉毛，用化妆棉的一面沿着眉毛的生长方向，由内至外轻轻擦拭后，再用其反面逆着眉毛的生长方向，由外到里再擦一遍。

（2）唇部卸妆　对唇部进行卸妆时，最好选用质地柔和的唇部专用卸妆液，以及质地柔软的化妆棉。它们不但不会伤害唇部，还能够增加唇部的韧性，起到舒缓和镇静的作用。建议使用最受化妆师青睐的含有牛奶成分的卸唇液，相对来说性质比较温和，适合于唇部和眼部的卸妆。

第一步，用化妆棉蘸取适量的卸唇液敷在嘴唇上，使卸唇液和唇妆充分地融合，用化妆棉横向擦拭唇部，使唇妆溶解。

第二步，换一块干净的化妆棉蘸取卸唇液后，由嘴角慢慢向内擦拭，在擦拭嘴角时，应向内转动。

第三步，将蘸取化妆水或保湿液的化妆棉敷在唇部约5分钟，作用是保护嘴唇，防止唇纹加深。

（3）全脸卸妆　卸妆是清除毛孔污垢、保持肌底清洁的最重要的基础步骤，掌握正确的脸部卸妆手法，正确清洁全脸是保护肌肤的关键一步。

第一步，将面部卸妆产品倒在清洁后的双手上，由上向下、由内向外，按照额头、鼻子、下巴、脸颊、颈部的顺序，用指腹轻轻打圈按摩。

第二步，用化妆棉按照额头、鼻子、下巴、脸颊、颈部的顺序，由内侧向外侧小心擦拭。

第三步，用化妆棉（蘸卸妆液）按照额头、鼻子、下巴、脸颊、颈部的顺序，由内侧向外侧小心擦拭。

第四步，将洁面产品充分打出泡沫，再清洗脸部残留物，最后用清水彻底洗净。

如果使用卸妆油或卸妆乳，采用步骤一三四；如果使用的是卸妆液，则采用步骤三四。

在使用卸妆油或卸妆液时，一定是使用干燥的双手，在短时间内按摩溶解出深入毛孔细纹中的彩妆，再用水冲洗干净，圆满完成卸妆步骤。如果使用湿润的双手进行，那么卸妆产品中的油脂就会提前被乳化成小油滴，这样的油滴卸除彩妆的能力会大大降低。

（4）去除角质 角质层是肌肤最外层的组织，代谢周期是 28 天。角质层对肌肤有保护作用，防晒的同时也会防止细菌等微生物的入侵，防止酸碱等化学物质的伤害。但是随着年龄的增长以及外界环境的影响，角质层在正常代谢后并没有完全脱落，而是堆积于面部，久而久之，肌肤出现质地粗糙、肤色沉暗发黄等表现，甚至导致皮肤病的发生。所以，正常的角质代谢是肌肤光滑润泽的第一步。

1）不宜去角质：①面部皮肤特别干燥或已经出现脱皮现象，去角质可能会加重面部缺水，使脱皮现象更加严重。正确的做法是先做保湿护理，干燥脱皮现象逐渐好转，待皮肤屏障恢复正常后，方可考虑去角质。②面部皮肤有感染状况，出现肿胀、小脓头时，不可以去角质，否则容易使感染加重。③敏感肌肤不宜去角质，因为本来角质层就很薄，去角质后皮肤会变得更加脆弱。④做过焕肤、激光、微晶磨皮等美容治疗后的皮肤不宜去角质。如果皮肤有外伤、皲裂等异常情况，也是不宜去角质的。

2）产品类型：市面上的去角质产品品种非常多，有磨砂型、洁面型、爽肤型、面膜型等，要根据自身肌肤的特点和需求来选择适宜的产品。

磨砂型：内含细微颗粒，如燕麦颗粒、高分子聚合物等，与肌肤摩擦时去除老化角质。此类产品可以是洁面乳、磨砂膏。具体用法：取拇指大小，均匀涂于面部，注意避开眼周。双手以由内向外画小圈的动作轻柔按摩，鼻窝处改为由外向内画圈，持续 5 分钟左右，力度中等。此类产品宜每 2 周使用 1 次。混合性皮肤可以在较油或者粗糙的部位使用，持续时间不宜过长。

洁面型：主要产品是酶素洁面粉和磨砂洁面乳。酶素洁面粉具体使用方法：将面部皮肤用水湿润，打开洁面粉，将其倒入掌心，加入几滴水后迅速打圈揉搓，待形成绵密泡沫后，将泡沫涂抹在湿润的面部，然后打圈按摩面部，在额头、鼻翼、鼻头、下巴、嘴角位置要重点按摩。最后再用清水冲洗干净。也可以使用起泡网来发起泡沫。磨砂洁面乳就是在洁面乳中加入了磨砂颗粒，清洁面部肌肤的同时去除角质。使用方法与普通洁面乳相同，注意按摩的力度要轻，按摩时间避免过长，以免过度去角质而损伤皮脂膜，导致发红发痒、干燥脱皮等不适症状。

爽肤型：因为洁面产品都会有各种添加剂，例如表面活性剂等成分，这些成分不易被水冲洗干净，从而残留在肌肤表面。所以，需要通过爽肤水的"二次清洁"，即通过具有清洁能力的爽肤水清除那些肌肤上的残留物。由于添加了酵素、水杨酸等成分，此类化妆水可以通过涂抹和擦拭肌肤，帮助溶解死皮和污垢，清理肌肤，温和不刺激，可以作为日常去角质使用。具体方法：将爽肤水倒在化妆棉上，然后在脸上轻轻打圈按摩，注意避开眼周，重复 3 ～ 5 遍。

面膜型：主要产品是去死皮素和深层清洁面膜，此类产品含促进角质剥落的成分，通过溶解作用来达到去角质的目的。具体方法：取适量产品均匀涂于面部，保持 15 ～ 20 分钟后，按照从内向外、从下向上的手法将产品全部搓掉，再用温水洗净面部。

6. 清洁和卸妆误区

（1）清洁过度与不足　洗脸过度和不足都会损害肌肤，甚至会产生皮肤病。过度清洁会破坏皮脂膜，损伤皮肤屏障，容易过敏，导致皮肤炎症的发生。而清洁不足时，皮脂膜可能成为寄生的有害微生物的营养来源，产生如寻常痤疮、糠秕孢子菌毛囊炎、玫瑰痤疮等病变，或者出现皮肤垢着病。一般每日清洁面部 2 次即可，如果皮肤出油较多，可以使用面巾或吸油纸轻轻按压吸除多余的油脂，然后涂抹乳液等保湿剂。值得注意的是，卸妆洁面是每日必不可少的护肤步骤。。

（2）卸妆之后必洗脸　大部分卸妆产品均在说明中强调，用完卸妆产品后，需要配合使用洗面奶再次清洁，方能开始后续的护肤程序。这种做法对于卸妆油和卸妆乳来说是正确的，因为卸妆油和卸妆乳中含有大量油类成分，使用产品后仅用清水冲洗，无法将油类成分清洗干净，此时需要用洁面乳将皮肤再次清洁，以达到去除残留油脂的目的。但是如果卸妆时使用的是卸妆液或卸妆凝胶，本身又是敏感皮肤，那么这种做法就是多余的，甚至对皮肤是一种"过度清洁"，可能破坏皮脂膜，对皮肤造成伤害。

（3）只备一种洗面奶　长期选用一种洗面奶，通常不能完全应对肌肤的变化，尤其是对于敏感皮肤，在季节变换、干燥环境、经前一周时，由于皮肤状态不好，容易发红发痒、干燥脱皮。这时需要考虑更换性质更加温和不刺激的护肤品，从洗面奶开始。通常备用的洗面奶建议选用药妆品牌的产品，因为这类产品使用温和且不刺激的表面活性剂，并且不加香精、色素和防腐剂，将可能对皮肤产生的刺激降到最低，使皮肤享有温柔的清洁感受，后续再使用相应的保湿产品，即可安稳无忧地度过皮肤敏感阶段。

（4）"有泡"就比"无泡"好　许多人只选择泡沫洗面奶，认为没有泡沫就没有洁净。通常来讲，有泡沫的洁面乳比无泡或微泡的洁面乳清洁、去脂能力要强，但是，这不是绝对的，需要根据皮肤的需要具体选择。

对于干性肌肤，正常情况下不需要用泡沫洁面乳，只用微泡的洁面乳就可以将面部皮肤清洗干净，并且保持皮脂膜的完整；如果皮肤确实很脏，可以偶尔用一次泡沫洁面乳，然后使用高度保湿的后续产品，补充洁面乳带走的表皮脂质，保护皮脂膜，维持正常的皮肤屏障功能。

对于油性皮肤，正常情况需要使用泡沫洁面乳，但是在皮肤敏感的时候，或者实施面部激光治疗或果酸换肤等治疗术后，泡沫洁面乳可能过于"刺激"，使用后会加重皮肤敏感，因此只能使用微泡或无泡的洁面乳，虽然清洁力比泡沫洁面乳稍弱，但是在清洁的同时不会刺激皮肤，不会加重敏感引起的不适症状；待皮肤状态恢复正常后，方可再度使用泡沫洁面乳，以达到理想的清洁效果。

（5）洁面皂一无是处　洁面皂是偏碱性或偏酸性的皂化配方产品，这类产品常见的名称有美容香皂、植物香皂、手工皂、透明香皂、精油皂等。洁面皂具有极佳的清洁效果，尤其对于油性肌肤，能迅速洗净去油，令肌肤清爽。老式的洁面皂性质偏碱性，使用后最直接的问题就是引起皮肤干燥紧绷。新配方的洁面皂一般是冷制皂，是由氢氧化钠和上等油脂经过皂化反应调配而成，有适宜的 pH 值，同时含有橄榄油等天然植物油，减少洁面后的干燥紧绷感；但由于含有香精和防腐剂，故敏感皮肤不推荐使用。正确的使用方法：湿润面部皮肤，将洁面皂搓出丰富细腻的泡沫后，以打圈的方式涂于整个面部，避开眼周，轻轻按摩，然后清水冲洗干净即可。

（6）皂类越透明越好　许多洁面皂在成分上添加了醇类，在制造过程中稀释了皂类分子，从而在皂类的固化过程中形成比可见光波长更小的结晶，使洁面皂看起来比较透光。这类洁面皂的优点是含有醇类保湿成分，在清洁过程中面部不会很干燥，但也由于醇类这些亲水性稀释剂，使透明皂在潮湿环境下比一般的皂类容易软化，使用寿命也较短。建议放在有滤水功能的皂盒内，以免皂体软化，可适当延长使用寿命。

复习思考题

1. 油性痘痘肌如何选择洁面产品？
2. 敏感肌肤卸妆时有哪些注意事项？

第二节　保　湿

【概述】

清洁是皮肤护理的第一步，但是皮肤在清洁过程中会流失大量的水溶性保湿因子、皮脂以及少量外层角质，使皮肤天然保湿屏障受损，保持水分的能力在数小时内难以快速恢复到理想状态。皮肤水分大量流失，可导致干燥、瘙痒等症状，或皮肤为恢复自身滋润感，皮脂腺大量分泌皮脂造成油腻感，即通常所说的"外油内干"的状况。此时，使用能够增加皮肤水分、减缓水分蒸发，让皮肤迅速恢复到水油平衡状态的物质，是非常重要的护肤步骤，这个步骤就是保湿。

【 病因病机 】

皮肤保湿功能的维持与角质细胞、细胞间脂质和酶、基底层的水通道蛋白、真皮的基质等有关。年龄增长、气候变化、睡眠不足、过度疲劳、洗澡水过热、洗涤用品碱性强等都是皮肤保湿能力下降、导致皮肤干燥的重要原因。

角质层与皮肤保湿关系最密切，角质细胞与细胞间的脂质构成了皮肤屏障的最外层，它们的形态、功能正常才能保证皮肤的完整性、正常的水合作用和老化角质细胞的代谢。角质层中产生的尿苷酸、吡咯烷酮羧酸、瓜氨酸等是天然保湿因子的主要来源，其维持皮肤正常的弹性和渗透性，调节角质层水分。角质层的脂质不仅滑润皮肤，还参与皮肤屏障的构成，阻止有害物质的入侵。正常情况下，角质层的含水量应该在10%左右，低于这个水平，就是缺水肌肤，这样的皮肤往往颜色暗淡、干燥脱皮甚至有细小的皱纹。

棘层、颗粒层和透明层虽未直接参与构成皮肤的屏障，但构成了一道防水屏障，使体外的水分不易渗入，也阻止体内的水分向角质层渗透，参与维持了皮肤的保湿功能。

基底层中的水通道蛋白，调控水、甘油、尿素的进出，是皮肤水合作用的关键因素。

真皮层中与皮肤保湿关系最密切的是透明质酸，其吸附的水分可达本身重量的1000倍，为目前发现的自然界中保湿性最好的物质，被称为理想的天然保湿因子。护肤品中的低分子透明质酸可渗透到真皮，营养皮肤，促进微循环，促进创面愈合，调节皮肤代谢。

皮肤的保湿能力和屏障功能是相互影响的，良好的保湿能力可以维持皮肤的健康状态，为皮肤的生理功能提供环境和物质；正常的皮肤屏障功能又可以抵御有害物质，维持皮肤的完整形态，防止皮肤病的发生。而屏障功能和皮肤病也是相互影响的，皮肤屏障功能的破坏会导致皮肤病的发生，而皮肤病又会致使屏障功能的降低。研究表明，湿疹、特应性皮炎、痤疮、银屑病等患者的皮肤均有不同程度的屏障受损，使用保湿剂可以良好的辅助治疗疾病、缓解不适症状。故保湿可以预防皮肤病的发生，又可以辅助治疗皮肤病。

【 健康指导 】

1. 保湿成分　保湿护肤品是指能够增加表皮含水量，帮助皮肤屏障功能恢复，减轻皮肤干燥、脱屑，让粗糙的皮肤变得光滑、柔软的一类护肤品。保湿护肤品的功能不单纯是改善皮肤干燥，还能重建受损的皮肤屏障功能。保湿护肤品主要成分包括封包剂、湿润剂和润肤剂。封包剂可以在皮肤表面形成一层疏水膜，形成一道人为的屏障，防止皮肤表面水分蒸发，从而减少经皮水分丢失，增进皮肤角质层含水量，促进皮肤屏障功能恢复。生物脂质可以参与角质层的脂质合成，起恢复屏障功能的作用。湿润剂可以补充角质细胞内的天然保湿因子的不足，提高角质层结合水的能力，进一步减少水分的丢失，增加皮肤角质层含水量，促进皮肤屏障功能恢复。润肤剂对经皮水分丢失没有影响，但涂抹后既可使皮肤变得光滑、柔软，可以提高使用者的满意度和依从性。最新研究表明，上述三种成分封包剂、湿润剂、润肤剂以3：1：1的比例调配出的保湿产品效果最佳。

（1）封包剂　通常为油脂性物质，可以在皮肤表面形成一层惰性油膜，防止皮肤表面水分蒸发，从而减少经皮水分丢失。

1）凡士林：也叫矿脂，由石油分馏后制得，是最有效的封包剂，外用后可以进入去除脂质的角质层，有助于皮肤屏障功能恢复。它可以降低99%的经皮水分丢失。同时由于在提炼过程中具备了耐受氧化的能力，因此稳定性很好，缺点是质感比较油腻，容易导致粉刺。

2）矿物油：如石蜡油，在化妆品中经常使用，它的质感和稳定性均很好。单纯使用矿物油能减少30%的经皮水分丢失。

3）羊毛脂：是绵羊皮脂腺的分泌产物，与人的皮脂不同之处在于不含三酰甘油，而是单酰、二酰、羟基酯化物、羊毛醇、羊毛酸等的混合物。它和表皮脂质有很多相似之处，因此推测其保湿作用一方面通过外源封包作用，同时可以整合到角质层的脂质双分子层中，起恢复皮肤屏障功能的作用。大量文献报道认为羊毛脂有致敏作用，随着加工工艺的提高，纯化的羊毛脂可以降低过敏反应的发生，因此，羊毛脂仍是一种非常有效的保湿成分。

4）硅油：来源于沙子、石英和花岗岩中的硅，是一种新的封包剂，其特点是不导致粉刺、低致敏性、无强烈的气味。在市场上销售的"无油配方"保湿产品中经常可以见到这种成分。单用时降低经皮水分丢失的作用较弱，多与其他封包剂合用。

5）生物脂质：又称为表皮脂质类似物，是指表皮角质层脂质的组分，如神经酰胺、脂肪酸和胆固醇、角鲨烯、角鲨烷等。其保湿作用一方面通过外源封包作用，另一方面可以穿过角质层进入颗粒层细胞的高尔基体中，与内源的脂质成分一起参与皮肤屏障功能的恢复。

研究证实，神经酰胺具有很强的缔合水分子能力，它通过在角质层中形成网状结构，可调节皮肤屏障和保持皮肤水分，以及增进细胞黏合，增强皮肤弹性，延缓皮肤衰老，主要用于高功能的护肤品。遗传过敏性皮炎患者，主要是缺乏神经酰胺，补充神经酰胺为主的生物脂质对于皮肤屏障功能的恢复有帮助。在老年人皮肤或光老化部位，表现为胆固醇缺乏，补充以胆固醇为主的生物脂质对于皮肤屏障功能恢复有帮助。而以脂肪酸为主的保湿产品适用于新生儿、银屑病患者和尿布皮炎患儿。对于糖皮质激素治疗的患者或精神压力大的患者，三种脂质都缺乏，因此需要选择符合生理状态配比的生物脂质或给予非生物脂质。任意两种生物脂质的组合反而会延缓屏障功能修复。

（2）湿润剂 是指能吸收水分的物质。它们可以从皮肤深层将水分吸引到表皮角质层，也可以在一定湿度条件下从环境中吸收水分，并将它们锁定在角质层内。

1）甘油：是常用的湿润剂，它可以通过促进糜蛋白酶样蛋白酶的活性，消化固定角质细胞的桥粒结构，促进干性皮肤患者角质层桥粒降解，促进脱屑；也可以防止角质层脂质在湿度低的情况下结晶，保持层状结构。

2）丙二醇和丁二醇：也是常用的保湿剂。丙二醇还可以作为溶剂，溶解不溶于水的物质，同时还是促渗透剂。它们也有类似甘油的角质松解作用。

3）天然保湿因子（NMF）：其中氨基酸类占40%，PCA占12%，乳酸占12%，尿素占7%。

游离氨基酸是丝聚蛋白的代谢产物，是表皮分化最终阶段产生的一种非常重要的蛋白质。角质层内的游离氨基酸有很好的吸湿作用。

吡咯环酮羟酸钠（PCA）是天然保湿因子的主要成分，是氨基酸衍生物，本身溶于水和乙醇，却不溶于油，具有比较强的吸湿性，也可以从空气中吸收水分。其保湿能力较甘油、丙二醇、山梨醇等传统保湿剂更强，且性质温和，对皮肤和眼睛刺激性小，也不会堵塞毛孔，安全性高。

乳酸具有吸湿的作用以及剥脱作用，可以促进表皮鳞屑脱落，使皮肤变光滑。除了具有良好的保湿功能外，还具有修复表皮屏障的功能。因为其在表皮细胞间隙中结合水分，而且保湿功能优于甘油，所以是比较理想的保湿剂。其易溶于水，不会形成结晶，而且在与其他成分配合时不会发生变化。

尿素可以通过打开氢键，将角质细胞结合水的部位暴露出来，以增强表皮角质层结合水的能力。同时它可以减少角质细胞间的连接，加快脱屑。尿素还可以通过抑制表皮细胞增殖使角质细胞体积增大，以降低皮肤的通透性，降低经皮水分的丢失。

角鲨烷是人体皮脂所含有的重要成分，人体皮肤的皮脂腺分泌的皮脂中约含有10%的角鲨烯和2.4%的角鲨烷。人体可将角鲨烯转变为角鲨烷。角鲨烯可为细胞提供氧气和养分，并可促进细胞新陈代谢，在皮肤外层形成皮脂膜，防止水分流失，角鲨烯与角鲨烷的美容功效几乎相同，但是角鲨烯的分子结构不稳定，容易被氧化，所以一般以胶囊包裹，适合内服；而角鲨烷是一种稳定状态的精纯油，适合外用。

4）透明质酸：也叫玻尿酸，相对分子质量为20万～100万，是一种酸性黏多糖，其水溶液具有高黏度。它的多糖苷键相当牢固，形成黏弹性网络结构，膨胀的分子形状占据较大的空间，能结合较大量的水分子，2%透明质酸可以保持98%的水分，是目前发现的自然界中保湿性最好的物质。由于这种物质本身不能增加角质层的含水量，因此需要和其他湿润剂和封包剂联合使用。透明质酸性质温和，无任何刺激性和毒性。

5）胶原蛋白：补充天然保湿因子的氨基酸成分，不溶于冷水、稀酸、稀碱溶液，具有良好的保水性和乳化性，且有阻止皮肤中的酪氨酸转化为黑色素的作用，故胶原蛋白有纯天然保湿、美白、防皱、祛斑等作用。性能温和、多功能并使用安全。

6）甲壳素及其衍生物：甲壳素是一种取之不尽、用之不竭的可再生生物资源，甲壳素多糖衍生物是一种高度安全、无刺激性的皮肤调理剂，具有高度保湿性，能在皮肤表面成膜透气，还可以络合重金属，有效清除进入皮肤的毒素，起到清洁皮肤和使皮肤光洁细腻的功效。多糖保湿剂 NMF-26 是从海洋生物中提取出来的甲壳素多糖并经化学修饰而得到的，它具有很强的持久性以及深层平衡、保湿能力，而且渗透力强、容易吸收，能给皮肤提供足够的水分滋养和调理。

（3）润肤剂　包括一大组化合物，从酯到长链醇，涂抹后能填充在干燥皮肤角质细胞间的裂隙中，使皮肤变得柔软，更光滑而无干燥觉。常用的包括十六烷基硬脂酸盐、C12-15 烷基安息香酸盐、蓖麻油、霍霍巴油、异丙基棕榈酸盐等。

多种植物提取物含有多糖类、透明质酸、神经酰胺等保湿成分，是亟待开发的保湿新秀。包括：①白及胶、竹茹、燕麦、米糠提取物能够在皮肤的表面形成"锁水膜"，防止皮肤水分的流失，达到持久保湿的效果。②垂叶榕、黄荚种菜豆、印度榕树、德国鸢尾科植物以及合欢花提取物中含有很多神经酰胺成分，能够促进皮肤的屏障功能修复，从而提高皮肤的保水能力。③筋骨草、南美洲植物蛇藤属阿那豆果、盆瓣耳叶苔、三色堇和百合提取物具有促进皮肤水通道蛋白 AQP3 表达的功效，增强皮肤的补水保湿功能。④紫苏、千屈菜、紫草、蜡菊及南非醉茄等植物提取物均含有良好的透明质酸酶抑制剂，减少透明质酸的降解，保持了真皮层透明质酸的含量，从而提高皮肤的保湿效果。

2.保湿产品　保湿是护肤的重要功课，除了选择适合自己的保湿产品之外，使用顺序也同样重要。通常以产品的分子量，从小到大来排序：化妆水、精华、乳液、面霜。

（1）化妆水　爽肤水、紧肤水和柔肤水统称为化妆水，都具有补水保湿、稳定肌肤、平衡肌肤酸碱性的功效，但各自的侧重点又有所不同。爽肤水中加入适量酒精、薄荷醇或者其他收敛剂，使用棉片进行擦拭，不仅能达到二次清洁，还会给皮肤带来清爽舒适的感觉，在一定程度上平衡皮脂分泌，轻度缩小毛孔，适合性质偏油且不敏感的皮肤，也可以用于夏季出油出汗时。柔肤水相较其他两种"水"而言比较滋润，含有透明质酸、米糠、海藻糖等保湿成分，质地滋润，目的是快速湿润角质，为后续使用滋润产品做铺垫。化妆水由于缺乏亲油性成分的封闭锁水功能，单用时往往不足以达到理想的保湿状态，所以后续的乳液或霜膏状滋润产品是必不可少的。

（2）纯露　是精油蒸馏的副产品，不添加任何防腐剂，性质温和，也可以说是一种化妆水。玫瑰纯露气味芬芳甜美，补水能力比较强，洋甘菊纯露是敏感皮肤的最爱，具有优异的舒缓功效，能镇定晒后红肿肌肤。纯露的使用类似于化妆水，可以每天使用，次数也不限，建议放在喷瓶中随身携带，自觉皮肤干燥时使用即可。注意在使用过程中，不可让纯露长时间地停留于面部，以防水分蒸发而带走皮肤原有的水分，造成皮肤更加干燥。补水过后最好及时使用后续面油或者面霜，以防止水分丢失。

（3）保湿精华　通常由高倍浓缩的保湿成分配制而成，易被肌肤吸收，补水效率远远高于其他剂型的保湿产品。保湿精华的小分子补水成分是滋补肌肤深层水分的关键。但是保湿精华也不具备锁水功能，故需要加用一层锁水产品，以防水分流失。保湿精华适用于所有类型的肌肤。

（4）美容油　美容油其实就是油状精华，通常由具有保湿功效的天然植物油或再添加脂类高浓度保湿成分构成，如市售的精纯橄榄油和角鲨烷，能够有效补充角质层的脂质，加速恢复皮脂膜、缓解干燥、稳固皮肤屏障。通常在使用化妆水后，面部湿润状态下，滴一滴美容油于掌心，用双手掌揉搓至温热，然后按压面部皮肤，使美容油充分渗入角质层，完美发挥保湿功效。

（5）原液　原液就是从纯天然植物中直接提取的高纯度的植物精华，是所有浓缩精华的母体。由于原液是采用先进的超临界萃取工艺，从含有特定成分的植物中提炼出来的高纯度单一成分水性植物精华，因此和精华液相比，原液保养成分浓度更高，给肌肤更集中更强效的保养，让肌肤在短时间恢复最佳状态。如具有保湿功能的玻尿酸原液和多糖原液，能够加强保湿功效，使干燥缺水的皮肤迅速恢复润泽状态。使用的时候，将原液滴到虎口处（大拇指与食指之间），然后用手指涂抹于面部。因为虎口是身体温度最低的地方之一，温度越高，原液吸收越快，所以不宜滴于掌心。洁面爽肤后，取 2～3 滴，由面部中央向两侧轻轻按摩至吸收即可。使用原液后不要搭配精华液使用，否则成分太多，皮肤无法吸收。

（6）保湿啫喱　啫喱的配方中含水量较高，以高分子聚合体为主要基质成分，维持在皮肤上的时间中等，其油性保湿成分很少，大多以水性保湿成分来制造水感，皮肤主观感觉清爽。适合油脂分泌正常的年轻皮肤或油性皮肤，以及各类型皮肤的夏季保湿。

（7）保湿乳液　乳液类化妆品又称蜜类化妆品，保湿功能介于水和霜之间，多为含油量低的水包油型（O/W）。由于乳液流动性好，易涂抹，使用感觉舒适、清爽。乳液是按照一定配方和工艺制成油水混合体系，使用后可以在皮肤表面形成锁水保护膜，防止水分流失。乳液中水量较大，最高能达到 80%，能为皮肤补充水分，使皮肤保持湿润。同时，乳液还含有少量的油分，又可以滋润皮肤，当面部皮肤发紧时，乳液中的油分可以起到滋润皮肤，使皮肤柔软的效果。干性肤质可以多涂，油性肤质者，可用面巾纸轻轻按压，以吸去多余的油脂。

（8）保湿霜　霜类产品一般含油脂比例较高，多为油包水型（W/O）化妆品。由于其油脂成分高，水分含量少，补水功能不如保湿乳液。保湿霜的主要功能是锁水和滋润，它在皮肤表面形成一层油脂薄膜，隔离皮肤与外界空气，减少肌肤表层水分蒸发，深层水分得以维持；油脂类物质可起到滋润肌肤的效果。由于霜类含油量较高，适合干性和中性肌肤以及混合性肌肤的两颊使用。

（9）保湿面膜　通过产品在皮肤上的密封作用，促进角质层的水合，延长水分停留在皮肤上的时间。常见的种类有以下两种。

一是冻胶面膜，呈现透明或半透明状，很像食用的果冻，大多采用高分子胶为基质，相对安全低敏；还有一类冻胶面膜称为睡眠面膜，就是晚间护肤后涂于面部，保持一夜，次日清晨洗去，特点是使用时具有水润轻盈的感觉，在皮肤上形成一层薄薄的保护层，防止水分蒸发，添加植物精华等保湿成分，提供持久的补水保湿功效；添加舒缓和修复成分，夏季使用可舒缓和修复肌肤，提高皮肤的保水能力。

二是湿巾面膜，这是最常见的面膜形态，载体一般采用无纺布制作，价格便宜，有的采用生物纤维材质，是由木醋杆菌自然发酵制成的纤维体，具有类似皮肤的功能，能透氧隔离细菌，能用于烧烫伤的披覆物，是经由严谨的发酵工程，孕育衍生出来的纳米级有机纤维，具有超强的亲肤性，同时又具有能贴入皱纹与皮丘深处的包覆能力，因此较一般无纺布面膜更提升敷面效果，并可紧贴肌肤，不会出现一般面膜脱落的现象。

3. 根据肤质选择产品

（1）敏感性皮肤　敏感性肌肤往往会因为干燥，没有足够的水分保护肌肤，而引起或加重过敏反应。此类皮肤由于其肤质的易敏感性，在选择保湿产品时，应特别注意产品的组成成分。与其他类型皮肤相比，敏感肌肤表皮薄，易受外界刺激而发生过敏反应，应选用性质温和、不易过敏的保湿产品。而含乙醇、香精、色素和防腐剂等易致敏性化学成分的产品应谨慎选择。即使是以纯天然植物成分为主的产品也有引起过敏的可能，建议在使用产品前做过敏测试。在过敏反应阴性的前提下，过敏性肌肤性质偏干者，建议选用质地温和滋润的保湿产品，偏油者，则选用温和清爽的保湿品。

（2）干性皮肤　干性肌肤可分为"干性缺水型肌肤"和"干性缺油型肌肤"两种。"干性缺水型肌肤"皮肤表层缺少水分，油脂却分泌正常，护肤不当时会刺激皮脂腺分泌增加，皮肤表现为"外油内干"的局面，此时应格外注重肌肤的保湿护理，宜选用温和清爽的补水产品，在给肌肤补充水分的同时，不刺激皮脂腺，推荐使用清爽型保湿产品。"干性缺油型肌肤"油脂分泌较少，皮肤表面的水分不能得到贮存，深层肌肤无法得到水分的供给，皮肤就会变得粗糙，细纹也会随之产生。此时若单纯只是补水，水分快速蒸发，造成"越补越干"的局面。此类肌肤进行补水保湿的同时一定要注意油脂的补充，建议使用保湿且带有滋润效果的霜类产品，补水同时，锁住水分，让皮肤水润不干燥。

（3）油性皮肤　油性肤质的皮脂腺往往分泌过多油脂。油脂易吸附空气中的污垢、细菌等物，堵塞毛孔，引起痤疮、粉刺等面部疾病。对于此类肌肤，控油和吸油只能治标，而不能解决皮肤内部的真正问题。一味地控油和吸油而忽略肌肤的补水，皮肤只会不断分泌油脂来补充流失的油脂，最终形成"越控越油"的恶性循环。正确的护肤过程应在清洁面部肌肤后，立即进行补水，让肌肤处于"水油平衡"的稳定状态，才可以有效地抑制油脂的分泌。建议选用质地清爽，含油脂量少的补水保湿产品。

（4）中性皮肤 中性皮肤状态一般较好，不干不油，这类肌肤在选择保湿产品时，可选范围较为宽泛。一方面，可以根据季节的变化来选择不同的保湿产品。在春秋季和冬季，因天气干燥多风，皮肤易呈现干燥状态，此时可以选用质地滋润的保湿产品。夏季天气炎热，易出汗，皮脂分泌较多，可选用保湿偏清爽的产品。另一方面，皮肤状态在早晚也不同，保湿用品也应有所区别。清晨起床后，经过一夜的睡眠，需要我们唤醒肌肤。充分浸湿化妆棉，轻拍于面部，让肌肤感受到澎湃的水分涌入肌肤，同时唤醒沉睡的肌肤。注意，化妆水的用量不宜太少，否则达不到醒肤补水的效果。晚上时间较充裕，此时建议做好保湿护理，夜间保湿不仅要补水，更要补足油分。先要用化妆水补充水分，若是条件允许，保湿面膜是更好的选择。然后使用保湿乳液和滋润的保湿霜。

（5）混合性皮肤 混合性肌肤是最常见的肌肤类型，有一半以上的女性都是混合性的肤质，而平衡是混合肌最大的追求。因为 T 区部位易出油，所以有人会因为肌肤局部的出油而把整个面部当油性肌肤来护理，全脸控油而不保湿，易导致两颊部位越来越粗糙，并且滋生痘痘、粉刺。混合性肌肤的人群在保养时建议按不同面部部位分别侧重处理，护肤时，首先在较干的两颊部位使用滋润保湿的护肤品，再在出油的 T 区部位使用清爽保湿的护肤品。

4. 保湿要点

（1）保湿工作长期坚持 保湿护肤品作为外用产品效力持续时间较短，效果会随着角质细胞正常的脱落而消失。研究表明，保湿霜涂抹于面部后吸收入皮肤，随后被蒸发或随着皮肤与其他物质接触而脱落，通常八小时后仅有 50% 左右残留在皮肤表面。因此保湿护肤品的临床效果是建立在每天重复使用的基础上。使用一次保湿护肤品不会有长期效果，但每天两次连续使用一周保湿护肤品，即使停止使用七天后仍有效果。因此长期坚持使用保湿护肤品对于恢复皮肤屏障功能，缓解皮肤干燥、脱屑和瘙痒等症状非常有效。

（2）四季产品有不同 皮肤的状态会随着气温的不同、湿度的不同、光照强度的不同，会让肌肤损失水分的多少发生改变，而且面部的皮脂腺分泌会随温度、湿度的变化而变化，皮肤所需要的滋润也会随之改变，因此产品的选择使用也要做出相应的调整。春秋季经历冷热交替，在初春或晚秋相对较冷，冷空气接触面部的机会明显增加，面部皮肤由于遭遇温度的迅速变化，导致毛细血管扩张，促进敏感皮肤的出现。此外面部皮脂的分泌也会随着温度的改变而发生相应的变化，春季到夏季皮脂分泌逐渐增多，秋季到冬季皮脂分泌逐渐减少，故早春护肤品的滋润度应逐渐递减，慢慢减少使用含油脂类的护肤品，而晚秋的顺序则相反。夏季气温偏高，光照强度较强，皮肤水分也会丢失，但因为空气湿度较大，且夏季是皮脂腺分泌最旺盛的时候，一般不会出现干燥脱屑等问题，反而自觉皮肤油腻，因此在夏季应选用含油量低或不含油的清爽型乳液保湿。冬季，尤其在北方地区，不仅空气干燥，气温很低，还有大风等因素，皮肤的水分损失严重，且皮脂腺分泌的油脂也最少，皮肤既缺水又缺油，容易干燥脱屑，因此在化妆品使用中既需要补水保湿，又需要深度滋润，此时可以选用油包水类滋润程度较高的产品，如面霜、乳膏之类的保湿产品，充分满足皮肤的需求。

（3）滋养内调亦保湿　健康良好的肌肤不仅需要使用合适的化妆品护理，也需要内在的调理，内滋外养才有水嫩的肌肤。保证充足的美容觉、每天8杯水以提高新陈代谢、使用亲肤的棉质丝质衣物等都是对美丽肌肤的保护。此外饮食也非常关键，清淡的饮食不会刺激皮肤，低糖低脂会让面部油脂分泌减少，适当饮用一些食疗方和茶饮以助养颜美容。

1）银耳雪梨汤：取两三朵银耳泡发后，加适量冰糖小火炖煮，将好时加入去皮去核的雪梨块。银耳富有天然植物性胶质，外加其具有滋阴的作用，长期服用可以润肤，并有祛除黄褐斑的功效；它的膳食纤维可助胃肠蠕动，减少脂肪吸收。雪梨润肺清燥、止咳化痰、养血生肌，可以使皮肤变得光滑润泽，尤其适合皮肤干燥瘙痒。银耳雪梨汤可以长期食用，养颜润肤。

2）玉竹老鸭汤：取玉竹20g洗净后，和老鸭一起炖煮。玉竹具有养阴润燥、生津止渴的功效，鸭子性偏凉，适合易口干口渴的人群食用。适合在秋季食用。

3）百合粥：取少许百合和适量粳米洗净，加水煮烂。百合养阴清热、润肺止咳，含有蛋白质及多种维生素，对秋季气候干燥引起的多种季节性疾病有一定的防治作用，适合在秋季易患皮炎的患者食用。

4）薏仁杏仁粥：熟薏仁粉20g，杏仁粉5g，用温开水冲服，饭后服用。杏仁不仅含有丰富的不饱和脂肪、维生素E、优质蛋白、膳食纤维，还含有钙、镁、锌、铁等矿物质，容易被人体吸收，其中所含的脂肪油可软化滋润皮肤，含有的维生素E居于各类坚果之首，能够帮助肌肤抵御氧化侵害、延缓皱纹产生、预防并改善皮肤色素沉积，从而达到美容的效果。这款粥品可以润泽肌肤，美白补湿，行气活血，调经止痛。

5）薏苡冰糖饮：薏苡仁50g，百合10g，水煎汁，加冰糖服用。薏仁健脾利湿，含维生素B和维生素E，润泽肌肤，美白祛斑，常食可以保持人体皮肤光泽细腻，消除粉刺、雀斑、老年斑、妊娠斑等，对脱屑、痤疮、皲裂、皮肤粗糙等都有良好疗效。此饮品滋阴润肺，健脾益胃，泽肤祛斑，对扁平疣、雀斑、痤疮有一定效果。

5. 保湿误区

（1）补水之后没锁水　许多人误以为补水就是保湿，在每天使用护肤水、经常喷保湿喷雾后，皮肤仍然干燥者，这是因为只补水而忽略保湿。补水，是给肌肤补充水分，使肌肤变得水润、光滑；保湿，应该是锁水，是保持肌肤的水分不流失。即使使用再多的护肤水和保湿喷雾，如果之后没有使用乳液和面霜锁住水分，水分也会快速地挥发掉，达不到滋润肌肤的效果。

（2）频繁蒸面抗疲劳　对干燥、疲劳肌肤而言，适度蒸面可以补充水分，加速血液循环，有助于缓解皮肤的疲劳状态，但是如果不配合有效的保湿或者次数过于频繁，蒸面反而容易令肌肤自身的水分流失掉。而对于皮脂腺分泌过于旺盛的油性肌肤而言，蒸面后加速新陈代谢，只能导致油脂分泌更加旺盛。所以频繁的蒸面也有可能导致肌肤干燥，引起适得其反的作用。

（3）保湿需求都一样　不同的生活环境、饮食习惯、皮脂腺分泌程度等，皮肤的干燥、油腻程度绝对有所差异，润肤程度也就不同。我国沿海湿润地区，及四川、重庆等潮湿地区，空气湿度大，不需要特别强调滋润保湿。而高原、西北干旱地区，气候干冷、风较大，则需要多多补水保湿滋润。年龄越大，肌肤中的水分含量越低，皮肤弹性就会降低，水合程度减少，易增加皱纹，也更易瘙痒，因此老年人更要重视保湿止痒，尤其是冬季。

（4）人手一瓶肌底液　所谓的"肌底液"可以通俗地理解成"替肌肤打底的液体"。这类产品通常结合了柔软皮肤、调理角质代谢、增强细胞活性等功效。在清洁皮肤之后，涂抹肌底液能调节皮肤状态，在它后续使用保养产品可以增强使用效果，起到事半功倍的作用。肌底液中使用羟乙基哌嗪乙磺酸和水杨酰基植物鞘氨醇作为角质调理成分，使用腺苷作为细胞修复成分，这三大成分是必不可少的，其他则可以添加植物精华等保湿成分作为补充。年轻肌肤本身皮肤生长状况良好，无须调理，故不推荐使用，或者局部使用即可。同时角质层过薄、红血丝敏感皮肤，在使用肌底液时也应当谨慎。

（5）分子大小没差别　保湿产品的成分有多种，从小分子的甘油到大分子的胶原蛋白、玻尿酸，均能起到保湿作用，但是如果搭配不好，则会影响后续产品的吸收。举例来说，如果使用了含有大分子保湿成分的化妆水，那么这些大分子就会分布在皮肤表面，"堵住"皮肤通往深层的通道，如果后续使用的是保湿产品，当然是作用在皮肤表面，不影响产品功效的发挥；如果后续使用的抗皱或美白产品，那么这些产品的成分就无法进入皮肤，只能停留在皮肤表面，无法发挥应有的抗皱或美白功效。因此，在使用护肤产品时，应以分子大小作为使用顺序的标准，而不是一成不变的产品顺序。

（6）保湿面膜天天敷　面膜的作用原理，是"强迫"水分进入角质层，是给肌肤补水的过程。然而化妆水和保湿霜的功效与此相同，只不过面膜的作用较强，并且能在短时间内完成。但只要满足了基本需求，肌肤的状态就不会差。过度给肌肤补水和补充营养，反而会降低皮肤屏障功能，进而导致对外界的抵抗力减弱，易出现肌肤发红、发炎等不适反应。一般1周做2～3次面膜即可。

（7）"出水"面霜保湿好　市场上有一种保湿霜，涂抹时会渗出水珠，让使用者有一种高水分保湿的"错觉"。其实这是一种配方设计，利用不稳定油包水乳化的方式设计，因为有涂抹的摩擦力，使油包水的乳化体系破裂，在肌肤表面上就会产生大量的水分。但这种乳霜的保湿效果不一定好，只是设计手法上的花样。产品保湿效果的好坏是由成分搭配和配方设计决定的。

（8）角鲨烷"无油"配方　有的产品剂型是乳液，宣传文案中描述成分不含油脂，但是分析成分表，可能看到有"角鲨烷"。角鲨烷是人体皮脂所含有的重要成分，人体皮肤皮脂腺分泌的皮脂中约含有10%的角鲨烯和2.4%的角鲨烷。人体可将角鲨烯转变为角鲨烷。角鲨烯和角鲨烷的美容功效几乎相同，可促进细胞新陈代谢，在皮肤外层形成皮脂膜，防止水分流失，起到良好的保湿作用。因此，当看到产品配方中出现"无油"的字眼并不代表不含油脂。

复习思考题

1. 油性肌肤选择保湿产品时需要注意什么？
2. 敏感性肌肤如何保湿？

第三节　防　晒

【概述】

常言道"脸白三分俏"，东方女性大都以白为美。而皮肤是否白皙动人，又与皮肤中黑色素的数量息息相关。适量的紫外线照射对人体的发育和健康十分有益，但过量的紫外线会激活人体中的黑色素细胞产生过量的黑色素，使皮肤表面出现明显的色斑。同时强烈的紫外线还会导致晒伤、光化性皮炎等疾病，或使原有疾病（如玫瑰痤疮、系统性红斑狼疮等）加重。可见如何防护紫外线，对皮肤的健康和美丽至关重要。

【病因病机】

黑色素的存在与白皙的肌肤并不矛盾，而恰恰相反，它的存在是为了保护皮肤细胞的发源地——基底细胞层。研究表明，黑色素颗粒可以在小于兆分之一秒的极短时间内将紫外线的有害热量转化成无害的热量。观察可以发现，同样在没有做好防晒准备的情况下，不易晒黑的人会更加容易晒伤。大量紫外线进入皮肤后，黑素细胞为保护基底细胞，就会促使黑色素颗粒大量合成，随后黑色素颗粒被运送到皮肤细胞中，这也就是平常所说的"晒黑"的过程。

紫外线直接照射皮肤除了有杀菌作用外，还对神经、内分泌、免疫等多个系统有改善作用。此外又可以促进维生素 D 的合成，从而促进钙质吸收，增强骨骼强度。那么，人体又为什么会有自我保护机制以抵御紫外线呢？这与紫外线能够导致皮肤及其他器官的损伤有关。

1. 日晒疮　日常生活中最常见的紫外线损伤就是暴晒后皮肤出现的急性光毒性反应，也就是俗称的"晒伤"。当皮肤受到超过耐受量的紫外线（UVB）照射后，产生一系列复杂的反应，造成表皮细胞坏死，引起水肿、黑色素合成加快等过程。UVB 在夏季晴朗天气及高原地区更加强烈，因此夏季外出或在高海拔地区暴露皮肤时，要更加注意防晒。日晒伤更容易发生在浅肤色人群中，这种皮肤白嫩且较薄，黑色素合成的能力也相对较弱，所以更难抵抗紫外线的损伤。

晒伤往往发生于强烈日晒或人工光源照射后的数小时内，其表现为暴露部位出现边界清楚的红斑，严重时会出现水肿、水疱等，如果损伤面积过大，还可能伴有发热、头痛、恶心、心悸及其他全身症状。轻者红斑会逐渐消退，出现不同程度的脱皮，在一定时间内遗留色素沉着现象。

2. 鼍黑斑　又称黄褐斑，是一种黄褐色色素沉着性疾病，可以在颧骨、前额、鼻梁、上唇、下颌等日光暴露部位出现淡褐色至深褐色色素沉着斑。造成黄褐斑有多种因素，其中紫外线照射占据了重要地位。皮肤中的黑色素细胞，会因紫外线的刺激产生催化酵素，促使黑色素大量产生，造成皮肤变黑；如黑色素聚集于皮肤某一处就形成色斑或导致原有的色斑问题更加严重。经过紫外线的照射，皮肤白皙的女性更容易长晒斑，甚至黑斑；黄褐斑也会加重和扩散。不只是黄褐斑，雀斑也会在照射后增多或颜色加深。

3. 光老化　皮肤的老化分为外源性老化与内源性老化。内源性老化指随着年龄的增长，皮肤随之老化的过程。外源性老化是指皮肤受到外界环境影响而引起衰老的过程，其中以紫外线的影响为主。紫外线可以破坏胶原纤维，使胶原蛋白合成减少，而同时人体内还不断地分解胶原蛋白，这使得胶原蛋白无法维持平衡，越来越少，皮肤也随之变得松弛粗糙、暗淡无光、缺少弹性，出现皱纹，皮沟加深。

【健康指导】

1. 防晒成分　紫外线根据不同的生物效应，被划分为四个波段，其中能够穿透臭氧层，照射到人体的有 UVA 和 UVB 两个波段。UVA 为长波紫外线，波长范围 400 ~ 320nm，其穿透力强，可以透过玻璃，在照射皮肤后能够穿透表皮到达真皮浅层，发生反应后产生大量的自由基，从而造成皮肤老化、色素沉积。UVB 为中波紫外线，波长范围 320 ～ 280nm，在到达地表前，会被大气层阻挡一部分，不能穿透玻璃，穿透力较弱，仅作用于皮肤浅层，被认为是导致晒伤的主要因素，皮肤接受大量 UVB 照射后会直接造成红肿、水疱等损伤。

防晒化妆品的防晒机理主要基于产品配方中所含的防晒功效成分，即防晒剂。防晒剂有以下几种类型。

（1）化学性紫外线吸收剂　紫外线吸收剂的作用机理是吸收紫外光及消耗光能对皮肤起到保护作用。化学性防晒剂具有透明感好、轻薄透气、易于涂抹等优点。但其防晒时间有限，需要及时补充，其中复杂的化学成分很有可能造成皮肤敏感，同时由于其作用过程会吸收紫外线，所以对光敏感者不宜使用。目前常用的化学性防晒剂有以下几种。

1）Octisalate（水杨酸辛酯）：防护波段 290 ～ 320nm，比较安全，稳定性也很好，一般和其他防晒成分配合使用。

2）Octinoxate（OMC，甲氧基肉桂酸乙基己酯）：防护波段 290 ～ 320nm，是目前化妆品行业使用最广、用量最大的 UVB 吸收剂，其对油性原料的溶解性好，几乎是一种理想的防晒剂。缺点是易被阳光分解，且与阿伏苯腙搭配更易失效，常搭配抗过敏成分使用。

3）Octocrylene（奥克立林）：水溶性广谱紫外线吸收剂，具有吸收率高、无毒、无致畸作用、对光、热稳定性好等优点，它能同时吸收 UVA 和 UVB，是美国 FDA 批准的 I 类防晒剂，一定浓度下能保护阿伏苯腙不被光破坏，二者适合合用，在美国和欧洲使用率较高。

4）Oxybenzone（BP3，二苯酮–3）：防晒波段 320 ～ 360nm，缺点是对光不稳定，对皮肤有一定的刺激性，是最容易渗透到皮肤中的防晒成分，会对人体起雌激素效应，安全性较低，因此现在较少使用。

5）Parsol 1789（阿伏苯腙 Avobenzone）：目前少有的能在 380 ～ 400nm 波段有防御性的成分，会被添加于大多数号称全波段防护的产品，以提高防护性。缺点是由于分子结构的问题，光稳定性不高，常于 1 个小时内失效，在紫外线照射下快速产生自由基，损伤皮肤。因此需要搭配其他成分来加强稳定性。

6）Mexoryl SX（麦素宁滤光环）：防晒波段 290 ～ 390nm，是较新的一种紫外线 UVA 防晒剂，也是现今最安全有效的 UVA 防晒剂之一，防护波段高达 344nm，是法国欧莱雅集团的专利成分，皮肤吸收率低，获得了美国 FDA 的认可。其缺点是不能吸收所有 UVA 波段，且在阳光下分解较快，常需要搭配他防晒剂。

7）Mexoryl XL：防晒波段 290 ～ 390nm，全波段防护，尤其是 UVA 的长波部分，是目前世界上最优秀的 UVA 防护成分之一，欧莱雅集团旗下的各品牌的防晒产品都有使用。

这个成分是油溶性，所以肤感会比较厚重，并且使用后一定要卸妆。常与 Mexoryl SX 协同作用，形成稳定的 UV 紫外线过滤系统，可有效过滤各个波段的 UVA/UVB 紫外线。保护肌肤远离紫外线的侵害，并从外到内阻隔各种阳光侵害和肌肤受损，令肌肤达到真正的周全防护。

8）Tinosorb S（双乙基己氧苯酚甲氧苯基三嗪）：防晒波段 290～390nm，是瑞士 Ciba 公司开发的新型防晒成分，安全性和稳定性都非常高，是相当理想的紫外线吸收剂。

9）Dimethicodiethylbenzal Malonate（聚硅氧烷 –15）：防晒波段 290～320nm，是新型的有机硅化合物的防晒成分，防水性能好且性质稳定安全，相对较大的分子颗粒和有机硅使得渗透性很低，对人体健康无影响。

（2）物理性紫外线屏蔽剂　其作用是通过散射减少紫外线对皮肤的伤害，大多为无机粉体，如二氧化钛、氧化锌、氧化铁、滑石粉等，其中二氧化钛和氧化锌已被美国 FDA 列为批准使用的防晒剂清单之中。

1）Titanium Dioxide（二氧化钛）：几乎不会被皮肤吸收，安全度高，1997 年美国 FDA 将二氧化钛列为其批准使用的第一类防晒剂（即安全有效）。缺点是涂抹在皮肤上会发白，也存在透明度感差，易在皮肤表面沉积，使用过多会堵塞皮肤毛孔，影响汗腺分泌，严重的还可导致皮肤病，《化妆品卫生规范》（2007 年版）规定二氧化钛在化妆品中最大允许使用浓度均为 25%。

2）Zinc Oxide（氧化锌）：使用广泛，超过三成的防晒霜都含有氧化锌，可以反射几乎所有波段的 UVA、UVB。安全度高，至今没有关于其有害健康的报告出现。但其不足是油性大，使用时会有明显的发白、黏腻和厚重感。

micronized zinc oxide（微粒化氧化锌）减少了氧化锌使用时的厚重感，涂在脸上不会有发白现象，同时可以像氧化锌一样抵御紫外线。虽然氧化锌对人体无害，相关制造商也声明纳米级粒子只停留在皮肤表面不会被吸收。但至今已有多项研究指出，粒子越小的微粒化氧化锌，越有可能被毛孔吸收，进入血液，从而间接影响人体细胞，甚至可能产生毒性，因此其安全性存在争议。微粒型氧化锌虽然减少了泛白，但是质地还是比较厚重，而且涂抹时很容易分布不均匀，进而产生透光，影响防晒效果。ADVAN（扁平氧化锌技术）就是把氧化锌处理成扁平薄板状，能避免防晒粉体重叠到一起，极大缩小了防晒膜的间隙；能均匀地涂抹分布，质地更细腻，透明度更高，能减轻发白现象，防晒能力提高 1.6 倍，是业界领先的物理防晒技术。

（3）抵御紫外辐射的生物活性物质　近年来对天然活性成分作为防晒剂的研究进展迅速，这些源于大自然的材料有一定保护人体细胞免受紫外线破坏的作用。

1）西兰花提取物：西兰花中提取的萝卜硫素能够激活人体细胞自身的防护机制以抑制致癌物的作用，并且在分解后仍然会在几天内维持保护作用。

2）红茶提取物：红茶中含有抗氧化成分，从茶叶中提取的物质能够吸收细胞内的UVB，使DNA免于紫外线的破坏。

3）类胡萝卜素和六氢番茄红素：二者能够限制自由基对皮肤的破坏、吸收紫外线，从而使皮肤免受侵害。

在防晒用品中添加生物活性物质就是针对皮肤老化问题，通过抗氧化、清除自由基达到阻断或缓解自由基对皮肤的损伤，从而提高防晒效果，并能减轻紫外线引起的刺激性和皮肤损伤。从防晒的终末生物学效应看，这些活性物质可以算作生物性防晒剂。抗氧化物是所有护肤品的核心，也决定了商品的价格，包括维生素及其衍生物，如维生素C、维生素E、烟酰胺；抗氧化酶，如超氧化物歧化酶（SOD）、辅酶Q、谷胱甘肽、金属硫蛋白（MT）等；植物提取物，如芦荟、燕麦、葡萄籽萃取物等。

为达到较好的防晒效果，复配使用防晒成分较为普遍。复配使用方式不仅克服了单一防晒成分在广谱性和防晒效果方面的不足，还更好地发挥了多个防晒成分之间的协同互补效应，无机防晒成分和有机防晒成分复配使用还可降低防晒成分的用量，减少产品对皮肤可能产生的刺激性。

适合敏感肌肤的防晒产品通常会添加柔和亲肤的合成酯和有机硅质，使产品具有温润舒适的质地；添加脂肪酸、谷甾醇与卵磷脂复配模拟皮肤自然修护屏障，改善敏感肌肤皮脂膜，提高水合度，保湿成分还能和紫外线吸收剂有协同增效作用；添加少量抗氧化和安抚镇静成分，减少皮肤对产品的敏感程度。

"无添加"防晒产品使用保湿成分多元醇产生防腐功效，有效杜绝防腐剂的使用，使产品更加安全无刺激。

有产品添加成膜型高分子聚合物形成稳固的保护膜，既能够保持防护效果，也能减少化学性防晒剂渗透入皮肤产生副作用，还能产生防水效果；搭配尼龙粉末或矿物粉体吸附油脂能够提高产品的防晒持久力，使之更适合油性肌肤在春夏季使用。

2. 防晒产品　SPF是针对UVB作用，为皮肤抵挡UVB的时间倍数，黄种人平均抵抗UVB、不被灼伤的时间为15分钟，SPF20的防晒用品大约能够将此时间延长至250分钟。但是这只是一个理论上的概念，因为随着光降解的发生，防晒用品中的有效成分持续减少，无论SPF值多少，其防晒时间都不会超过2小时。同时如果没有用够足量的防晒霜，防晒时效也会大打折扣。对于防晒效果的计算，还有一个简易公式，（SPF-1）/SPF×100%。换言之，高SPF其理论上延长了防晒时间，但实际上是提供了更好的抵抗UVB效果，但同时对皮肤损伤也就越大。由于有效成分逐渐减少，所以处于室外活动时，也应该在两小时左右补涂，否则并不能达到相应的防晒效果。国内防晒化妆品最高标注SPF30，超过的则用SPF30+表示，以避免消费者过度追求高SPF值，在我国大部分地区选用SPF20～30即可。

PA 就是针对 UVA 的作用，往往用"+""++""+++"表示，越高代表防晒能力越强，"+++"抵抗 UVA 的有效率为 90%，也就意味着即便是高效的防晒水平，也并不能完全抵御 UVA 的损伤。一般可根据需求选用"++"及以上的产品。

（1）防晒乳　乳液的含水量在 70% 以上，质地较稀，具有流动性。一般来讲乳液较霜剂清爽，更适用于油性皮肤与混合性皮肤，但由于其中所含的油性成分和增稠剂不同，所以油腻程度也有所不同。如果对防晒乳液有清爽需求，在选购时还要注意包装是否标有 Oilfree（无油脂）字样，在手背试用时能较快被皮肤吸收并且没有黏腻感、油亮感即为合适。

（2）防晒霜　防晒霜与防晒乳的作用类似，区别在于霜剂的含水量在 60% 左右，呈膏状，由于其中水分含量相对较少，油性更大，质地较稠厚，建议干性皮肤及年龄较大者使用，尤其适用于干燥的冬季。

（3）防晒粉饼　防晒霜失效后需要补涂时，为避免破坏妆容，往往可以选择方便的防晒粉饼。防晒粉饼为粉质，其中含物理性防晒剂，可以起到防晒、控油、定妆的作用。防晒与轻薄共存一直是防晒产品所追求的目标，但目前为止这两者是不能兼得的，在使用防晒粉饼时，同样也需要一定的覆盖度，否则难以达到理想的防晒效果。

（4）防晒喷雾　防晒喷雾其质地清爽，适用于任何肤质，将其喷洒到所需部位后轻轻按压即可，与防晒粉饼同样不会破坏妆容，可以用于妆后补涂。优点在于使用方便，而且防水。但需要注意的是，防晒喷雾由于质地偏稀薄，故使用时用量要充足，例如面部使用时，紧闭双眼屏住呼吸，围绕全脸部喷涂三圈方能有效，而身体部位至少喷涂两遍。

（5）隔离霜　隔离霜为妆前底乳，用在护肤与彩妆之间，其研究初衷是为了一定程度上将皮肤与彩妆、脏空气等对皮肤有损伤的物质隔离开，主要目的是在皮肤与皮肤之外建立一个阻断层，以发挥保护、营养的作用。隔离霜分为两种，一种为单纯防护型，另一种在防护的同时还具有修饰肤色的功效。隔离霜适用于多种肌肤，可根据自身肤色、滋润程度加以选择，如紫色可中和黄色，适合稍偏黄的肌肤；绿色可中和泛红肌肤和红血丝，淡化痘痕；白色可增加皮肤明度，适用于肤色黝黑、暗沉、色素分布不均的皮肤；沙滩色适用于打造健康的麦色肌肤；对于无特殊改善肤色需求的人群可选用近肤色。近年来，为简化护肤程序，隔离霜大多具有防晒功效，有些产品甚至标注 SPF50/PA+++，为防晒的最高数值。但若产品功效兼顾太多，往往易导致每一方面的功效都会大打折扣，因此建议"防晒"与"隔离"单独使用。

3. 根据肤质选择产品

（1）油性皮肤　由于皮脂分泌比较旺盛，在额头、鼻周等皮脂腺较多区域表现为油腻感、毛孔粗大，容易出现脂溢性皮炎。此类肌肤应选择渗透力较强的水剂型、无油配方的防晒品，清爽不油腻的产品不会给肌肤造成额外的负担。此类防晒产品可选择范围比较窄，因此要使用防晒伞、大框墨镜来加强防护。尤其是易起痘痘的人群，要格外注意选择清爽不油腻的防晒用品，可以参考产品是否标有 non-comedogenic（不致粉刺性）、Oilfree（无油脂）字样。痤疮患者皮肤容易有炎症，更需要防晒产品的保护，接触过多的紫外线只会让皮肤情况进一步恶化，同时促进黑色素的产生，使痘印更加明显，不易消退。

（2）干性皮肤　由于皮肤水合程度低及油脂缺乏，导致皮肤干燥、粗糙、弹性及光泽较差。此类肌肤防晒应该选择质地比较滋润的霜状防晒品，最好还有补水、保湿、抗敏的功效，在防晒的同时达到滋养肌肤的效果。

（3）中性皮肤　皮肤平滑、细腻、有弹性且红润。此类皮肤选择范围广，一般防晒喷雾和防晒乳都可以使用，只要注意选择合适的防晒倍数即可。

（4）敏感肌肤　是指对刺激反应过激的脆弱性肌肤。此类肌肤在选择防晒产品时，建议选择专门针对此类肌肤的药妆品，一般这类产品都通过了过敏性测试，不含香料与防腐剂，使用过程更加安全。

（5）光敏感皮肤　对紫外线非常敏感。这类人群最好的防晒措施，莫过于采用衣服、帽子、遮阳伞等来阻隔紫外线到达皮肤，另外避免长时间户外活动而接触高强度紫外线照射。在防晒产品的使用过程中，强调要保证及时补涂，并且选择安全的物理型防晒产品，SPF 值够高，还需要兼顾到 PA 值，最好选择 PA++ 或 PA+++。值得注意的是，及时多层涂抹防晒产品，其防晒系数都不会相加或相乘，而仅仅是由最高防晒指数的产品来确定防晒效果。因此不提倡使用多层不同防晒产品。如果要涂多层有防晒指数的产品，最好选择清爽型的防晒乳液；如果只涂一层防晒品，应选择高系数的防晒品。同时还要使用遮阳伞和佩戴大框墨镜来加强防护效果。

4. 防晒要点　外界环境对皮肤环境也会造成影响。在湿热的天气条件下，皮肤会更加油腻和出汗，因此要选用清爽吸油的防晒用品，同时增加清洁的次数。在干热的天气下，干燥与高温都会促使水分蒸发加速，从而导致皮肤水分减少，需要用质地水润的防晒用品，也要加强额外的保湿措施。在寒冷的环境下，皮肤同样容易失去水分，因此在配合防晒的同时，还要适当增加保湿类护肤品的使用频次。在空调房中，无论是制冷还是制热模式，都会带走空气中的水分，因此也要使用偏滋润的防晒用品，做好保湿工作。

在防晒产品的使用方面，有三点是最重要的，一是足量，二是及时补涂，三是覆盖全部暴露部位。关于用量，质地稠厚的防晒霜，在面部和颈部处各应使用一元硬币大小体积的用量。如果要精确用量的话，应达到 $2mg/cm^2$ 才能起到标签所标注的效果。全身所需用量大约是 30mL。但实际上大多数人日常用量只能达到 10%-75%，所起的功效也远远不足，并且而手、颈、眼、唇、耳的防护往往容易被大家忽视。裸露的部位都应使用足量的防晒产品。

化学性防晒剂由于参与光反应，有效性持续减低，所以应该及时补涂，一般建议室外活动时使用 SPF30+ 防晒用品，每两小时补涂一次，室内可用 SPF30 的防晒产品，每天早上中午各一次即可。物理性防晒剂中的有效成分不会因为参与光反应而减少，但可能会因为被摸、抓等动作而蹭掉，因此也有必要及时补涂。

部分人可能会认为觉得涂抹防晒用品较麻烦，出门只需要遮阳伞已经足够。其实不然，地面、墙壁、玻璃等都能反射部分紫外线，最终到达皮肤表面的并不比直晒的紫外线少。因此皮肤裸露面积较大时，应在暴露部位涂满防晒霜。

接触日光时间过长，皮肤出现红斑、烧灼感时，应该及时进行晒后修复。晒后修复产品中含有抗氧化、抗炎成分，能够迅速缓解晒后出现的红斑、烧灼感，减少色素沉着可能。首先应进行冷敷，可就近购买冷藏矿泉水，用毛巾或纸巾沾湿后轻轻敷在受损皮肤表面，避免摩擦而造成的二次损伤。降低局部温度后，使用合适的晒后修复用品。被晒伤后的皮肤一定要注意避免刺激，平时常用的护肤品可能已经不再适合此时的皮肤状态，建议选用更为安全、适合敏感肌使用的药妆，必要时及时就医，否则可能遗留永久性的皮肤损伤或其他更严重的问题。

5. 防晒误区

（1）物理防晒比化学防晒好　现在防晒产品有的是单纯物理型防晒剂，安全性高，但是脱离不了"油、厚、白"等问题，若是油性皮肤就绝对不建议选用；有些是物理防晒和化学防晒的结合，适应范围较广；还有单独就是化学性防晒产品，既轻薄舒适，又全脸保护。总之，要综合考虑成分和肤感，选择适合自己的防晒产品。

（2）防晒成分越多越好　有调查表明，国内有个别化妆品添加的防晒剂多达 6 种。这些数据表明化妆品中过多添加防晒功效成分，对消费者可能造成的健康隐患，应引起广泛关注。防晒效果的理想与否，是与防晒成分的合理配比，保湿、舒缓镇静成分的合理添加等配方因素和制造工艺有关，而一味加入多种防晒成分，不但不会有好的防晒效果，还可能会因为添加的化学物质过多而产生不良反应，对皮肤造成伤害。

（3）倍数越高越好　衡量防晒产品对皮肤的刺激性，主要看选用的成分，安全性好的防晒成分，搭配适宜的保湿成分，还有必要的镇静舒缓成分，这样的产品就是高倍数，刺激皮肤的概率较小。相反，选用廉价的安全性差的防晒成分，即使是低倍数，也会刺激皮肤。

（4）产品越白效果越好　防晒产品的颜色主要由物理型防晒成分决定，物理型防晒成分越多，产品的白度就会相应增加，但是防晒效果是由防晒倍数、产品使用方法等因素共同决定的。相同的颜色情况下，物理型防晒的倍数比化学型防晒成分的产品要低，但是，衡量防晒效果是一个综合评价的过程，不是单纯通过颜色就可以做出正确判断的。

（5）纳米粒子不安全　安全的防晒品，首选以物理型防晒成分为主。颜色发白是影响防晒的最大因素，以氧化锌为例，正是因为较大颗粒的氧化锌会散射所有的光线，因此呈现白色，随着颗粒越来越小，白色也会越变越淡。UVA 的波长是 320～400nm，如果氧化锌颗粒小于 400nm，虽然接近"透明"，但失去了防晒效果。专利产品 Z-cote 也未标明是纳米产品，即使是前文提及的 ADVAN（扁平氧化锌技术），也很难透皮吸收。可见所谓的"纳米粒子"并不存在，那么也就无所谓安全不安全了。

（6）海边产品无特殊　在海边等地点进行水上活动时使用的防晒产品，除了要 SPF 倍数足够之外，还要通过美国 FDA80min 防水测试，标识是"very water resistance"。这个特殊测试表明下水 80 分钟后仍保有标示

复习思考题

1. 物理性防晒成分有哪些？
2. 油性皮肤如何选择防晒产品？

第四节　美　白

【概述】

中国人以白为美，白嫩的肌肤不仅好看，也代表着肌肤的健康。如果肌肤暗沉粗糙，必定有色素沉淀、干燥、衰老等问题。想要美白首先要做好防晒，防晒是根本，是有效防止黑色素产生的最强措施，是美白的第一步。在这基础上，正确的美白护理及身体内调，可以使肌肤白里透红。

【病因病机】

人体皮肤颜色的深浅差异是由在皮肤基底层的黑色素细胞的多少、大小、皮肤的色素及经过皮肤所能见到的血液颜色，以及皮肤表面的散乱光等综合因素所决定的。这其中黑色素是决定皮肤颜色的最主要因素。所以真正能够美白的任何方法都离不开黑色素的合成、运输与降解。黑色素是一种极微小的颗粒状黑色体，它的形成机制是：在黑色素细胞内，酪氨酸在酪氨酸酶氧化下经过多个步骤，最后生成黑色素，当黑色素合成后，通过黑色素细胞的树突输送到周围的角质形成于细胞内。在这个过程中发挥关键作用的是酪氨酸酶，紫外线照射可以升高酪氨酸酶的活性，加速黑色素的合成，并使皮肤产生一些炎性因子及氧自由基等；神经内分泌因素在一定程度上影响机体整体黑色素的形成，肾上腺皮质激素及雌激素升高，可以增强酪氨酸酶的活性，导致黑色素合成增加。

【健康指导】

1. **美白原理** 针对黑色素的合成、运输、降解过程，不同的美白成分在不同的阶段发挥作用。①物理性遮盖，如二氧化钛、氧化锌等。用到皮肤上会产生表观的白感，是一种假象变白，有时还会堵塞毛孔引起痤疮等皮肤病。现在流行的粉底、BB 霜、CC 霜都有这样的功效。②抑制酪氨酸酶活性，主要抑制或降低皮肤色素中间体（色素原）、黑色素的产生。③还原皮肤色素，主要是将已产生的皮肤色素中间体（色素原）还原消除、抗氧化自由基、抗衰老。④增加角质细胞黑色素的降解、失活表皮的及时脱落等。

2. **美白活性成分**

（1）维生素类 维生素 A、维生素 C 及其衍生物。维生素 A 主要通过激活细胞的新陈代谢，促进细胞增生、分裂、角化、免疫反应、抑制皮脂分泌，达到增白效果。但维生素 A 经常以维甲酸这种活性形式出现，可能引起红肿、脱皮等不良反应，因此不是很常用。维生素 C 可以抑制皮肤异常的色素沉着，一方面通过抑制酪氨酸酶的活性来阻止黑色素的生成；另一方面，通过清除体内自由基，减少体内自由基对细胞脂质的过氧化作用及蛋白质的交联反应，减少色素及老年斑的生成。但维生素 C 性质不够稳定，在常温常态下很快会氧化失效，护肤品中使用的多是脂溶性的维生素 C 衍生物，常用的有维生素 C 磷酯镁、维生素 C 棕榈酸酯等，目的是保持产品中维生素 C 的稳定性，吸收后在皮肤内转化成维生素 C 发挥作用。

（2）曲酸、植酸和鞣花酸 曲酸来源于曲菌类产生的物质，也称酵母提取物，能强烈地吸收紫外线，显著抑制黑色素细胞中酪氨酸酶的活性，能治疗和防止色斑的生成。但是曲酸本身性质不稳定，容易被氧化或者因为日光照射而被分解，失去效用。护肤品里使用的多是曲酸衍生物，虽然加强了稳定性，但是美白效果稍逊一筹，仅仅只是抗氧化作用保留尚可。另外，曲酸也可能刺激皮肤，引发过敏，因此不如维生素 C 使用广泛。植酸和鞣花酸的原理类似于曲酸，都提取自植物，同时具有一定的抗氧化能力，能协助美白，且致敏率低，安全性高，被认为是曲酸理想的替代型成分。

（3）传明酸（氨甲环酸） 是临床上常用的止血药物，是由于妇产科医生在产妇分娩的止血用药过程中不经意发现其具有美白效果，从而引起皮肤科医生的关注，随后被应用于护肤产品中。传明酸性质稳定，不易受温度环境破坏，无刺激性。含有传明酸的产品在皮肤表面使用后可抑制酪氨酸酶的活性，同时作为一种抑制炎症反应的蛋白酶，可以减轻黑色素细胞受到外界如紫外线刺激后产生的局部炎症反应，从而达到避免过度黑色素沉积的双重功效。传明酸在护肤化妆品中有着广阔的前景，目前已有多家公司推出以传明酸为主要成分的重磅产品。此成分缺点是对于非色素代谢的异常部位的美白效果并不明显，常常需搭配其他成分使用。

（4）4MSK（甲氧基水杨酸钾） 对黑色素的生成有直接的抑制作用，对紫外线造成的色素沉着具有卓越的防御效果，还具有调整角质形成细胞增殖分化的作用，能改善黑色素过剩沉积的皮肤状态。作为有效成分已在日本、韩国、中国台湾获得法律方面的许可。

（5）对苯二酚（氢醌）和熊果苷 氢醌是一种传统且有效的美白祛斑成分，具有凝结蛋白质的作用，通过凝结酪氨酸酶中的氨基酸，使酶失去催化活性；另外氢醌在一定浓度下可致黑色素细胞变性、死亡，因此能有效阻止黑色素的形成，特别是对于日晒或激素引起的黄褐斑，同时其还具有抗氧化的功效。但是氢醌对皮肤有较大毒性，刺激性大，长期接触可能引起细胞病变，导致各种疾病。现已较少使用。熊果苷是天然的对苯二酚的衍生物，能抑制蛋白质的降解，促进皮肤细胞生长速度，显著抑制酪氨酸酶的活性，其作用强于曲酸和维生素 C，具有很好的安全性。在地胆草、熊果叶、熊果提取物、莓类都含有熊果苷。

（6）烟酰胺 又名尼克酰胺、维生素 B_3、维生素 PP。作为 B 族维生素的一员，其一直以抗衰老的功效而被医学、美容界所共知。被广泛地应用于临床防治糙皮病、舌炎、口炎、光感性皮炎和化妆性皮炎的治疗。烟酰胺不仅可以减少黑色素传送到角质细胞，还可有效改善皮肤的屏障功能。

（7）壬二酸 以前被称为"杜鹃花酸"，是谷物如小麦、黑麦、大麦里的成分。因其英文名与杜鹃的英文名相似而命名，其实二者并无交联。壬二酸需要较高浓度（15% ～ 20%）才能够起到理想的美白效果，但较高的浓度对皮肤有较大的刺激性，因此现在已较少使用。

（8）果酸 主要成分是 α - 羟基酸，它主要是通过渗透至皮肤角质层，促进老化角质层中细胞间的键合力减弱，加速细胞更新速度和促进死亡细胞脱离等来达到改善皮肤状态的目的，广泛应用于皮肤护理产品中。其具有抗皱、祛斑、防衰老等功效，但其长期安全性问题尚未定性。而且 α - 羟基酸会引起使用者对太阳光，特别是对太阳光中的紫外辐射更加敏感，进而导致晒伤甚至皮肤癌。高浓度果酸能严重破坏皮肤角质层细胞间的黏着力，造成表皮层严重脱落，因而容易引起皮肤红肿、过敏甚至溃烂。

（9）植物提取物 现在许多美白产品中含有当归、川芎、丹参、桑白皮、人参、薏仁、积雪苷、珍珠、甘草、芦荟、红景天、银杏、木瓜、白芷、五加皮、薄荷、洋甘菊等植物有效成分，例如甘草提取物中的甘草黄酮，具有良好的抑制酪氨酸酶的活性，并且没有黑色素细胞毒性；薄荷、洋甘菊具有抗炎功效，能阻止日光照射后皮肤炎症反应所导致的色素沉着。卡姆果萃取物：卡姆果是一种原产于秘鲁亚马逊河上游的水果，富有极高含量的维生素 C，美白效果良好，对于整体提亮肤色和祛除肤色中的黯淡黄气效果明显。葡萄蔓威尼菲霖是 CAUDALIE 欧缇丽独家专利成分，来自葡萄蔓流出的汁液，具有很好的祛斑及提亮肌肤的效果。

3. 美白产品

（1）科学配方

1）美白成分的复配：美白成分对于黑色素生成过程中的作用靶点不同，而且各类美白成分物理性质不同，安全性不同，复配稳定性也不一样，这就要求配方中对美白成分要有所选择。因此，在选择美白成分时要考虑既能抑制酪氨酸酶的活性，也要考虑对已形成的色素、色斑的淡化和还原。加入适量的皮肤增白剂（中草药提取物）效果更明显。

2）惰性油脂的配合：美白产品要选择惰性的、不易氧化的油脂。油脂应不含杂质或杂质含量较低，因为油脂中的杂质对美白成分的稳定性有一定影响，易引起产品氧化和变色等。因此，含有适量的螯合剂和抗氧化剂将有利于产品的稳定。

3）保湿成分的选择：美白产品要有较好的保湿性，好的保湿效果利于有效成分的渗透、吸收和增强美白，同时，能使皮肤细胞保持丰满和滋润，从而起到抗衰老的作用。选择保湿剂要考虑效果和成本。普通的保湿剂，如甘油和丙二醇等虽然价格低，但保湿效果一般；较好的保湿剂如氨基酸保湿剂、海洋多糖保湿剂、吡咯烷酮羧酸钠及复合保湿剂等，保湿效果较理想，但是成本稍高；几种保湿剂的复配使用，能够体现良好的性价比。

4）增效成分的选择：角质软化剂的加入能够促进表皮细胞更新，搭配促渗剂能促进有效成分的吸收，起到增效的作用。有的美白活性成分包裹了纯维生素 C 的超微载体，平均粒径为 70nm，其渗透吸收性较一般的脂质体包裹物好，美白效果也更加明显，此时可无须添加促渗剂。紫外线吸收剂的添加可以有效阻断导致黑色素产生的外部因素，在一定程度上起到美白保护作用，并且可防止皮肤晒伤，预防产品变色等。

5）舒缓成分的选择：美白活性成分的加入量较高时，容易对皮肤产生刺激，适当地加入抗敏舒缓成分可以消除皮肤产生的炎症。

（2）产品介绍

1）美白化妆水：化妆水是皮肤护理的第一道程序，除了平衡肌肤酸碱值之外，还能起到补水、保湿、美白等功效，在基础护肤中起着承前启后的作用，既能够给肌肤带来直接的益处，还能让后续使用的护肤品发挥更大的作用。柔润型化妆水含有较多的营养物质，能够滋养肌肤，对于肌肤不够细嫩或者比较敏感的人群具有很好的效果；清爽型化妆水能起到润肤、平衡酸碱度的功效，有的还含有轻度去角质成分，因此比较适合油性肌肤使用，为后续美白成分的吸收打下基础。特别需要注意的是，护肤品中的很多美白成分易引起过敏，建议挑选温和不刺激的产品。

2）美白精华：精华素是护肤品中的极品，是高浓缩营养液，能够快速吸收和增加皮肤的弹性。其成分精致、功效强大、效果显著。美白精华素的成分充分吸收后，可以有效阻止黑色素的产生和沉淀，从而起到焕白肤色、淡化斑点的作用。

3）美白乳液：乳液含水量高，可以瞬间滋润肌肤，为干燥肌肤补充水分，还可以在肌肤表面形成轻薄透气的保护膜，防止水分流失，从而起到极佳的保湿和美白效果。

4）美白面霜：具有美白作用的面霜保湿效果往往较差，因此一定在护肤步骤中使用足量的保湿产品，这样才能使美白成分充分发挥效果，做到既能美白又不伤害肌肤。

5）美白面膜：面膜具有美白、保湿、祛痘、紧肤、抗衰等功能，在毛孔扩张的同时，加快新陈代谢，帮助肌肤更好的呼吸，面膜中的水分及营养物质也会深入肌肤表皮的角质层，使皮肤亮白、有弹性。美白面膜能够彻底清除死皮细胞，兼具清洁、美白双重功效。油性肌肤的女性在选择美白面膜时还要注意面膜本身的清洁力，既美白又清爽的面膜才是最佳选择；而干性肌肤的女性则要选用既美白又滋润的面膜。部分女性偏爱自制美白面膜，在尝试制作时，需具备基本的常识，不要使用如山药、芒果、柠檬之类容易过敏的食物。

4. 美白要点

（1）干性皮肤　补水保湿美白。

干性皮肤最明显的特征是皮脂分泌少，角质层含水量低，特点是缺水、缺油、容易敏感、怕晒，所以干性皮肤在美白的关键是做好补水保湿，降低皮肤表面水分的流失速度，以充足的水分营养肌肤，只有肌肤变得水润剔透，才能有助于恢复皮肤的屏障功能，维持肌肤正常代谢，抵抗干燥与色素的沉着，以及更好地吸收各种营养精华。

对于干性肌肤，最好选择性质温和的美白产品，例如植物性美白产品（甘草萃取精华等），或者海洋性美白产品（含海藻、海洋生物性胶原蛋白类等），对皮肤有较好的保护作用。选择滋润度高的美白晚霜类产品润肤，提高肌肤含水量、给予肌肤充足的美白营养与水分及油分。配合良好的防晒，使肌肤处于良好的状态。

（2）油性皮肤　深层清洁，控油美白。

油性肌肤特点是皮肤表面油腻，尤其是额头和鼻翼所在的T区，而且容易出现毛孔粗大的现象，因为皮脂分泌过多，同时也较容易出现痘痘黑头类的问题。

油性皮肤的美白护理，深层清洁十分重要，认真的清洁是油性肌肤美白的关键，推荐轻柔但不油腻的乳液质地洗面奶，然后再使用嫩白修复精华液滋养肌肤。油性皮肤的人群应选择含有稳定美白成分且亲水性较好的产品，以清爽的水分美白或者无油脂的清润美白产品为宜；或者选择兼具一定控油作用的美白乳液，也能及时改善肤质，脱离油腻和晦暗，使肌肤紧致透白。

（3）混合性皮肤　清润温和保湿。

混合性皮肤因为T区皮脂腺密度比脸颊要高，最常见的问题就是T区油脂分泌过旺，而且通常毛孔较粗大，容易影响肌肤的美白工作，同时混合性皮肤容易变成敏感性或者缺水性皮肤，因此最需要长效保湿因子，例如透明质酸、胶原蛋白等成分。

混合性皮肤最好选择具有保湿、美白"双重作用"功效的产品。因此，在美白护理之前需先调理肌肤的油水平衡，适当补充脸颊的水分，然后再将控油爽肤水拍打在 T 区，并以柔润型的美白乳液或化妆水搭配滋润型美白面霜以滋养肌肤深层，使其保持红润、细嫩的肤质。

（4）敏感性皮肤　先补水保湿，再美白。

敏感性皮肤角质层薄，应对外界刺激的能力较低，遇冷或遇热时面部会出现潮红，或有红血丝、痘痘以及色斑，而这些主要是由于角质层变薄而皮肤屏障功能受损所造成。

对于敏感性皮肤，防护不仅是防紫外线，防止环境污染的侵袭也非常重要，因此美白、防晒、隔离都必不可少。先做好补水和保湿工作，降低皮肤过敏率，再美白。美白类产品一定要选择含有植物性或海洋性的美白成分，并配有镇静舒缓成分，最好选用药妆品牌。同时，使用护肤产品之前一定要先在耳后做过敏测试或小面积试用，确认不过敏后方可全脸使用。

5.滋养内调　真正的美丽是由内而外的，内脏的疾病常常会显现在皮肤上，如月经不调会造成脸色苍白、无光泽；便秘往往会导致皮肤长痘、肤色黯淡；压力过大会导致皮肤粗糙、萎黄等。想要拥有靓丽的外表，除了选择合适的护肤品之外，还要特别注意对身体的调理，多补充水分，保证充足的睡眠，适当运动等，身体健康，水润光滑的肌肤自然随之而来。口服维生素 C、维生素 E、B 族维生素和一些矿物质等都能中断黑色素的生成，影响酪氨酸酶的活性，一些食疗佳品可以从内调理使肌肤润泽白皙。

（1）杏仁胡桃芝麻糊　将胡桃仁 30g、白芝麻 20g 研为细末，与牛乳 200mL、豆浆 200mL 混匀，煮沸饮服，白糖调味，加入适量的杏仁，早晚各 1 份，长期使用效果明显。胡桃温肺定喘、润肠通便，与白芝麻一起共有补肾之功，二者相合，有滋阴养血的功效，让肌肤白皙、红润、有弹性，肺主皮毛，杏仁有良好的润肺功效，尤其是在秋冬干燥季节，能让皮肤更加滋润，美白效果更好。

（2）椰奶燕麦　锅中烧开水，将燕麦 100g 煮熟，与椰汁、牛乳各 200mL 混匀稍煮，加入适量白糖调味。椰汁含丰富的维生素 C 及人体需要的矿物质，帮助肌肤抗氧化、防衰老；燕麦中含有维生素 E 等活性物质，对肌肤有祛斑增白的作用。二者相合，有促进新陈代谢、排毒养颜的功效，能够延缓肌肤细胞衰老，让肌肤持久白嫩。

（3）柠檬玫瑰花茶　玫瑰花 3 朵放入茶壶，加入热开水冲泡，待水温下降至 60℃左右时放入柠檬 1 片，加入适量蜂蜜。柠檬中含有丰富的维生素，能防止和消除皮肤的色素沉着；玫瑰能够美白肌肤，滋润养颜，二者相合，有让皮肤达到白嫩细腻，容光焕发的功效。

（4）山楂橘皮茶　取适量山楂、橘皮、玫瑰放入茶壶，加入热开水冲泡，加入适量的蜂蜜或冰糖，即可饮用。山楂能够促进消化、活化循环，橘皮具有理气调中的功效。二者相合，能够促进体内毒素的排出，使肌肤靓丽。

（5）玫瑰大枣红糖粥　玫瑰花3朵用淡盐水清洗干净，再用清水冲洗一遍；大枣6枚、粳米50g分别洗净；将粳米放入锅中，加入适量清水大火煮开，加入大枣、适量红糖，转小火续煮20分钟；加入玫瑰花，搅匀后关火，待温即可食用。玫瑰理气活血、疏肝解郁，大枣补脾和胃、益气生津、滋润肌肤，经常食用此粥，可使肌肤白里透红。

（6）百合莲子糯米粥　糯米100g，百合、莲子各15g洗净；锅内加水，烧至将沸时，倒入所有食材，煮沸后改用小火稍煮即可。本品能滋阴润肺、清热养胃，是滋阴养颜的首选，1周2次，坚持一段时间后，肌肤就会白里透红，水润有光泽。

6. 美白误区

（1）白皮肤无须美白　美白产品能够帮助肌肤抑制过量黑色素的形成，防止黑色素沉淀和形成斑点。特别是25岁之后，肌肤对沉淀的黑色素自我修复功能减弱，这时如果还不注重美白肌肤，就会令皮肤晦暗无光，产生斑点，甚至扩大成斑片。只有外用美白产品养护肌肤，再加上身体内部的调理，才能保持健康嫩白的肌肤。

（2）一夜之间就变白　美白是一个循序渐进的过程，短期内并没有快速的美白功效，皮肤的更新时间一般在28天左右，因此真正能看到效果至少也需要两个月的时间。那些快速美白的产品通常含有铅、汞、荧光剂等有害成分，会给肌肤带来严重的伤害。研究证实，化妆品中的汞超标后，可引起汞中毒，对肾脏损害最大，可引起尿蛋白、血尿、尿毒症甚至死亡。我国规定，在化妆品中汞的含量≤1mg/kg。铅中毒能引起神经系统、血液系统、代谢系统、内分泌系统和生殖系统的病变，并且铅具备极强的穿透能力，容易在体内聚积。我国规定，铅及其化合物不能在化妆品中使用，在化妆品中的含量≤40mg/kg。

（3）皮肤越白就越好　亚洲人属于黄种人，本身肤色就带有淡淡的黄色，不能奢求变成欧洲人的牛奶白。我们所追求的白是健康的，明亮的白，而不是依靠美白针剂维持的苍白。美白针等强效美白产品在注射后三天就能看到美白效果，因此深得急切追求皮肤白皙的女性青睐，甚至不顾自己的肌肤状况而盲目使用。这种美白过程是非常危险的，不仅易引起过敏等不良反应，长期使用更是对健康肌肤的损耗。所以，美白一定要以健康为基础，健康的白才是最美丽的。

（4）美白不用去角质　想要皮肤白皙，一味使用美白产品是远远不够的，肌肤角质堆积，会导致皮肤干燥缺水，即使用再多的美白产品，其中的美白成分和营养物质也不能很好地被皮肤吸收。定期去角质，能够维持肌肤正常的新陈代谢，加速黑色素的排泄，使皮肤焕然一新，更能帮助各种美白产品的吸收。当然，对于敏感肌肤，如何轻柔去角质而不伤害皮肤，则需要选择合适的产品。

（5）美白面膜天天敷　虽然面膜含有的营养物质丰富，但是肌肤的吸收量有限，而且美白面膜由于含有美白成分，所以几乎是呈现酸性，容易使皮肤干燥，因此，每周做2～3次美白面膜足矣，而且每次在脸上停留的时间不宜过长，以10～15分钟为限，其他时间要使用足量保湿产品，给肌肤补充足够的水分。

（6）果酸焕肤自己做　果酸焕肤是美容院常见的一种美白方式，将适量果酸涂在面部，清除脱落角质，刺激真皮的新陈代谢，去除沉积的黑色素，使肌肤白皙透亮。果酸分不同的浓度，使用时根据肤质和需要来选择，如果浓度过高，或施于过敏性及干性肌肤上，就会造成灼伤，引起皮肤炎症、色素沉着等。建议一定要去正规的医疗机构进行治疗。

（7）美白与防晒无关　紫外线对皮肤的伤害非常大，主要是两个方面，第一是紫外线造成肌肤晒伤，产生色素沉着，造成皮肤颜色加深；第二是紫外线加速黑色素的生成，是产生和加重黄褐斑及加重雀斑的重要外在因素，也是积极的、可控制的因素。因此，做好防晒就是最积极的美白方式。

复习思考题

1. 美白为什么要做好防晒？
2. 敏感肌肤如何美白？

第五节　抗　皱

【概述】

年龄会在脸上留下痕迹，这是谁也不能改变的事实，但是如何减少这些痕迹，减缓衰老的步伐，则是我们永恒的话题和追求的目标。有人说过护肤是一场终将失败的战役，因此"防衰老"的意义远远大于"抗衰老"，抗皱远比祛皱更重要。

【病因病机】

1. **皮肤衰老的表现**　皮肤衰老最直观的表现是皱纹、松弛和下垂的皮肤外观，常见的皱纹分为假性皱纹和真性皱纹两类。假性皱纹一般是指缺水纹和表情纹，它们通常较浅，也不伴有皮肤的松弛下垂，这是因为皮下组织减少和角质代谢变慢，但皮肤的基本结构没有发生明显的变化，通过适当的护理，皱纹可以淡化或消失，此时是抗皱的最佳时期。真性皱纹通常较深，而且有一定程度松弛下垂的表现，此时由于年龄和激素的影响，皮肤的新陈代谢变慢，皮肤的支撑结构如胶原纤维、弹力纤维和脂肪流失、肌肉萎缩，使面部结构造成了很大的改变，如果仅使用抗皱成分使角质层皮肤更新，已经无法解决深层改变造成的皮肤问题，常需要配合手术、激光等专业治疗手段才能达到比较满意的效果。

2.皮肤衰老的机制

（1）自由基　自由基是生物机体代谢的正常中间产物，体内自由基防御酶，如超氧化物歧化酶、过氧化氢酶和过氧化物酶，能够清除过多的自由基来保持平衡。但随着年龄的增长，人体抗氧化防御系统衰退，造成体内自由基累积而导致氧化应激损伤。

（2）脂质过氧化　细胞膜由多不饱和脂肪磷脂分子组成，当发生氧化应激时，细胞膜易受到自由基攻击，发生脂质过氧化损伤反应，引起膜结构破坏，导致细胞损伤。

（3）炎症　在外界刺激下，肥大细胞释放出的组胺和肿瘤坏死因子促进了细胞间黏附分子–1（ICAM–1）的合成，后者与循环单核细胞和巨噬细胞结合，进入真皮层导致炎症细胞浸润，同时，释放的蛋白酶和损坏的细胞外基质，会加速老化进程及导致细胞凋亡。

（4）DNA损伤　紫外线能诱导细胞核DNA损伤以及线粒体DNA突变。UVB的能量直接被DNA所吸收，形成光损伤物质，UVA一般不能被DNA直接吸收，而是通过细胞中的光增敏剂将能量传递给DNA，引起DNA损伤。当线粒体DNA受损时，相关蛋白质合成障碍，呼吸链的完整性受到影响，造成细胞供能不足，形成恶性循环，诱发线粒体中产生更多活性氧甚至诱导线粒体DNA突变，进一步加速衰老。

【健康指导】

1.抗皱成分　抗衰老的功效是通过清除自由基、抑制脂质过氧化、抑制炎症、抑制DNA损伤来实现的。主要包括以下几种活性成分。

（1）维生素A酸及其衍生物　维生素A并不是指一种化学物质，而是一组物质。维生素A在人体内分别以A醇、A醛、A酸、A酯的形式存在，20世纪70年代由Kligman医生用于临床治疗痤疮后，意外发现其抗老化作用，最终成为FDA第一个批准的用于治疗皮肤光老化的上市药物。真正具有抗老作用的是A酸，其他三种物质必须在皮肤内转化为A酸才能发挥作用，调节细胞生长分化，促进胶原蛋白和弹力蛋白的合成并防止分解，是一种较为全面的抗衰老成分。缺点是A酸副作用较大，敏感皮肤和孕妇禁用，一般在使用初期会有发红、脱皮、刺激等现象，还会增加皮肤的光敏性，所以建议最好在夜间使用，同时白天加强防晒。因为皮肤内A酸的转化率不稳定，A醛、A醇的效果弱于A酸，A酯最温和但效果最弱。

（2）胜肽（peptide）　即小分子的蛋白质，它是由具有一定序列的氨基酸通过酰胺键相连，2个氨基酸组成的叫二胜肽，3个氨基酸组成的叫三胜肽，依次类推。随着人类对自身皮肤微观结构和机理的进一步认识，多种结构的胜肽被引入皮肤护理中，以达到促进胶原蛋白生成、抗自由基氧化、消炎修复、抗水肿、促进毛发再生、美白、丰胸和减肥等功能。胜肽已经广泛应用于美国等国家的护肤品中，因为它成分先进，效果显著，被很多药妆品牌使用。但是胜肽的价格偏贵，所以凡是添加胜肽的产品价格较高。目前有三类应用较广的胜肽，第一类是五肽，具有使细胞更新及修复，促使胶原蛋白和弹性纤维增生的功效，使皱纹明显减少，皮肤变得紧致有弹性；第二类是六肽，可模拟肉毒杆菌毒素成分，达到松弛肌肉、缓解表情纹的效果；第三类是铜离子结合的肽链，是人体内的一种辅酶，可有效促进组织重建，达到皮肤修复的效果，现已广泛应用于抗衰老护理。

（3）人类表皮生长因子（hEGF） 人体中 EGF 的含量将直接决定着皮肤的年轻程度，因此 EGF 又被誉为"美丽因子"。hEGF 可促进皮肤细胞内的增殖分化，并维持其生长，使之向创伤部位迁移，加速启动创伤组织再生、修复和胞外间质形成；还能增加其他内源性生长因子，激活细胞外透明质酸等大分子合成，调节胶原酶和胶原的合成、分泌和沉淀，调节胶原降解，使胶原纤维以线性方式排列，增强创面抗张程度，减少疤痕形成，提高愈合质量。在常温下，hEGF 稳定性差，对热、光极不稳定，易降解及易失活，同时 hEGF 透皮吸收也是其产品化需要解决的问题。可采用复配方法利用各种成分结构和 hEGF 相似保护其活性。

（4）果酸 是最早从水果中提取的有机酸类，简称 AHA，包含多种植物酸及乳酸等，通过溶解角质细胞的连接间质达到表层角质脱落的效果，加速皮肤更新，并能促使真皮层内胶原纤维、弹性纤维、多糖类与透明质酸增生，改善皮肤晦暗、皱纹、干燥、粗糙等问题。目前果酸发展到第四代，在提高安全性、减少刺激的同时加强了保湿效果。在使用果酸产品时，由于角质剥脱易导致角质层变薄，皮肤的抵抗力会下降，因此需要加强防晒。

（5）二甲氨基乙醇（DMAE） 是维生素 B 胆碱的类似物，是乙酰胆碱的前体。在美国最早被用于治疗情绪和运动机能亢进性疾病，现在主要用于增强记忆力、改善儿童的学习和行为障碍。研究显示皮肤即是乙酰胆碱合成、储存、分泌、代谢的部位，又是其效应器。目前 DMAE 作为较新的皮肤年轻化的产品，具有稳定细胞膜的作用，可避免细胞膜受自由基的侵害。外用于皮肤可以使皮肤恢复张力，改善松弛感，被赞为"实时拉皮"，持续使用可以使皮肤变得紧致。已有临床试验证实外用 3%DMAE 凝胶能显著改善前额皱纹、眶周细纹、唇的厚度和形状，以及整个面部皮肤的外观，对粗糙皱纹、黑眼圈、颈部皮肤松垂亦有一定的改善。而且证实了 3%DMAE 凝胶连续外用于治疗面部中度至重度光老化 12 个月后，表现出良好的疗效和安全性。

（6）艾地苯 又称为艾地苯醌，于 1986 年由日本开发出来，是用于治疗抗老年性痴呆、脑功能代谢及精神症状的特效药。艾地苯是相对低分子质量的辅酶 Q10 类似物，但和辅酶 Q10 相比，具有更强的抗氧化能力，并且更容易通过生物膜。艾地苯具有优异的抗氧化功效，可清除自由基、抑制脂质过氧化、抑制炎症和 DNA 损伤。同时随着对其研究的深入，发现其具有多种抗衰老功效而逐渐被运用到化妆品领域。缺点是对皮肤的刺激性大和本身理化性质的稳定性差，亟待开发出一系列艾地苯醌衍生物或应用醇质体、微胶囊、固体脂质纳米粒等新型药物载体输送系统及新的化妆品剂型，在不影响艾地苯类产品优异的抗衰老功效的同时，提高其安全性和稳定性，从而使其更好地应用到化妆品领域中。

（7）白藜芦醇　是一种含有芪类结构的非黄酮类多酚化合物，具有抗炎、杀菌和保湿作用，可用于保湿、抗皱类化妆品，其独特的收敛性使含多酚的化妆品在防水条件下对皮肤有很好的附着能力，并且能让粗大的毛孔收缩，使松弛的皮肤绷紧从而减少皱纹，防止皮肤分泌过多油脂。在国际上，白藜芦醇已列入《国际化妆品原料标准目录》，目前欧盟、美国和日本未明确对其在化妆品中的用量进行限制。在我国，白藜芦醇也列入了国家食品药品监督管理总局发布的《国际化妆品原料标准中文名称目录》（2010 年版）中。

（8）植物提取物　植物含多种抗氧化成分，被广泛应用于化妆品领域。灵芝中含有氨基葡聚糖，可修复皱纹和疤痕，维护和支撑胶原蛋白、弹性蛋白和细胞空间的膨压，维持蛋白质纤维平衡和比例，它还能促进胶原蛋白和弹性蛋白纤维保持水分。刺阿干树仁油是一种保湿油，由人体必需的脂肪酸构成，包括亚油酸和油酸以及强效的抗氧化剂生育酚（维生素 E），保湿、抗氧化，并可预防妊娠纹。青刺果油富含油酸、亚油酸、棕榈酸、硬脂酸、亚麻酸等不饱和脂肪酸及丰富的脂溶性维生素，接近人体皮肤角质层脂质的成分，因此具有保湿和皮肤再生修复作用，同时具有皮肤渗透能力，可显著延缓皮肤老化。

2. 抗皱配方

（1）含有多种抗皱成分　去皱抗老化产品的功效有多种，一般一种成分很难覆盖多种功效，只有复配成分的产品，才能发挥全面功效。举例来说，几种胜肽类成分的搭配，可以分别作用于神经递质、抑制神经递质的释放和与肌肉结合的小分子胜肽，协同作用而达到松弛表情肌的目的；刺激胶原纤维产生的胜肽、紧致肌肤的 DMAE 和促进细胞分化的维生素 A 衍生物联合使用，可以全方位满足抗衰老的需求。因此，必须选择具有两种以上去皱抗老化成分的产品，这是去皱抗老化功效的基本保证。

（2）抗皱美白成分共存　肌肤颜色沉暗也是衰老的现象之一，改善沉暗的色泽也是抗老化的任务之一，因此许多抗老化的精华和面霜中均有加入美白成分，在去皱的同时，改善肌肤的色泽，加强了抗老化的功效。例如，有的产品加入氧化锌、二氧化钛或云母的粉末，改善肌肤的沉暗，增加皮肤光泽度，起到修饰肤色的作用，因此在使用产品后会明显地感受到面部老化得到暂时缓解的效果。有的产品加入脱氧熊果苷这一美白成分，目的是抑制黑色素产生，逆转紫外线导致的肤色不匀，与抗老化产品共同发挥修复的功效。

（3）抗皱保湿成分共存　在去皱抗老化产品中加入由小分子保湿物质和植物油构成的保湿体系，能够使产品具有很好的滋润效果，更好地满足干性肌肤的需求，但是油性肌肤要注意其质地厚重的特点和致痘的可能性。在含有 Retinol（A 醇）配方的产品中，一定要配有镇静舒缓功效的保湿体系，才能够有效减少刺激性皮炎的发生率，更好地发挥产品的功效。

（4）脂质体技术锦上添花　人的皮肤是由一层致密的细胞构成，细胞膜对大分子生物活性物质是不通透的。化妆品中的活性成分要达到营养、改善皮肤状况和预防皮肤疾病的功效，关键是活性物质必须透过角质层而达到相应的作用部位并维持一定时间。无论是精华液还是面霜，要想使成分到达皮肤的基底层甚至真皮层，普通的促渗透成分已经很难达到要求，现在多采用先进的脂质体包埋技术，例如固体脂质纳米粒（SLN）为粒径在 $10 \sim 1000nm$ 的固态胶体颗粒，它以固态天然或合成的类脂如卵磷脂、三酰甘油等为载体，将物质包封或夹嵌于类脂核中制成固体胶粒传输系统。SLN 包封化妆品活性物质可提高其稳定性，同时具有缓慢释放成分的作用。去皱抗老化成分确实存在不稳定的性质，运用此先进技术可以有效解决这一问题。这项技术已经广泛应用于产品中。

3. 抗皱产品

（1）化妆水　具有去皱抗老化功效的化妆水包括功效型的高机能营养水和中药类功能水。其中高机能营养水属于保湿柔肤水的一种，它们增加了各种有效的营养成分，甚至有一些做成了乳液状，它们可以作为护肤调理的前奏。中药成分的功能水里会添加相应的中药护肤成分，比如活血的黄芪、当归，美白的薏米、牡丹等。还有部分药妆化妆水直接做成类似中药提取精华液的形式，能提高药用功效。值得注意的是，中药类有效成分大多是以酒精浸取物的形式出现，干性、敏感性、红血丝皮肤都需要谨慎使用；还有大多数高机能化妆水中含有多种防腐剂成分，敏感性皮肤要谨慎使用。

（2）精华素　一款去皱抗老化的精华素，其中含有多种成分，这些成分可能包含以下几类物质：促进皮肤胶原蛋白、弹力纤维、真皮细胞间质、角质细胞间脂质等成分增生的物质，对抗自由基的抗氧化剂和具有保湿、美白功效的物质。对于敏感皮肤而言，成分过多更有可能对皮肤造成刺激而导致过敏的发生，因此，对于敏感肌肤，精华素的成分越简单越好，宁可两种叠加使用，也不要轻易尝试多效合一的产品，使用前应仔细查看成分表，如果含有可疑刺激的成分，不建议选择。

（3）乳液　一款具有去皱抗老化功能的乳液，具体使用方法一定要遵循乳液的配方。例如，如果一款乳液的保湿体系是多元醇、牛油果油、大豆籽油、角鲨烷等成分，那么此款乳液属于比较厚重的植物油和合成酯的基底，无论其中添加何种抗老化成分，质地是不会发生改变的，因此此类乳液只适合干性及混合偏干的皮肤使用，油性及混合偏油类型的皮肤是不适合使用的。

（4）日霜　日霜以保护皮肤为主，促进修复为辅，但是由于成分的原因，多采用油性的基质，因此在使用时要搭配清爽型的产品，以免皮肤表面过油，增加皮肤的负担。尤其是油性肌肤要更加小心，可以选择在寒冷干燥的冬季使用，或与保湿功能的日霜交替使用，以减少皮肤的油脂负担。日间使用的防晒护理也要选用油分较少的产品。

（5）晚霜　晚霜的主要功效是修复，这也是去皱抗老化面霜最主要最突出的功效。晚间使用的产品因其可在夜间长期地留存于面部，进而充分发挥其应有的功效，故大部分抗皱晚霜的价格均较昂贵。由于在晚间使用，不用考虑紫外线的影响，因此许多品牌的晚霜采用了A酸或A醇的成分，可能对皮肤造成一定的刺激，因此敏感肌肤也要特别注意，不能因为产品的功效强大，就忽略了安全性。

（6）面膜　抗老化面膜通常采用乳霜或生物纤维面膜的类型。由于高分子成分的冻膜和一些抗老化的活性成分兼容性不够好，因此无法添加到基质当中去；泥膏型面膜含有火山或黏土成分，主要功效是清洁、吸油和去除老废角质；撕拉式面膜主要起清洁和去角质、祛痘功效，在其中添加抗老化活性成分无太大意义。乳霜面膜厚涂于面部，其中所含的成分较易被皮肤吸收，一般无须洗脸，仅用纸巾擦去多余的面膜，再使用后续护肤品即可。

4.抗皱要点　保养肌肤时，大多数人都会从涂护肤品开始，许多品牌也都包括成系列的除皱抗老化产品，虽然许多皮肤科医生并不否认其功效，但是因为护肤品有浓度的限制，作用相对比较温和，再加上肌肤对外来物质吸收程度不同，护肤品的除皱抗老化效果有限。

针对不同肤质，选择除皱抗老化产品的方法是不一样的，具体到使用方法也是因人而异的，但是总的原则必须把握，保湿和防晒是除皱抗老化的基础，只有将这两方面的工作做好之后，除皱抗老化才可能发挥作用。

（1）中性肤质　面部的水分和油脂基本是平衡状态，但是也不建议全套使用除皱抗老化产品，在干燥的季节或皮肤状态不佳的情况下，可以将精华或乳液换成保湿功效的同品牌产品，以加强保湿功效，帮助肌肤顺利度过"困难"时期。

（2）油性肤质　对于油性肌肤而言，除皱抗老化不是一件容易的事情。大多数抗老化产品都是为干性肤质设计的，油分过多，涂在面部有厚重感，容易引起粉刺。建议不要整套使用除皱抗老化产品，要把重点放在保湿方面，洁面产品建议春秋冬选用保湿功效的，夏季选用控油功效的，化妆水和精华选用除皱抗老化功效的，面霜白天使用保湿功效的，晚间使用除皱抗老化功效的。面霜尽量在保证效果的基础上顾及肤质，选用质地清爽的产品。这样搭配可以有效地发挥除皱抗老化产品的功效，又不会因为产品过于油腻而导致油性肌肤的不适。

（3）干性肤质　这类肤质缺水又缺油，护肤重点在于保湿和除皱抗老化并重，护肤品质地以油脂型、润泽感为主。建议整套使用除皱抗老化的产品，如感觉皮肤干燥脱皮，或者在换季时皮肤状态不佳的情况下，就要加用保湿面膜或敷保湿化妆水面膜来加强保湿效果，甚至使用含有神经酰胺或角鲨烷的保湿产品来修复皮肤屏障。否则，在皮肤干燥的状态下，将不利于除皱抗老化产品地吸收，也不容易发挥其应有的作用。

（4）混合性肤质 这类肤质的特点是 T 区出油，两颊偏干，T 区缺水不缺油，但两颊缺水又缺油，因此建议整套购买除皱抗老化产品，再购买一套保湿产品，T 区使用除皱抗老化产品占 1/3，其余是保湿产品；两颊 2/3 使用除皱抗老化产品，其余是保湿产品。但是这个比例也不是一成不变的，建议根据季节变化、皮肤状态的肤感，来调节产品的使用比例。

（5）敏感性肤质 当肌肤敏感时，肌肤保湿是最好的保养工作，少量试用药妆除皱抗老化产品，如果对任何除皱抗老化产品均敏感，最好在敏感期之后，再酌情选用除皱抗老化产品。

5. 饮食指导 想要减缓衰老的步伐，除了外用护肤品，也需要内在的调理，保持规律的生活作息、愉悦的心情，均衡的饮食、充足的睡眠、适当的运动都是保持年轻的方法。部分食材和药膳也具有抗老化的功效。

（1）抗皱食材

1）燕窝：燕窝味甘性平，含丰富蛋白质、碳水化合物、磷、钙、铁、钾等营养成分，是深受爱好滋补的人士喜爱的清润极品。并不是所有的燕窝都有药用功效，医学上认可的具有滋阴养颜、止咳治喘、补肾益气等药用价值的燕窝主要产自印度尼西亚以及马来西亚地区。泡发燕窝尽量用冷水，不要用热水泡发；宜隔水炖煮，防止营养成分的流失；燕窝咸食用鸡清汤、蘑菇清汤，甜食用椰汁、杏仁汁、冰糖水配合最恰当，最好不用白砂糖和红糖。

2）银耳：银耳被称为"百姓的燕窝"，中医学认为银耳甘平无毒、润肺生津、滋养胃、益气和血、补脑强心。银耳含有多种营养元素，如蛋白质，脂肪，碳水化合物，粗纤维，钙，磷，铁等，蛋白质中含有 17 种氨基酸。此外，还有银耳多糖和多种维生素等，对人体健康十分有益。

3）花胶：花胶来自鱼鳔，富含胶质，与燕窝、鱼翅齐名，是八珍之一，素有"海洋人参"之誉。它的主要成分为高级胶原蛋白、多种维生素及钙、铁、锌、硒等多种微量元素。其蛋白质含量高达 84.2%，脂肪仅为 0.2%，是理想的健康食品。食用时用热水浸泡，待软后用剪刀剪成细条状，与杏仁露或椰汁等偏甜的汁液微火煮至软烂即可。因花胶来自鱼体，容易有腥味，因此多与偏甜的汁液同煮，可以有效遮盖腥气，更适合女性的口味，便于食用。

（2）抗衰汤饮

1）马蹄银耳汤：银耳适量提前泡发。荸荠洗净去皮对半切块，枸杞泡用凉水。银耳入锅，加足量水，大火烧开，转小火煮炖半小时。加荸荠与冰糖继续熬 30 分钟至银耳变得黏稠，临关火前 2 分钟加入泡好的枸杞即可。荸荠是寒性食物，有清热泻火的良好功效。既可清热生津，又可补充营养，最宜用于易上火人群，也适合在夏天食用。

2）乳鸽瘦肉银耳汤：将乳鸽 1 只切好，去脚，与瘦肉 150g 同放入滚水中煮 5 分钟，取出过冷河，洗净。银耳 10g 用水浸至膨胀，放入滚水中煮 3 分钟，取出洗净。用适量清水煲滚，放入乳鸽、瘦肉和蜜枣煲约 2 小时，放入银耳再煲半小时，下盐调味。此汤具有滋养和血，滋补温和的作用。

3）仙人粥：先用水将何首乌 30g 煮取浓汁，再加入粳米 60g、大枣 5 枚一起放入砂锅中煮，将熟之时加入适量红糖调味。早晨空腹食用，每 7 ～ 10 天为 1 疗程，间隔 5 天再服。制首乌性温味甘，入肺、脾、肾经，主要功效滋阴养血，滋补肝肾，现代研究表明其含有白藜芦醇和谷甾醇，对人体抗老化有积极作用。配合粳米、大枣补益脾气以滋养后天之本，诸药合用使得本品具有补气血、养肝肾、防衰祛皱功效。

4）怀药芝麻糊：粳米 60g 洗净，用清水浸泡 1 小时，捞出滤干；怀山药 15g 切成小颗粒；黑芝麻 120g 炒香，将以上三种放入盆中，加水和鲜牛奶 200g 搅拌，磨碎后过滤取汁。锅里重新加入清水和冰糖 120g，溶化后过滤取汁，然后混入粳米山药芝麻汁，加入玫瑰花水，不断搅拌，熟后起锅即成，可供早晚餐食用。具有补脾肾、养血润肤的功效。

6. 抗皱误区

（1）使用粉底盖皱纹　在面部涂抹粉底的确能够暂时将面部瑕疵遮盖起来，但是一旦肌肤出汗或时间过久，脸上的粉状物质会脱落，而且肌肤的干燥缺水也会令皱纹更显眼，尤其是干性肌肤，这种现象更明显。保护皮肤、少生皱纹最好的方法是先做足保湿工作，在皱纹明显的地方特别是眼角部位，要使用加倍滋润的产品，使皮肤呈现健康的光泽，然后尽量化淡妆，不要通过涂抹大量粉底来遮盖皱纹。

（2）油性皮肤少皱纹　油性皮肤确实比干性皮肤少些皱纹，但是有没有皱纹主要取决于肌肤是否缺水，一旦保养不当导致肌肤缺水，就算是油性肌肤同样也会出现不同程度的皱纹，因此油脂充足并不代表不需要抗皱护肤，任何时候都应该及时为肌肤补水保湿，才能使抗皱产品发挥应有功效，最大程度上抑制皱纹的产生。

（3）皮肤敏感仍除皱　当肌肤处于敏感状态时，例如生理期前、季节变换、心情不佳、劳累熬夜等情况下，最好的保养工作就是基础护理，从洁面开始各类产品均为保湿功效，且尽量使用安全系数高的药妆产品。如果仍然使用除皱抗老化产品，其中的成分可能导致皮肤敏感加重，皮肤屏障功能减弱或丧失，继而产生接触性皮炎等病变，使皮肤状态更加糟糕。

（4）除皱与保湿矛盾　有一种现象很普遍，皮肤干燥时皱纹会更加明显，当为肌肤补充水分之后，皱纹就会比肌肤干燥时明显减少。如果不注意保湿，不仅皱纹的数量会增加，暂时发生的干纹也会逐渐变成固有的皱纹，细小的皱纹会加深加粗，因此无论何时，保湿都是必不可少的基本工作。没有充足的水分为肌肤打底，使用再多的抗皱产品也是无源之水、无本之木。因此，当补水保湿和除皱抗老化发生冲突或二者必取其一时，一定要以保湿为先，然后才是除皱抗老化，二者从本质上讲并不矛盾。

（5）做鬼脸防止皱纹　部分人认为做鬼脸可以锻炼肌肉、防止皮肤松弛而产生皱纹。其实不需要通过特意做鬼脸来锻炼面部肌肉，保持正常的面部表情就已经足够。如果长期有挑眉、皱眉等习惯，反而更容易产生皱纹，这是因为表情肌长期收缩、肌肉紧张所造成的，主要表现在额肌的抬眉纹、皱眉肌的眉间纹、眼轮匝肌的鱼尾纹、口轮匝肌的口角纹和唇部竖纹、颧大肌和上唇方肌的颊部斜纹等。

复习思考题

1. 各种抗皱产品的特点有哪些？
2. 抗皱与保湿的关系如何？

第八章
唇部养护

【概述】

　　光润的嘴唇是健康的一部分，如果面部皮肤美丽透亮，但是嘴唇焦枯脱皮，无疑会给美丽的形象大打折扣。唇部和眼周一样，是人体肌肤中最娇嫩、最易衰老的部位，因此唇部的护理比面颊的护理更细致、更特殊。基于唇部特殊的结构，对于唇部护理的基本原则是保湿、舒缓、抗炎。

【病因病机】

　　唇部的皮肤只有身体其他部位 1/3 的厚度，没有附属的毛囊、汗腺和皮脂腺，没有黑色素细胞，无角质层，表皮皮脂膜较缺乏，其湿润度全靠局部丰富的毛细血管和少量的皮脂膜来维持。因此唇部的防护功能较弱。

　　唇部的问题包括干燥、脱屑、发炎、唇纹深等，大多表现为干燥。导致干燥的原因主要有以下几个方面。

　　1. 天气　冬天环境温度低、空气湿度低，加之人体新陈代谢较慢、喝水较少等原因，大部分人在冬天会有唇部干燥的情况出现，其中极少一部分甚至会出现唇部干燥出血和发炎的情况；而夏天则与之相反，唇部干燥的情况较少。

　　2. 不良习惯　有少部分人特别是小朋友时常有舔唇、咬唇的习惯，唾液中含有黏蛋白、淀粉酶、溶菌酶等物质，这些物质长期刺激唇部黏膜，加上舔咬等机械刺激，易引起唇部干燥发炎。另外，还有部分人嗜好烟酒、烫食等，也会出现唇部干燥发炎的表现，因为烟酒中部分成分会刺激唇部黏膜，而过冷过热对唇部也是一种刺激。

3.**不合适的润唇膏**　润唇膏的成分一般包括矿物油、色素、香料等，这些物质有时可能吸附空气中的灰尘，同时还会吸收水分，这些水分一半来自空气，一半来自嘴唇本身。而当润唇膏涂在嘴唇上太厚，嘴唇的皮肤就不能进行自我调节和保护，时间久了嘴唇干裂就会更严重。

4.**不合适的口红**　劣质的口红、唇膏都可能引发唇炎，一些产品中含有丙基乙二醇、水杨酸盐之类刺激性成分的也需要注意。唇炎的表现是唇部干燥、发红、肿胀、脱皮，甚至起小水疱，有的伴有发痒。一旦有唇炎迹象就该考虑停用该口红。

5.**不合适的牙膏**　牙膏中的成分，如作为表面活性剂的十二烷基硫酸钠、聚山梨酯等，作为防腐剂的苯甲酸钠，作为香料的肉桂醇、肉桂醛、秘鲁香脂，预防龋齿的氟化物，以及茶树、蜂胶等天然动植物萃取成分，都有可能成为变应原刺激唇部黏膜，造成唇炎的发生。

6.**长期日光照射**　如果仅下唇出现弥漫性红肿、脱屑，且长期从事室外工作，皮损严重程度与光照强度成正相关，就要考虑是紫外线导致的光线性唇炎。光线性唇炎是一种慢性癌前期病变，皮损可能恶变成鳞状细胞癌，恶变率高达 16.9%，应引起足够重视。

【健康指导】

1.**滋养内调**

（1）**充足的饮水量**　保证每天至少 8 杯水（约 1500mL），如果有运动、发热、出汗等情况，体内的水分丢失较多，应及时补充足量的水。饮水应该以白天和晚上平均为原则，尽量在两顿饭之间适量饮水，不要在短时间内连续喝太多水，一次性喝大量的水后，体内的水分会加速形成尿液排泄出体外，而不能充分参与新陈代谢。尽量喝温开水，这样不会过于刺激胃肠道蠕动，不易造成血管收缩，能更好地吸收代谢。尽量不喝饮料，饮料中的糖分会减慢胃肠道对水分的吸收，对新陈代谢造成不良影响。

（2）**良好的生活习惯**　保持规律、充足的睡眠，促进皮肤新陈代谢，使肌肤润泽有光彩。少食辛辣、过冷过热等刺激性食物，或将食物直接入口、避免接触唇部，减少对唇部的刺激。患有唇炎的患者尽量少吃荔枝、芒果、菠萝、榴莲等含致敏成分的食物。不要养成舔唇、咬唇、手撕唇皮等不良习惯。

（3）**滋养饮食**　皮肤体质偏干，或秋冬季节干燥时，可以通过内服一些食疗方和茶饮滋养调理，内服加外调，肌肤更健康。

1）杏仁奶茶：杏仁 200g 去皮，研磨为细粉，加牛奶 250g、适量白糖、清水，过滤后烧开，即可饮用。杏仁具有润肺止咳、润肠通便、降气祛痰等功效，甜杏仁偏于滋润和养护肺气，中医学认为"肺合皮毛"，故杏仁可以滋养肌肤。现代药理研究表明，杏仁含有丰富的蛋白质、脂肪、矿物质和维生素，具有增强免疫力、延缓衰老、调节血脂等作用。这款饮品有润泽肌肤、美白补湿的功效，可以随时饮用或当早餐。

2）石斛茶：石斛 15g，麦冬 15g，绿茶 5g，开水冲泡，代茶频饮。石斛含有丰富的黏液质、淀粉等，麦冬具有抗疲劳、清除自由基等作用。此饮品养阴清热、生津利咽，适合夏秋季适量饮用；注意不可长期服用，脾胃虚寒者不宜饮用。

3）茯苓粥：茯苓 15g，粳米 50g，煮粥，每天 1 剂，清晨空腹服。《本草纲目》言"茯苓气味淡而渗，其性上行，生津液，开腠理，滋水源而下降"。茯苓健脾渗湿，健脾而生化气血津液，渗湿而调节水液。现代药理研究表明，茯苓含有的茯苓多糖具有良好的保湿性，还具有营养、抗菌、抗氧化等功效。茯苓粥早在宋朝时就成为"三苏"（苏洵、苏轼、苏辙）的长寿秘方，久服延年益寿。

4）桑叶饮：桑叶 50g，煎水，分三次服用。桑叶具有疏散风热、清肺润燥、清肝明目的功效，同时有良好的皮肤美容作用。蜜制桑叶润肺作用较强，适宜秋季饮用；新鲜桑叶偏于清热，具有抑菌、抗炎的作用，尤其对痤疮等炎症性皮肤病有较好的疗效。桑叶还可以入菜做佳肴。

5）冰糖湘莲：此为湘菜珍馐。莲子 200g，上笼蒸至软烂，炒锅置中火，放入清水 500g，再放入冰糖 300g 烧沸，待冰糖完全溶化，端锅离火。用筛子滤去糖渣，再将冰糖水倒回锅内，加青豆 25g，枸杞 5g，桂圆 25g，上火煮开。将蒸熟的莲子沥去水，盛入大汤碗内，再将煮开的冰糖及配料一起倒入汤碗，莲子浮在上面即成。《本草纲目》言"莲之味甘，气温而性涩，禀清芳之气，得稼穑之味，乃脾之果也。土为元气之母，母气既和，津液相成，神乃自生，久视耐老，以其权舆也"。莲子益脾胃、补益虚损，脾为气血生化之源，气血充盈而肌肤康泽。冰糖具有润肺、养阴、生津等功效。此菜清甜可口，四季皆宜，糖尿病患者忌服。

2. 正确选择和使用护肤品

（1）专用产品卸妆　应使用专门的卸妆产品以卸除唇部的彩妆，包括唇膏和唇彩，因为唇部以黏膜组织为主，如果使用为皮肤设计的普通卸妆品，一是容易刺激黏膜，二是卸妆不彻底，残留的彩妆成分会使唇部颜色越来越深。

（2）定期去除死皮　唇部也和皮肤一样，有正常的表皮更替，会产生老废角质，表现就是翘起的干皮，这时千万不能撕除干皮，那样会导致唇部出血，易发生感染等情况。正确的做法是用纯净水将唇部浸湿，然后涂抹天然油脂，如橄榄油、香油、菜籽油等，也可将蜂蜜厚涂于唇部，待 5 分钟后用纯净水冲洗干净，再涂润唇膏即可。

（3）晚间使用护唇膏　白天经常饮水、进食等会导致润唇膏的脱落。晚间饮水、进食较少，因此能够使润唇膏的滋润成分充分发挥作用，早上起床就能够看到足够滋润的唇部。常见的滋润成分有牛油果树果脂提取物、霍霍巴籽油、澳洲坚果籽油、坚果籽油、橄榄油、茶树油、乳木果油、生育酚（维生素E）、角鲨烷、凡士林、羊毛脂、棕榈酸乙基己酯、肉豆蔻酸异丙酯、蜂蜡等。

（4）使用防晒护唇膏　紫外线也是产生唇部损害的元凶，因此宜使用带有防晒功效的护唇膏，一般为SPF4～15，能够更加有效地保护唇部，使整个面部看起来更加健康、美丽。

（5）四季产品有差别　润唇膏的滋润成分除了油类之外，还包括蜂蜡，这种成分的特点是形态随温度的变化而变化，夏天温度高就会呈浓稠液态，冬季气温较低就会接近固态。因此，夏季使用时油感过大者，不妨放到冬季使用，此时效果更佳；而冬季使用过程中，膏体难以涂布均匀者，夏天使用则更为合适。

（6）唇色太深可遮瑕　如果嘴唇颜色偏深，涂口红显色不满意，可以通过遮瑕产品来修正唇色，达到满意的显色效果。具体做法：使用唇部专用遮瑕笔来改变唇色，也可以使用普通遮瑕笔或流动性好的遮瑕产品，先从嘴唇最外缘框出唇线，再用指腹将遮瑕液往唇中央轻轻拍打，这个动作一方面可以避免直接在唇心擦拭遮瑕产品而产生明显唇纹。若是唇色太深，建议唇部遮瑕后，再用裸色的唇线笔涂满双唇，然后再上口红或唇蜜，便可呈现持久且漂亮的唇色。

3.特殊护理

（1）唇部仅有轻微干燥脱屑时，可以涂抹油脂或润唇膏，增强唇部的滋润度。

（2）唇部泛红、瘙痒不适时，可以使用纯净水或矿泉水湿敷唇部15分钟，再涂抹天然油脂如橄榄油、香油，或使用医学护肤品进行保湿舒缓。在此期间，尽量避免使用口红或有色唇膏。

（3）唇部红肿、糜烂、疼痛时，需要医生开具正规治疗处方。护理上，可以加强使用纯净水或矿泉水湿敷唇部，在不刺激唇部的前提下，尝试使用天然油脂和医学护肤品滋润保湿，避免日晒、饮食等刺激因素。如果长期唇部干燥发炎，治疗无明显效果者，需警惕干燥综合征等疾病，并完善相关检查。

复习思考题

1.唇部的问题主要是由哪些因素导致的？

2.唇部的护理要点有哪些？

第 九 章

身体护理

【学习目标】

　　了解　常见的身体护理用品种类、身体护理基本原则，以及正确的护理方式。

【概述】

　　保养和抗老的对象不应仅仅是面部，身体其他部位同样重要，许多小细节都能透露出年龄的秘密。身体的护理不当，不光是美丽的问题，也有可能造成一些皮肤疾病。保养身体除了适当的锻炼，保持健康的体态，还少不了借助各种护肤产品。身体护理应注重清洁、保湿和防晒三个方面。

【身体护理产品分类】

　　1. 清洁产品　身体表面的"脏东西"主要是皮肤分泌的汗水、油脂及代谢的皮屑混合灰尘等物质。皮肤表面的 pH 值一般在 4.6 ～ 6.5 之间，呈现弱酸性。清洗的过程就是中和的过程。常用的清洁产品包括肥皂、香皂、沐浴乳。

　　（1）肥皂　广义来讲，油脂、蜡、松香或脂肪酸等和碱类起皂化或中和反应所得的脂肪酸盐，皆可称为肥皂。肥皂能溶于水，有洗涤去污的作用。虽然肥皂的清洁能力很强，但是洗后皮肤过于干燥，触感不够顺滑。

　　（2）香皂　是在肥皂的基础上调整酸碱度加上香精而成。与肥皂相比，香皂碱性低，脂肪含量高，对皮肤的刺激性较小。部分香皂还具有美容、杀菌、祛臭的功效。现在有添加植物精油成分的精油皂，保湿效果较好，刺激性更小。但无论哪种皂类，性质均偏碱性，更适合油性肌肤使用。

　　（3）沐浴乳　既有表面活性剂，同时含有皂基。好的沐浴乳将两种具有清洁能力的成分调配得恰到好处，使其 pH 值更接近皮肤的弱酸性，具有泡沫丰富、易于冲洗、洗后皮肤清爽滋润等特点。有些高端的沐浴产品甚至添加了特殊香料，在清洁身体的同时，达到芳香疗法的效果，使人精神放松。当然，含有天然香料而不是化学合成香料，并且配方优质的沐浴产品价格要远远高于普通超市平价款。

2. **去角质产品** 适度的去角质可以深度清洁皮肤，提亮肤色，还可以增加后续保养品的吸收。磨砂膏是含有均匀细微颗粒的乳化型洁肤品，主要用于去除皮肤深层的污垢，通过在皮肤表面摩擦而使老化的角质剥除，除去死皮。磨砂膏中含有不溶性固体磨料。廉价产品使用如氧化铝、矽石等小颗粒状的化学合成品，容易磨伤皮肤，致使过敏的发生，因此不宜使用。而价高产品则使用杏仁、红豆、木瓜、燕麦、椰子壳等天然植物，其含有的天然脂质可以在清洁的同时滋润肌肤。由于身体的皮肤不如面部皮肤娇嫩，因此身体磨砂膏的磨砂颗粒比较粗。

3. **润肤产品** 皮肤有选择性地吸收外界物质，这种功能主要通过毛囊孔、皮脂腺孔、汗腺孔、角质细胞及角质细胞间隙等五个途径来完成。毛囊孔、皮脂腺孔、汗腺孔多的部位及角质层较薄的部位吸收能力强。既溶于水又溶于油的物质，比单一溶于水或溶于油的物质好吸收。动物性脂肪最易于吸收，植物性脂肪次之，矿物油则难以吸收，易堵塞皮肤孔隙。多种重金属可被吸收，水溶性无机酸一般难以吸收，但氢醌、水杨酸等无机酸例外。基于各种肤质、各处皮肤吸收的能力不同，市面上就出现了润肤露、润肤凝露和润肤霜等产品。

（1）**润肤露和乳液** 属于水包油型的乳化剂，它们都是水性成分的润肤产品。因其含有 10% ～ 80% 的水分，所以具有一定的流动性，通常选用塑料瓶包装。乳液含水量比较大，又含有少量油分，能起调节油脂分泌、达到水油平衡的作用，适用于身体大部分部位及各种皮肤类型，是比较基础的护肤产品。但如果润肤露上注明有"清爽型"或者"凝露"，就说明其含油量较少，更适合混合型或偏油性的肌肤使用，其质地也比较清爽和稀薄，适合夏天使用。

（2）**润肤霜** 属于油包水剂型，富含尿素成分和甘油，能吸收空气中数倍于自身的水分，迅速将水分补充到干燥皮肤中，形成肌肤保护膜，可以有效防止水分散失，从而延缓细纹和干纹的出现。霜类特别适用于干性肌肤和易干燥部位，手肘、膝盖、足跟等皮肤粗糙部位更适宜使用。对于干性肤质或者老年人，建议在小腿部位用霜而不用露，其滋润效果更好。

目前的润肤产品不再局限于单一的润肤功效，其中还添加了具备各种功能的有效成分。例如人参皂苷、大豆提取物、烟酰胺［维生素 B_3（烟酸）衍生物］、视黄醇类（维生素 A 衍生物）等具有抗氧化、抗衰老功能的物质，果酸、维生素 C、桑叶提取物、熊果苷等具有美白功效的物质，以及胶体燕麦（为美国 FDA 认证的非处方护肤成分）等具有润肤止痒作用的物质。

4. 纤体产品　这是一类比较特殊的产品，有一定的塑形功能。纤体产品含有多种有效成分，可加快排水，改善皮肤的局部微循环，促进溶脂、排脂，能够消退已有的橘皮组织，并阻击可能形成的橘皮组织，从而塑造身体的纤美曲线。常见的有效成分为以下几种。

（1）茶多酚和葡萄籽提取物　具有很强的消除有害自由基的作用，防止皮肤过早氧化。

（2）咖啡因　能刺激血液及淋巴循环，加速脂肪的新陈代谢。

（3）可可精华　能刺激体内安多酚因子，给予皮肤细胞信号，从而启动脂肪分解。

（4）辣椒碱　能够疏通血脉、刺激神经系统，通过促进淋巴排毒和排汗，从而改善水肿型的肥胖。

（5）茴香　具有利尿、抗菌的功能，能促进新陈代谢，对改善橘皮组织有明显功效。

（6）薄荷醇　具有帮助燃脂成分渗透、打破脂类细胞障壁阻隔、清凉温和并保持肌肤紧致的作用。

（7）鱼子精华　激活纤维细胞以产生胶原蛋白，强化皮肤的结缔组织，在消除脂类细胞的同时重塑健康紧致的肌肤曲线，达到更好的瘦身紧致效果。

（8）左旋肉碱　帮助脂肪更充分地燃烧，使运动保持有效地消耗能量，拥有最佳的瘦身效果。

（9）天然常春藤提取物　能有效阻止储存脂肪的脂蛋白分解素的作用，防止脂类细胞的重新囤积。使纤体后的完美身形得以保持，防止反弹。

5. 身体防晒产品　皮肤光老化是近几年皮肤美容界的研究热点。研究发现紫外线对于皮肤的伤害不仅仅是晒黑、产生色斑。

中波紫外线简称 UVB，是波长 280 ～ 320nm 的紫外线。此类紫外线的绝大部分被人体表皮所吸收，无法渗入皮肤内部。但由于其能量较高，对皮肤可产生严重的光损伤，使被照射部位的表皮及真皮血管扩张，血管通透性增加，皮肤可出现发红、肿胀、水疱等症状。长久照射皮肤会出现红斑、炎症、老化，严重者可引起皮肤癌。

长波紫外线简称 UVA，是波长 315 ～ 400nm 的紫外线。长波紫外线对衣物和人体皮肤的穿透性远比中波紫外线要强，可达到真皮深处，并可对表皮部位的黑色素起作用，从而引起皮肤黑色素沉着，使皮肤变黑，起到防御紫外线、保护皮肤的作用。因而长波紫外线也被称为"晒黑段"。长波紫外线虽不会引起皮肤急性炎症，但对皮肤的作用缓慢，可长期积累，是导致皮肤老化和严重损害的原因之一。

人们往往很重视面部的防晒，却忽略了身体防晒品的使用，造成身体更大面积对紫外线的吸收。身体防晒品的成分与面部防晒品的成分没有太大差别，选用的方法也基本一致。身体防晒以防晒液、防晒啫喱或者防晒喷雾为主，便于大面积使用，其质地也更清爽不黏腻。

【健康指导】

1. 清洁

（1）根据肤质选产品

1）干性皮肤：干燥少脂，用碱性皂后，容易发痒刺疼、起屑起皱，应使用偏中性的沐浴产品。

2）油性皮肤：毛孔粗大，脂多发亮，前胸、后背容易生粉刺，肤质粗糙，可以使用偏碱性沐浴产品。

3）敏感性皮肤：容易过敏起疹，建议少用清洁沐浴类产品，必要时选用弱酸性温和不刺激、不含人工香精的沐浴液，比如氨基酸沐浴乳。

4）儿童：皮肤娇嫩，宜选用功效单纯、温和无刺激的沐浴乳。

（2）特殊皮肤的注意事项

1）患有皮炎湿疹的患者，应减少使用清洁产品，同时沐浴时，应尽量减少浴液和皂类在身体上停留的时间，尽快将泡沫冲洗干净。

2）因为皮肤衰老松弛、含水量减低，皮肤多数因为干燥而瘙痒，而硫黄皂碱性较强，用后更干燥，反而会使瘙痒加重。一般的香皂和沐浴乳就能保证皮肤的清洁，如果发生皮肤起疹瘙痒等问题应及时就医，不宜随意使用一些药皂、盐水等清洗皮肤。

（3）频率适度　普通人使用清洁沐浴产品的频率，夏季为1周2～3次，冬季为1周1～2次。皮肤油腻者可适当增加使用频率，皮肤干燥者可适当减少使用频率，其余时间沐浴时可用清水冲洗。

（4）方法适度　很多人有搓澡的习惯，但是过度搓澡对皮肤有较大伤害，会造成皮肤的微小裂隙，病毒乘虚而入，在裂隙部位大量繁殖，进而发生病变。因此搓澡要适度，频繁搓澡是一种心理不健康的状态。如果无法自我调节，可以向专业的心理医生寻求帮助，以免过度清洁给身体造成伤害。

（5）水温适度　部分人习惯用水温过高的热水洗澡，其中包括皮炎湿疹的患者。然而皮肤有其适宜的温度，过冷或过热都会刺激皮肤，使之屏障功能遭到损害，热水烫洗可以一时止痒，但对疾病不利，沐浴时的水温调控在35～40℃较为适宜（接近人体温度）。

2. 去角质　使用时，将磨砂膏在皮肤上适当按摩1～2分钟，让制剂中油分、水分及表面活性剂发挥清洁的作用，通过磨料的摩擦作用，可将较难清除的污垢及堆积在皮肤表面老化的角质层细胞去除。

表皮从生发到凋亡变成"死皮"，一般为期28天。因此，"死皮"不必频繁去除。磨砂膏这类有强力去污作用的产品最好能配合皮肤自身的代谢周期使用，这样才不至于造成不必要的伤害。有部分标榜着温和磨砂膏的产品，可以一两周使用1次。但也要根据自身肤质决定，干性皮肤、敏感肌肤慎用，且按摩时轻重要适度。

磨砂膏并非适用于全身，建议用于后背等皮肤较厚的部位。后背有痤疮者适宜使用，可用磨砂膏清除皮脂和黑头，有助于痤疮的痊愈；身体娇嫩部位不宜使用，例如颈部、腋下、腹股沟等。

3.保湿润肤　皮肤状态随着年龄的增长而改变，年轻人皮脂腺功能正常，分泌的皮脂构成皮肤屏障，维持正常保湿等功能。人到中年以后，皮脂腺数量减少、功能减弱，皮脂分泌减少，因此皮肤屏障受损，保湿功能减弱，容易发生皮肤干燥和瘙痒。因此，洗澡频率不宜过高，每次时间不宜过长，同时应尽量避免使用偏碱性的浴液或肥皂，应在每次沐浴后使用保湿润肤产品涂抹肌肤。夏季时可以使用较清爽的润肤乳或润肤露，冬季时使用润肤霜。肤质较干者或老年人，可以每日涂抹1次润肤霜。皮炎湿疹的患者可以在医生的指导下，每天多次涂抹润肤产品以修复皮肤屏障。若皮肤干燥粗糙，甚至可以在涂抹润肤霜后，使用保鲜膜封包1～2小时，加强保湿效果。

4.纤体　使用纤体产品时，不同的部位需运用不同的按摩手法，原则上是从离心脏远的位置向近的位置、由下往上、由内向外的方向按摩。短期见效最快的方法是涂抹纤体霜至按摩吸收后运动。用于腹部时，先将纤体霜均匀涂抹于腹部，然后以顺时针方向加以适度按摩，直至纤体霜被完全吸收。打圈按摩时也可用双手手掌轻拍腹部皮肤，以加速血液循环，帮助皮肤对有效成分的吸收。用于腿部时，先抬高双腿，涂抹纤体霜后将双手拇指放于腿部，把压力放在拇指上，收紧其他手指并向拇指方向轻扫。重复此动作，从大腿按摩至膝盖。

目前市场上，许多厂家也生产按摩滚轮、按摩棒等，配合纤体霜使用效果更佳。但是这类产品不适用于敏感类型的皮肤，有破损的伤口也要避开使用。

5.防晒　防晒产品应在出门前15分钟左右涂抹，给皮肤吸收有效成分的时间，使防晒成分更好地发挥作用。使用过防晒产品的部位，晚间睡前一定要先用卸妆产品卸除，再用沐浴露清洗，最后用清水冲干净，以免堵塞皮肤，产生过敏性的皮炎和湿疹。

6.其他特殊护理

（1）美白泡浴方　全方位的美白是亚洲女性一生的追求。而牛奶这一常见的材料也早就被大家应用在日常的美白护肤中，可以单用牛奶，将其混合在洗澡水中泡浴即可。对于牛奶等异体蛋白不适应者，可以使用以下美白的中草药小配方：绿豆、百合、冰片各10g，滑石、白附子、白芷、白檀香、松香各30g。将以上药材研末入汤，泡浴15分钟左右。坚持每周使用1次，可使皮肤白润细腻。

（2）清凉泡洗方　夏季空气湿度大、气温高，皮肤黏腻、易出汗，还易生湿疹，此配方有清凉止痒之功效。将金银花 15g，菊花 15g，薄荷 6g，以 2L 水煎煮 10 分钟。将煎好的汤液纳入洗澡水中泡洗即可。

（3）祛毒药浴方　药物组成为白鲜皮、桑叶、菊花、地肤子、独活、蛇床子、苦参、皂角、金银花、白蒺藜各 5g。不仅能缓解痤疮，对各种热毒引起的皮肤病也有很好的疗效，使用之后令人舒适、清爽。

（4）自制润肤露　将矿泉水和食用橄榄油以 1∶10 左右的比例混合外用，使用前轻轻摇晃混合即可。可以随用随配，适用于皮肤干燥、瘙痒者。

任何配方在使用前，应在耳后或腕部内侧进行皮肤敏感测试，如有发红、发痒或发疹的现象则禁止使用。对于异体蛋白过敏的人群，尽量避免使用牛奶、蜂蜜。

复习思考题

1. 油性肌肤如何选择身体护理产品？

2. 老年人在身体护理方面有哪些注意事项？

第 十 章

手足甲护理

【学习目标】

1. 掌握　常见的手足部、指（趾）甲的正确护理方式。
2. 了解　常见的手足部、指（趾）甲护理用品种类。

【概述】

　　手足在日常起居、生活工作中发挥了相当重要的功能，同时由于手足部及指（趾）甲暴露在外部，容易受到外界物理、化学因素的伤害，因此，手足部及指（趾）甲的护理也不容忽视。

【重视日常护理】

　　1. 护手要点　双手承担了大部分日常生活和工作，长期暴露和过度清洁都会造成手部皮肤干燥，及时补充水分是防止手部细纹、皲裂的有效措施。

　　（1）遇水后立即擦干　洗手之后，必须立刻用毛巾或纸巾擦干双手，这个基本习惯对于手部护理来说非常重要；因为洗手之后，会有水分遗留在皮肤表面，这些水分在蒸发的同时，会造成皮肤中原有水分及营养的流失，进而影响到肌肤的弹性和光泽。因此，养成洗手后立即擦干手的习惯是预防双手干燥的第一步。

　　（2）常备护手霜　手部肌肤长期暴露在干燥环境中，会因为缺少水分而导致皮肤紧绷，因此可以多备几支护手霜，分别放在洗手池旁、床头柜上、办公室抽屉里，或随身携带于工作服衣兜里、手包里，洗完手后就能很方便地使用护手霜。确保洗完手或自觉手部皮肤干燥时就使用，这是非常重要的。如果手部皮肤干燥的情况较为严重，可以改用质地丰盈的护手霜，在睡觉前均匀涂抹于手部皮肤，双手互相摩擦至吸收，再戴一双全棉的薄

194

手套入睡。早晨起床后，双手皮肤干燥的情况会明显缓解，坚持一周，双手皮肤就会变得细腻且富有光泽。

（3）定期去角质　手部肌肤也会产生老化角质，进而干燥并产生裂纹，阻碍营养和滋润成分的吸收。处理手部皮肤粗糙的方法，第一步就是去角质。简单的方法就是先用温水浸泡双手，再用小颗粒的磨砂膏或含有磨砂微粒的洗面奶在手部轻轻按摩，10分钟后清洗干净，之后要迅速擦干双手，涂抹质地丰盈的护手霜，这样能让手部肌肤恢复柔嫩。但去角质产品不可以使用得太过频繁，健康、完整的角质层是皮肤的天然屏障，不要因为过度的清洁而破坏它。最好每周或隔周用磨砂膏给双手做一次去角质，再做一次手膜护理。使用频率可以按产品说明书的推荐而定，也可以按照自己手部皮肤的干燥程度而定。

（4）手部防晒　光老化的概念已经深入人心，但是如何预防，也要落实到实际行动之中。最好选用有防晒倍数的护手霜，春、夏、秋、冬四季的白天都要使用，养成习惯，一段时间后就会出现效果，完美呵护"第二张脸"。

2. 护足要点

（1）滋润保湿不可少　晚上洗脚后需涂抹护足霜，如果没有专用的护足霜，使用面霜或护手霜也可以，关键是使用后要按摩吸收。足部的很多穴位在按摩吸收的过程中也得到了有效刺激，这对于加强新陈代谢也非常有益。按摩完毕穿上松口的棉袜，保证末梢循环的正常运转，同时减少风寒的侵入，尤其是对畏寒的女性，有一定保护阳气的作用，还能改善畏寒、失眠的症状。如果足部皮肤粗糙增厚（尤其是足跟部），根据干燥程度也可定期进行足部去角质，后做一次足膜，方法步骤与手部大致相同。

（2）选择合脚的鞋子　选择鞋子的时候注意尽量不挑鞋底太薄的鞋子，因为鞋底薄容易使脚受凉，另外，鞋子的弧度一定要完美契合人体的脚形。鞋底要薄厚适中，也不能太厚，比如现在流行的松糕鞋底，在走路的时候容易使人身体前倾，造成力量重心前移，走路不稳，容易跌倒受伤。女性尽量少穿高跟鞋，每天穿高跟鞋容易造成脚部疲劳，对足部韧带有慢性损伤，甚至磨脚等，所以选一双舒服的鞋子也非常关键。

（3）坚持每晚睡前泡脚　泡脚时在热水里放些姜片或艾绒，促进末梢血液循环的同时还可以解乏、益气，泡完脚后沥干3分钟再擦护足霜，涂搽的时候采用打圈的方法按摩，使其完全吸收，坚持数日后足部干燥会得以明显改善。

3. 护甲要点

（1）正确修甲　人的手指甲平均每周生长0.5mm，可1周修剪1次；脚指甲生长略慢，可1个月修剪1～2次，切勿修剪太短，指甲顶端应与指尖平齐或略长一点，先修剪中间，再修剪两边，不要把边角修剪得太短，否则新长出的指甲容易嵌进肉里，损伤甲周皮肤，引起炎症出血，甚至导致甲沟炎。

修剪时用力柔和，不可暴力，否则指甲容易折断，边角处可以选择尖头等特殊形状的指甲刀修剪，修剪完的指甲边缘应平整无尖角、突起，再使用挫条轻轻打磨甲的边缘至光滑即可。修剪指甲时偶有操作失误，损伤皮肤造成出血，因此，指甲刀最好专人专用，避免交叉感染。

（2）注意保护趾、指甲　有些人会有抠甲、咬甲等习惯，多是儿时养成，应及早纠正该不良行为。更多人喜欢撕拉、撕咬甲缘肉刺，这样极易造成出血感染，切记用指甲刀剪除，如有的肉刺较厚、较硬，可先用温水浸泡，软化肉刺，再用指甲刀修剪肉刺。平时还要少穿尖头鞋和露趾鞋，避免损伤趾甲。

（3）正确处理甲周皮肤　手部是人体的循环末端，尤其是指尖，循环速度比其他部位更慢，肌肤容易变得干燥，时间长了，角质层就会产生倒刺，不仅疼痛，还会使甲周的皮肤受伤，甚至引发出血。可以在甲周围涂抹专门的营养油，预防倒刺的产生。在涂抹之后，要用手轻轻按摩促进吸收。如果已经产生倒刺，千万不要撕拉倒刺，那样会伤害甲周皮肤，导致感染和出血。正确的处理方法是用指甲钳剪除倒刺，并涂抹护手霜或滋润霜予以保护。

4. 护理产品　护手霜、护足霜的成分与润肤霜大体类似，有的会添加更多水杨酸成分，使其更有效地防止干裂情况的发生。手部皮肤较薄，磨砂膏一般比身体的磨砂膏颗粒更细腻，但是成分大体一致。足部角质略厚，完全可以使用身体部分的磨砂膏。

传统的手膜及足膜是涂抹式的，需要在皮肤上停留几分钟再冲洗干净。现代的护肤科技为了迎合大家紧张的生活节奏，护肤品可以做到多能及速效，将护肤的步骤化繁为简，例如直接穿戴式的手足膜，用后不用冲洗，使用起来非常方便。而且产品将去角质及美白滋养多种功能融合在一起，短短几分钟就能将所有的诉求都达成。

此外，手足部暴露时外出最好使用防晒产品，减少紫外线对皮肤的老化和伤害。更加精致的专业人士和爱美人士还会使用指缘油，让自己的指甲边缘润泽光滑、没有肉刺。好的指缘油使用天然的羊毛脂或者植物油脂，比如玫瑰果油、牛油果油，不添加人工香精，因此在选择购买时，尽量选择专业品牌，保证产品的质量及使用的安全和效果。

对于甲部的日常护理及美化，即非专业人士自行清洁手足甲部，尤其是甲缘周围，定期甲周去角质，剪除死皮，后使用护手霜、橄榄油、护甲油等进行保养；对甲部美化则再上述护理基础上对甲进行抛光、涂抹底油、具有美化效果的指甲油，待甲油干后涂搽一层亮甲油，帮助提升光泽度。

甲部护理及美化已成为当今普遍流行的时尚，日常生活中随处可见，产品也琳琅满目，例如打底油、指缘油、指甲抛光膏、指甲油、美甲胶水、闪粉、亮片、贴花、假指甲及相关的卸甲产品等。护理产品主要富含油脂、维生素、钙质等，具有一定修复、滋润、隔离彩妆的功效，但美甲产品和卸甲产品则含有大量化学成分，包括成膜剂、树脂、增塑剂、溶剂、颜料、珠光、乙酸乙酯、丙酮等，很多产品会释放出程度不等的刺激性气味，因此尽量选择正规厂家、质量好、气味小的美甲产品，卸甲产品尽量选择知名品牌、成分温和、气味小、卸甲后甲不会失去光泽的产品。如果是去美甲店，最好选择较为专业、口碑较好的商家，保证消毒、操作的规范及产品的质量等。当然最重要的是美甲不要太过频繁。

【预防相关疾病】

手部因经常暴露、接触各种外界物质，足部长期穿透气性或材质不好的鞋子、夏季常暴露、接触外物或与他人共用拖鞋、毛巾等，容易引起多种皮肤疾病，其中以过敏反应为主的湿疹和真菌感染引起的手足癣最为常见，手足癣病久还会感染甲，导致更加顽固难愈的甲癣，也就是俗称的"灰指甲"。因此除了手足部的日常护理外，还需注意常见疾病的预防。

1.湿疹的预防　曾经患过湿疹或过敏体质者应尽可能寻找发病或导致湿疹加重的诱因，避免外界不良刺激，如热水洗烫、剧烈搔抓；减少使用含化学成分的洗手液、洗洁精、洗衣粉、洗衣液等；尽量不戴橡胶手套，不使用皮毛制品；避免食用海鲜发物等易致敏及有刺激性的食物，如牛羊肉、鱼虾、海鲜（包括海带、紫菜等海产品）、辛味（韭菜、茴香、芥末、胡椒等食物）、辣味、酒类（包括红酒、啤酒、白酒）。病情轻微或症状不明显者可以根据自身情况来选择适当的食疗方法。

（1）黑豆生地饮　黑豆60g，生地黄12g，防风6g，冰糖12g。制法：前味加水适量，煮取汁液，再将药汁倒入锅中，加冰糖，边搅边加热，至糖溶化为度。功效：健脾清热，养阴解毒。用法：每日1剂，空腹服。

（2）百合绿豆汤　百合、绿豆各30g。制法：以上两味加水共煮至绿豆熟透，白糖调味。功效：滋阴清热，利尿解毒。用法：每日1剂，分2次服食。

（3）绿豆海带汤　绿豆30g，海带30g，鱼腥草15g，薏苡仁30g，冰糖适量。制法：将海带切丝，鱼腥草布包，与绿豆、薏苡仁同放锅中熬煮，至海带熟透、绿豆开花时取出鱼腥草，食用前用冰糖调味。功效：清热除湿止痒。

（4）茅根薏仁粥　生薏苡仁300g，鲜白茅根30g。制法：先煮白茅根，约20分钟后，去渣留汁，再放入已洗净的生薏苡仁煮成粥。功效：薏苡仁性凉、味甘淡，可清热利尿，健脾除湿；白茅根性寒、味甘，可清热凉血，除湿利尿。二者配伍，可加强其功效。常喝此粥，可凉血祛湿止痒。

（5）百合桑椹汁（泡水代茶饮）　百合30g，桑椹30g，大枣1～2枚，青果9g。制法：以上四味同入锅中。加水适量，煮取汁液，白糖调味。功效：清热润肺，除湿止痒。用法：每日1剂，代茶频饮。用于湿热蕴结型湿疹。

2.手足癣的预防　任何人都有可能发病，且容易复发，因此无论之前是否患过该病，都应该注意预防。注意个人卫生，常洗手，勤洗脚，足汗多者以穿布鞋或透气性良好的鞋袜为宜，常保持手足部清洁、干燥。患处瘙痒者，应尽量避免搔抓，以防通过搔抓感染其他部位。注意家庭卫生，洗脸、洗脚、洗澡用物要分开，专人专用。手套和鞋袜不要互相换用，宾馆、浴室中不穿公共拖鞋，洗澡时携带个人毛巾及浴巾。

注意环境卫生，工作生活环境要保持清洁、通风、干爽，温湿度适宜。家中或集体生活的团体中有手足癣患者，应予以彻底治疗，耐心说服患者保持长期不间断用药，直至痊愈为止，防止引起感染。患者的袜子要煮沸消毒，且单独清洗；皮鞋及不能用水煮沸消毒的用具，可将 5% 福尔马林倒在纸巾上，将纸巾包裹皮鞋或其他用具进行消毒。

已经患病者平时饮食宜清淡，多吃富含蛋白质、维生素及无机盐的食物；治疗期间，应少吃辛辣刺激、油腻食品及腥膻发物等；食物应选用疏风清热、祛湿杀虫之品，例如马齿苋、米醋、大蒜、石榴、荸荠、桃子、无花果等。

轻度手足癣患者多以外治为主，可以选择以下外用方法。

（1）手足癣浸泡方

1）苦参、大蒜、石榴皮各 30g，使君子、威灵仙各 20g，食醋 100mL。各味入锅，浸泡 48 小时后，用文火煮沸，去渣取汁，冷却待用。临睡前，以醋浸液浸泡患处，每日 1 次，每次 15～20 分钟，连用 7 日为 1 个疗程。注意浸泡后的当晚忌接触洗涤剂等。此方具有敛湿解毒、杀虫止痒等作用。适用于鳞屑焦化型手足癣。

2）藿香 18g，苦参、土槿皮 15g，黄柏、大风子、花椒各 10g，明矾 12g，甘草 6g，米醋 500mL。前 8 味放入米醋中浸泡 24 小时，再入锅并加入少量清水煎沸待温，取药汁，放入塑料袋内，将患病手足伸入袋中并扎紧袋口，浸泡 4～6 小时即可。一般隔日晚间浸泡 1 次，连用 5 天为 1 个疗程，用药期间不洗手足。此方具有清热燥湿、解毒杀虫、收敛止痒等作用。适用于鳞屑焦化型手足癣。

3）苦参 30g，苍耳子 24g，黄柏 18g，蛇床子 15g，明矾 12g，花椒 9g。各味入锅，加水 1000mL，煎煮至 700mL 左右，取汁入盆，再加温水半盆，患手或患足浸泡 20 分钟左右，用干布擦净，每晚 1 次。此方具有清热燥湿、杀虫止痒等作用。适用于各型手足癣。

（2）简便涂搽方

1）蜂房 60g，米醋 500mL，共煮沸片刻，待冷，过滤去渣，取滤液涂搽患处。

2）丁香 15g，75% 乙醇 100mL，浸泡 1～2 日后使用，使用时用干棉签蘸药汁，涂搽患处，每日 3 次。

3）鲜绞股蓝茎叶 30～90g，洗净后揉出汁液，涂搽患处，每日 3～5 次，用至症状消失。

4）鲜仙人掌适量，拔去刺，洗净、捣烂，用干净纱布绞取汁水，备用，使用时涂搽患处，每日 2～3 次，一般使用 5～7 次后治愈。

5）若病情加重、长久反复、症状明显，应及时去皮肤科就诊系统治疗。

复习思考题

1. 护手要点有哪些？

2. 如何正确清除指甲周围的倒刺？

第 十 一 章

头发护理

【学习目标】

　　了解 常见的头发护理用品种类，头发护理基本原则以及正确的护理方式。

【概述】

　　对于女性来讲，除相貌外，最注重头发的修饰。发型是一个人外貌的基本修饰，也是个人外在美的一种体现，浓密健康的秀发更是塑造理想发型的基础，是每个人的向往和追求，因此头发的护理十分重要。

【日常洗发】

　　1. 洗发产品　洗发剂包括洗发香波（洗发水、洗发露、洗发乳等）和洗发皂。

　　（1）洗发皂　洗发皂目前市面上较少，如使用不当会出现皂垢的烦恼，洗发皂的正确用法是：先用软水洗发，这样可维持洗发皂的洗净力，减少多余的脂肪酸产生；洗发皂适量，并且尽量先让皂起泡，使用泡沫洗发可有效减少皂垢的产生；冲洗时要使用软水，因为软水中不含钙离子，不会形成皂垢，同时也比较容易将头发上的泡沫冲洗干净。烫染后的头发表面大多有损伤，不宜使用洗发皂，而要使用具有保湿、滋润功效的香波，并且加用护发素，定期做修护发膜。

　　（2）洗发香波　洗发香波是现在最常用的洗发产品，是利用合成洗涤剂替代以脂肪酸皂类为基料的一种洗发用品。其配方的主要成分为表面活性剂，辅以调理剂、黏度稳定剂、添加剂、防腐剂和香精等。与洗发皂相比，它可以避免皂类产品水解而呈碱性，使毛鳞片破损和卷翘，头发失去原有强度，导致头发膨胀、干燥或断裂，甚至出现脱发等。同时皂类洗涤剂脱脂力过强，头发表面因过度脱脂而失去光泽，头皮也会因此受到刺激和损伤；另外皂类遇水中的钙镁离子会生成不溶于水的黏稠絮状的皂垢（钙镁皂），沉淀后黏附在头发上，很难冲洗干净，使头发发黏、发脆和难以梳理，并失去自然光泽。

洗发香波具有丰富的泡沫、温和的去污效果和优良的干湿梳理性，单纯洗发功效的香波由洗涤剂提供去污和洗涤作用，辅助洗涤剂可以增强去污力、稳定泡沫、改善洗涤性能，增稠剂、光亮剂、去屑止痒剂、滋润剂、防腐剂、香精和色素等添加剂可满足香波的特殊需要并赋予香波多种不同的功效，使香波的作用不断细化，包括具有特殊作用的香波，如染发香波、生发香波；添加不同物质的香波，如去屑止痒香波、防晒香波、植物香波以及针对不同发质（干性、中性和油性发质）的各种专用调理香波、儿童香波等。洗护合一的香波含有硅油成分，可使头发呈现光亮顺滑、不易打结的状态。但长期使用含硅油成分的洗发香波会在头皮上日益沉积，往往会带来油腻、头屑、头皮瘙痒和头皮刺激等问题。含硅油成分的洗发香波可以与不含硅油的洗护产品交替使用，在享受顺滑感受的同时，有效避免可能的副作用。此外，"无硅油洗发水"是以温和为理念、以头皮护理为核心、以天然为目标，主要由温和表面活性剂替代硅油的调理剂和有效护理头皮的成分组成，而不是单纯地将硅油成分剔除，选购时还需仔细甄别。

（3）选择产品　根据头发、头皮、季节等情况选择适合的洗发产品并时有更换，干性头发适合用含蛋白质的营养型洗发剂，油性头发适合用去脂力强的洗发剂，中性发质者用一般的洗发剂即可，头屑较多者用去屑止痒功效的洗发剂，夏季炎热用清凉薄荷型的洗发剂等。部分人选中一款洗发剂后就长期使用，这样洗发剂中所含的洗涤剂、防腐剂、香料、合成色素的残余会长期附着在头发上，使头发更易干枯、发黄，而易导致脱发。为了头发健康，应适当地变换使用不同品牌、不同类型的洗发剂。

2. 洗发频率和时间　头发的清洁，不是单纯的保持干净，洗发也需要好的方法，掌握适当的频率。洗发频率取决于发质以及个人喜好，油性发质、每日出汗和喜欢发丝清爽者可以每日1洗，但是干性发质者最好隔1天清洗1次。其次，每次洗发的时间间隔最好不要超过3天，否则油脂会堵塞头皮毛孔，不利于头皮健康。

另外，很多人喜欢晨起洗发，这样看起来清爽，也容易造型，但是长期清晨洗发是不好的。因为副交感神经的作用，末梢血液循环最活跃的时间是在晚上10点到凌晨2点，这也是促进头发生长的毛母细胞新陈代谢最旺盛的时候，随着细胞增殖，头发会在早上3～10点期间生长，此时毛孔呈现松弛状态。如果在此期间洗头，洗发剂成分很有可能会阻塞毛孔，而造成脱发。中医学也认为，清晨是阳气升发的时候，水为阴性，此时洗发阴气会阻碍阳气的升发，久而久之就会导致阴阳失和，产生脱发。晚上洗头，不但可以把白天头发吸附的灰尘、病菌洗掉，而且用了护发产品之后，头发在夜间睡眠的时间正好可以缓慢地吸收营养，因此晚上洗发为宜。

【头发护理】

中国人健康的头发是颜色乌黑、疏密适中、均匀、无斑白、黄、棕等杂色；头发不粗不硬，也不纤细过软；或无分叉、打结，触之蓬松柔软；头发滋润、有光泽，并有弹性；头发丰盈，清洁整齐，无头垢、头屑；每天梳理头发时无明显脱发现象（一般每天脱发不超过 100 根为正常）；经得起外因的侵袭，如经强阳光的灼晒或电烫及化学处理染发后不会发生质的变化。

1.护发素　日常护发常使用护发素，洗发后头发会带有更多的负电荷，容易产生静电，致使梳理不便，发梢干涩等。护发素为水包油或油包水型乳剂，当部分水分蒸发或被头发吸收后，乳化体受到破坏，油脂和营养成分覆盖于发梢上，为头发补充营养。使用护发素可使头发柔软、光亮、润滑、易于梳理、抗静电，适用于中性、干性、缺乏光泽、易缠结的发质，并在一定程度上修复头发的机械损伤和化学烫、电烫、染发剂所带来的损伤。洗发后，应先用毛巾吸干头发上的水，因为头发表面水过多时，护发素不能被有效地吸收；护发素应涂抹在头发中部或发梢，并且用梳子轻轻梳理头发，使护发素均匀平滑地分布于头发表面；5 分钟后，将头发彻底冲洗干净即可。还有免洗护发素，重复上述步骤，最后无须再冲洗，使用更加方便。

2.发膜　很多女性选择发膜来护理头发，发膜中含有营养物质和水分，可透过头发上的毛鳞片进入发丝中，帮助修复纤维组织，使头发恢复活力，深层养护头发。发膜与护发素无须同时使用，择一即可。使用发膜时先洗净头发，用毛巾按压至八成干，直接将发膜均匀地涂在头发上，要保证每一束都有发膜，带上浴帽，最好包上保鲜膜，或者用电热帽稍微加热，使头发的毛鳞片更加完全地吸收发膜的营养；大约 10 分钟左右，用清水洗掉发膜。

3.发油和发蜡　这是市场上较早出现的重油型护发产品，主要成分为动植物油脂、矿物油及蜡，可以保持头发光亮润滑，补充头发油分，适用于干性及烫发、热风处理的受损发质，但其油分较多，易粘灰尘，容易污染衣物。

4.天然护发品　目前市场上销售的洗护产品大多含有大量的化学添加剂，例如增稠剂、乳化剂、防腐剂等。

（1）米醋水　可以改变头皮的酸碱度，软化头皮角质层，有效抑制皮脂的生成，促进新陈代谢，此外还能有效抑制致病细菌繁殖，尤其适用于油性头皮。使用时在一盆纯净水里加入 5 滴米醋，搅匀后洗头发及头皮，然后再用清水洗净。长期使用可使头发拥有弹性和自然的光泽。注意干性发质和烫染的头发不适用。

（2）椰子油　富含游离脂肪酸、亚油酸、棕榈酸、油酸、月桂酸等油类成分，还有天然抗氧化的 β – 胡萝卜素以及丰富的维生素 A、维生素 C 等营养成分。使用时将 3～5 勺的冷藏椰子油（固态）放入微波炉里低火加热直至融化，也可隔热水融化，随后将液态的椰子油涂抹于头发和头皮，使用手指按摩加快皮肤吸收，然后用手指将椰子油从发根涂抹到发尾，直到头发完全被椰子油浸湿。将头发堆积到头顶，然后用浴帽或保鲜膜将头发完全包裹住，然后戴上可加热的头套，30分钟后将头发用清水洗净即可。优质的椰子油呈白色，需冷藏保存，购买时要仔细鉴别。

（3）杏仁油　主要使用南杏，即甜杏仁，其富含蛋白质、不饱和脂肪酸、维生素、无机盐、膳食纤维及人体所需的微量元素。洗发后，将头发擦干或吹干后，逐层涂抹杏仁油，然后轻缓按摩5分钟，用热毛巾（干湿适中）包好头发后，带上浴帽，用电热帽加热15分钟，待电热帽慢慢降至常温后，再将头发冲洗干净即可。

（4）橄榄油　为黄绿色不干性油，富含饱和脂肪酸、不饱和脂肪酸、亚油酸、亚麻油酸、角鲨烯及维生素E、维生素K和胡萝卜素等，与人体表皮的脂质结构相似，因此容易被吸收。睡前在手掌倒入两滴橄榄油，轻轻揉搓在发尾干枯之处，可在夜间修复受损的头发。洗发后用毛巾擦湿发至半干状态，将橄榄油和蜂蜜等量搅拌均匀后涂抹头发，轻轻按摩1分钟，然后将头发盘在头顶，包上毛巾，1小时后用清水洗净即可，该法对于受损发质最为适合。

5. 吹风机　几乎是日常生活的必备品，不仅能迅速干发，还能塑造一定的发型，虽然自然晾干最不伤害头发，但是湿发在寒冷或有风的环境中，易使人感受风寒，损害身体健康，因此正确使用吹风机十分必要。吹风机最好选择可以保持恒温并能调节温度的类型，条件允许的话，可以选择负离子电吹风，中和头发中常有的正电荷，使乱发更服帖，还可以消除静电，让头发更顺滑易梳，造型效果更理想，且不会伤害头发。吹头发之前可以先在头发上抹一层护发精油，这样可以减少吹风机对头发的损害。吹头发时应当顺着头发的毛鳞片从上往下吹，吹风机的吹口离头发至少10cm，与头发呈成45°角，这样吹出的头发不会毛躁。吹头发时应来回移动吹风机，将头发吹至稍微湿润的状态即可。对于非常干枯毛躁的发质，可以配合使用丝绸枕巾，与棉质枕巾相比，丝绸枕巾可以减少头发与枕巾之间的摩擦，从而保护头发。

6. 防晒护理　强烈的紫外线会使头发失去水分，变得干枯毛糙，失去弹性和光泽；长期照射还会使头发易分叉和断裂。染后的头发只要在烈日下晒1天，就会脱色4成，发色明显变黄。因此，头发防晒也非常重要，首先要尽量减少阳光的曝晒，进行户外活动时尽量避开上午10点到午后3点紫外线最强的时间段。外出时打阳伞或戴太阳帽，也可以使用质地和配方比较轻柔的面部防晒喷雾。如婴儿配方的防晒喷雾，其使用方法与香水相同，应将喷雾喷在空中再从中穿过，让喷雾均匀、轻柔地覆盖在发丝上，减少油腻厚重感。如果头发已经被阳光强烈曝晒，一定要立即用护发产品进行急救护理，建议随身携带护发滋养水，每隔2～4小时使用1次。

【定型产品】

头部外在美不仅需要盈盈的秀发，还需适合的发型才能完整体现。

1. 定型啫喱　外观透明，状如果冻，含有一定量的定型、保湿、营养成分和大量的树脂型增稠剂，比发乳清爽少油，但不易涂抹均匀。低黏度的啫喱水也称喷雾啫喱，它降低了增稠剂的用量，使用泵式喷头便可比较均匀地喷洒在头发上，使头发湿润、亮泽，易于梳理，但稍显厚重，缺乏活力。

2. 弹力素　是以啫喱和发乳合成的膏状物，用来修复和护理卷发，为卷发保持造型，同时还有一定的护发作用。使用的最佳时间是刚洗完发，头发不滴水时；也可免洗头发，使用时在头发上喷洒少量水，使发梢湿润，把弹力素置于双手中抹匀，然后在头发上任意造型即可。多次使用之后，就能逐渐掌握使用量和造型的方法，达到最好的效果。

3. 摩丝　是一种独特的美发定型产品，为泡沫剂型，具有乳剂、水剂、喷雾剂所不可比拟的优越性。其触感柔和，易于涂抹均匀，使用时可任意梳理喜爱的发型，且设计有不同定型力的产品可供选择，用后增强头发质感，补充头发水分和营养，添加了防晒剂的摩丝还可以保护头发免受紫外线的损害。另外，摩丝配方中一般不含酒精，长期使用不伤发质，可防止灰尘附着，不污染衣物，也容易清洗。

4. 发胶　喷雾发胶是常见的美发产品，它喷出的薄雾可均匀地覆盖在头发表面，经溶剂蒸发干燥后形成一层薄膜，使用方便，发型保持持久，定型力强。但也具有明确的缺点，发胶属于压力容器，是易燃易爆品，火车、飞机携带受限，不能接近明火，不能长时间放在阳光直射的地方，使用和保存时都要非常小心，以免引起爆炸。另外，发胶配方中含有大量的酒精，可作为溶剂来溶解发胶中的各种成分，调整发胶浓度，并可通过调整与抛射剂的比例而控制喷雾状态，但过多的酒精易使头发脱水、脱脂，变得干燥、无光泽，易于断裂。

【日常饮食】

中医学认为，毛发的生长与五脏六腑的功能都有关，"发为血之余""肾主骨生髓，其华在发"。毛发生长的营养和动力直接来源于肾精和肝血，间接来源于脾胃运化的水谷精微，并且依赖于"心主血脉""肺朝百脉"的功能，使这些营养物质运输到全身。平时饮食要多样化，讲究合理营养，均衡膳食，保证充足的蛋白质和微量元素摄入，为新生毛发的生长提供原料，例如含有丰富蛋白质的鱼类、大豆、鸡蛋、瘦肉，以及含半胱氨酸的玉米、南瓜等有利于头发的生长；胡萝卜、番茄、青椒等富含维生素 A 的食物可使头发光泽有弹性；海鲜、海藻类含碘食物能使头发滋润健康；牡蛎、蛋、牛肉等含锌食物可防治脱发；动物肝脏、豆类、柿子、根茎类蔬菜等含铜食品可预防头发生长停滞、褪色。但辛辣、咖啡、烟、烈性酒等刺激性食物及生冷食物，均会影响和阻碍血液循环，不利于头发的生长和营养的补充，应减少食用；肥腻的食物容易增加头皮的油脂分泌，也应尽量减少食用。下列养发护发的食疗方，可供选择，酌情食用。

（1）侧柏桑椹膏　侧柏叶50g，桑椹200g，蜂蜜50g。先用水煎煮侧柏叶20分钟后去渣，再加入桑椹，文火煎煮20分钟后去渣，加蜂蜜成膏。每次1勺，开水冲服，每日2次。侧柏叶有凉血清热的作用，桑椹滋阴补血，适用于斑秃、脂溢性脱发、须发早白、伴口干、便秘。

（2）杞圆膏　枸杞子300g，桂圆肉200g，冰糖适量。先将前两味加水浸泡1～2小时，煎煮30分钟，取药汁；加水再煎，反复3次。然后合并药液，始用大火，后再用小火加热，煎熬浓缩至较黏稠时，加入已熔化的冰糖，熬至滴水成珠为度，待冷却后贮藏于干净瓶中。每次服1勺，开水冲服，每日2次，连服15～20天。枸杞子滋补肝肾之阴，桂圆肉益气养血，适用于斑秃、脂溢性脱发等气血两虚、肝肾不足者。

（3）旱莲生姜膏　墨旱莲500g，生姜30g，蜂蜜适量。前两味先煎20分钟，滤渣取汁，加水再煎1次，合并2次药液，以小火煎熬浓缩，至较黏稠时，加蜂蜜熬成膏。每次1勺，温水冲服，每日2次，连服1个月。

（4）何首乌蛋汤　制首乌30g，鸡蛋2枚。制首乌与鸡蛋加水共煮，至鸡蛋熟，将鸡蛋去壳后再煮15分钟，吃蛋喝汤。每周服1～2次。制首乌益气血，乌发养发，鸡蛋补充蛋白质、胆固醇、卵磷脂等构成头发的重要元素，共同起到滋养润发的作用，适用于平时养发润发。

（5）芝麻米粥　粳米50g，清水500mL，白糖适量。同煮为稀粥，取芝麻粉20g，慢慢调匀于粥内，烧至锅中微滚即停火，盖紧焖3分钟后即可食。每晨起空腹服及晚餐温热服食。适用于肝肾精血不足而引起的头晕目眩、头发早白、斑秃、腰膝酸痛、肠燥便秘、皮肤干燥。

（6）桑椹米粥　新鲜桑椹30g，糯米50g，冰糖适量。先将桑椹浸泡片刻（若为干果，每次20g即可），去掉长柄，加入糯米、冰糖，置砂锅内加水400mL。用文火烧至沸腾，以粥黏稠为度。每日晨起空服，温热顿服。适用于阴血不足而引起的头晕目眩、失眠耳鸣、视力减退、目昏、须发早白、斑秃早现。

（7）栗子桂圆粥　栗子10个（去壳用肉），桂圆肉15g，粳米50g，白糖少许。将栗子切碎与粳米同煮，如常法做粥，将成之时放入桂圆肉，食用时加少许白糖。可做早餐食之，或不按固定时间食用。适用于心肾精血不足而引起的心悸、失眠、腰膝酸软、斑秃早现。

（8）何首乌粥　制首乌粉30g，粳米50g，红枣2枚，白糖适量。粳米、红枣、白糖适量，加水500mL，放入砂锅内，先煮成稀粥，然后和入首乌粉，轻轻搅匀，用文火烧至沸腾，见粥汤黏稠停火，盖紧焖5分钟即可，每天早晚餐温热顿服。适用于肝肾不足，精血亏虚而引起的心悸失眠、头晕耳鸣、发须早白。

（9）柏仁小米粥　小米适量，柏子仁 10g。同煮成粥，加红糖调味。每日 2～3 次，常服能促进毛发生长，亦可养血安神，治疗心烦失眠。

（10）代茶饮　核桃仁 30g，何首乌 20g，川芎 5g。打碎后开水泡代茶饮，可以养血生发。核桃仁有补肾温肺、润肠通便的作用；何首乌可用于治疗精血亏虚引起的须发早白、腰膝酸软等；川芎活血行气，祛风止痛。

【日常养护】

平时保持精神放松、性格乐观、情绪平稳、睡眠充足、劳逸适度，对头发的健康非常重要。同时日常保健也不可或缺，梳头和头皮按摩两种方法简便易行，贵在持之以恒。

1.梳头　发宜常梳，经常梳头可改善发根血液循环，促进经脉气血流通，提高头部神经兴奋性，从而起到散风明目、醒脑提神、荣发固发、促进睡眠等养生保健作用。

梳子以木梳为最佳，其中以黄杨木为材质的木梳自古是制梳首选。《四川中药志》记载，黄杨木"性平，味苦，无毒""祛风湿，理气，止痛"；《本草纲目》记载"黄杨捣涂疬子"。现代医学研究也发现，黄杨木含有黄杨碱，黄杨的水提取物和醇提取物均具有抗菌活性，故而成梳后止痒去屑效果较好。黄杨木还会分泌一种油，用它梳头能滋润头发、乌黑光泽。枣木梳木质坚硬细密，纹理美观，色泽柔和自然，使用时可按摩头部，促进头部血液循环，可乌发，止痒，醒神健脑。《本草纲目》中有枣木"能通经脉，令发易长"的记载。另外，也可选择牛角梳、其他木材、胶木等材质的梳子，塑料梳不推荐使用。

选好梳子后，梳头时应先梳发梢，再逐渐上梳至发根。若已发生病理性脱发（每日脱发 100 根以上者）应尽量剪短头发，使营养集中于发根，并禁止染、吹、烫发。不要常梳发髻、马尾等紧束的发型。

2.头皮按摩　头皮是头发生长的"土壤"。要护理头发，首先要从护理头皮开始入手。头皮按摩能促进血液循环，头皮的血液循环良好，毛囊就能够获得所需的营养物质，促使头发良好生长，并且能延长头发的寿命。所以适当给头皮做按摩是一种良好的养发习惯。

按摩时动作要轻柔，以指腹按摩至头皮微热为宜，禁止搔抓头皮。出现严重脱发或斑秃的患者要及时就医，坚持治疗。

复习思考题

1.与洗发皂相比，洗发香波有哪些优点？

2.发梳的选择有哪些注意事项？

附　录
中医美容处方

一、药物处方

二画

二白散（《赵炳南临床经验集》）

组成：白石脂、白蔹、苦杏仁各一两。

用法：用鸡蛋清调药外用，慎勿入目。

功效主治：祛湿散风化瘀，主治痤疮、酒渣鼻。

四画

长须鬓方（《补辑肘后方》）

组成：蔓荆子三分，附子二枚（生用，并碎之）。

用法：上二物，以酒七升和，内瓷器中，封闭经二七日，药成。先以灰汁净洗须发，痛，拭干，取乌鸡脂揩，一日三追，凡经七日，然后以药涂，日三、四遍。

功效主治：治人须鬓秃落不生长。

五画

玉容丸（《疡医大全》）

组成：甘松、明天麻、藁本、北细辛、白蔹、白僵蚕、防风、山栀仁、川椒、香白芷、荆芥、密陀僧、山茶、枯白矾、白及、檀香末、羌活、甘菊花、独活各一钱，红枣肉七枚。

用法：磨细末，用去净弦膜肥皂一斤同捶作丸。如秋冬加生蜜五钱，如皮肤粗槁加牛骨髓三钱。早晚洗之。

功效主治：治雀斑、酒刺及身体皮肤粗糙。

玉容膏（《东医宝鉴》）

组成：枯白矾一两，生硫黄、白附子各一二钱。

用法：共为末。津唾调搽。临卧上药，明早洗去。

功效主治：治粉刺。

生发方（《经验良方全集》）

组成：白芷一两，川芎一两，蔓荆子五钱，零陵香五钱，白附子五钱。

用法：上各生锉，用好油浸三七日。每日搽头 3 次。

功效主治：生发，治发落，重生。

白面方（《备急千金要方》）

组成：牡蛎三两，土瓜根一两。

用法：上两味末之，白蜜和之。涂面即白如玉。旦以温浆水洗之。

功效主治：令面白如玉。

白屑风酊（《中医外科学》）

组成：蛇床子 40g，苦参片 40g，土槿皮 20g，薄荷脑 10g。

用法：将前三药共研粗粉，先用 75% 乙醇 80mL，将药粉渗透，放置 6 小时后，加入 75% 乙醇 920mL，依照渗漉分次加入法，取得酊剂约 1000mL（不足之数可加入 75% 乙醇补足），最后加入薄荷脑即成。搽擦患处，每日 3 ～ 5 次，有糜烂者禁用。

功效主治：散风止痒，治白屑风。

令生眉毛方（《太平圣惠方》）

组成：蔓荆子四两。

用法：微炒，捣罗为末，以醋和。每夜涂之。

功效主治：生眉毛。

令面手如玉方（《香奁润色》）

组成：杏仁一两，天花粉一两，红枣十枚，猪胰三具。

用法：上捣如泥，用好酒四盏，浸于瓷器。早夜量用，以润面手一月。

功效主治：令面色光腻如玉。

令面白媚好（《千金翼方》）

组成：白附子、白芷、杜若、赤石脂、白石脂、杏仁（去皮尖）、桃花、瓜子、牛膝、鸡矢白、葳蕤、远志（去心）。

用法：上药各三分，捣筛为末，以人乳汁一升，白蜜一升和。空腹服七丸，日三服。

功效主治：令面白媚好。

令面悦泽光润方（《备急千金要方》）

组成：黄芪、白术、白蔹、玉竹、土瓜根、商陆、蜀水花、鹰屎白各一两，防风一两半，白芷、细辛、青木香、川芎、白附子、杏仁各二两。

用法：上十五味末之，以鸡子白和作挺，阴干，石上研之，以浆水涂面，夜用，且以水洗。

功效主治：去粉滓、皱疱及茸毛，令面悦泽光润如十四五时。

冬虫夏草酒（《赵炳南临床经验集》）

组成：冬虫夏草二两，白酒八两。

用法：将药浸入酒中，经七昼夜滤渣备用。外用。用牙刷蘸酒外戳 1～3 分钟，早晚各 1 次。

功效主治：补气血，助生发，乌须黑发。主治油风、脂溢性脱发等。

发落重生方（《经验良方大全》）

组成：五倍子五钱，生半夏二钱，甘松五钱，山柰三钱，白芷二钱，白及三钱，牡丹皮二钱，鹿角尖（醋末）三钱，油核桃（去壳）三个。

用法：共研末，用净菜油二斤入罐内封口百日。早晚搽之。

功效主治：发落重生。

六画

延年不老方（《普济方》）

组成：白茯苓三斤，白菊花一斤。

用法：上药捣罗为末，以炼成松脂和丸，如弹子大。每服一丸，以酒化破服。日再。

功效主治：百日颜色异，肌肤光泽，延年不老。

防风膏（《圣济总录》）

组成：防风、藁本、辛夷、芍药、当归、白芷、牛膝、商陆、细辛、密陀僧、川芎、独活、葳蕤、木兰皮、蕤仁各二两，杏仁、丁香、鸡舌香、零陵香、珍珠屑、麝香各一两、油一斤、獐、鹿髓各一升（如无，猪骨髓亦得），牛髓（如无，脂亦得）一升，蜡四两（炼过者）。

用法：上二十六味，先将髓以水浸令白取出，除珍珠屑、麝香外，余药并剉碎。次将油髓、蜡入锅中，熬令销。入诸药，用文火煎之，若白芷色黄，量稀稠得所，以新绵滤去渣，方将珍珠屑、麝香，别研为细末，入前汁中，熬成膏，贮瓷器内。临卧涂面上，旦起以温水洗去。

功效主治：治面黯。

七画

何首乌丸（《太平圣惠方》）

杜仲丸（《圣济总录》）

组成：杜仲、补骨脂、胡桃仁各一两。

用法：上三味研匀，炼蜜丸如梧桐子大。每服三十丸，空心温酒下。

功效主治：补下元，乌髭鬓，壮脚膝，进饮食，悦颜色。

何首乌丸（《太平圣惠方》）

组成：何首乌十斤，熟干地黄五两，附子二两，牛膝三两，桂心三两，芸苔子一两，桑椹子二两，柏子仁二两，五味子一两，地骨皮四两，薯蓣二两，鹿茸二两，肉苁蓉三两，菟丝子二两。

用法：上药捣罗为末，炼蜜和捣三五百杵，圆如梧桐子大。每日空心以盐汤下四十丸。

功效主治：补益下元，黑鬓发，驻颜容。

补骨脂酊（《中医外科学》）

组成：补骨脂 25g，75% 乙醇 100mL。

用法：药浸乙醇内，每日振荡数次，1 周后去渣备用。直接外涂皮损处，每日 1～2 次。

功效主治：祛风止痒，用于白癜风、斑秃等。

八画

青黛散（《赵炳南临床经验集》）

组成：青黛粉、黄柏面各五钱，滑石粉二两。

用法：直接撒扑外用。

功效主治：收干止痒，清热定痛。主治脓疱疮（黄水疮），急性湿疹（风湿疡），接触性皮炎（湿毒疡）或脂溢性皮炎（白屑风）、痱子。

服椒方（《医学入门》）

组成：川椒一斤，玄参半斤。

用法：为末，蜜丸如梧子大。每三十丸，食后临卧盐汤下。凡四十岁过方可服。

功效主治：服至老容颜不衰。

治头风白屑方（《洞天奥旨》）

组成：王不留行、香白芷等份。

用法：为末。干掺头上一夜，次早蓖去。

功效主治：治头风白屑。

治年少气充面生疱疮方（《补辑肘后方》）

组成：麻黄三两，甘草二两（炙），杏仁三两。

用法：捣筛。酒下一钱匕，日三服。

功效主治：治粉刺。

治须发秃落方（《太平圣惠方》）

组成：生姜汁一合，生地黄汁一合，羊子肝汁一合。

用法：相和令匀。夜卧涂之。

功效主治：治须发秃落不生，令长。

九画

面脂方（《肘后备急方》）

组成：细辛、玉竹、辛夷、川芎、白芷、黄芪、山药、白附子各一两，栝蒌、木兰皮各一分，猪脂炼成二升。

用法：上十一味切之，以绵裹，用少酒渍之，一宿，内猪脂煎之，七上七下。别出一片白芷，内煎，候白芷黄色成，去滓，绞。用汁以敷面。

功效主治：治人面无光润，黑黚及皱。

面膏方（《普济方》）

组成：防风、川芎、白芷、白僵蚕、蜀水花、白蔹、细辛、茯苓、藁本、葳蕤、青木香、辛夷仁、当归、土瓜根、栝蒌各三分，桃仁六分，猪脂、鹅脂、羊肾各一升。

用法：上药细切，裹。酒二升浸一日一夜，使纳脂急火煎之，三上三下，然后慢火一夜。药成去滓。以水石粉三分，纳脂中，以柳木篦熟搅。任用之傅面。

功效主治：令人面色悦泽，桃花红光。

皇帝涂容金面方（《万病回春》）

组成：朱砂二钱，干胭脂二钱，官粉三钱，乌梅五个（去核），樟脑五钱，川芎少许。

用法：共为细末，临睡时津唾调，搽面上，次早温水一盆洗面。

功效主治：使面如童颜。

洗面药方（《太平圣惠方》）

组成：猪胰二具，白面一升，细辛三分，白术三分，防风一两，商陆一两半，土瓜根三分，白芷一两，皂荚五挺，白蔹一两，冬瓜仁半升。

用法：上药捣罗为散。先取大猪蹄一具，煮令烂，去骨，并猪胰和散，捣为饼，晒干，更再倒罗为末。每夜取少许，洗手面。

功效主治：除黚黯令光滑悦白。

神仙驻颜延年方（《普济方》）

组成：枳实，熟干地黄、甘菊花、天门冬各三斤。

用法：上药捣，细罗为散。每服一钱，空心以温酒下，日再服之。

功效主治：身轻目明，百日颜色悦泽如十五时人。

神梭散（《扶寿精方》）

组成：当归、白芷、黑牵牛、诃子、荆芥、侧柏叶、威灵仙等份。

用法：上为细末。临睡擦发内，次早理之。

功效主治：去风屑垢腻，解结。

十画

莹肌如玉散（《兰室秘藏》）

组成：白丁香、白及、白牵牛、白蔹各一两，白芷七钱，当归梢、白蒺藜、升麻各五钱，白茯苓、楮实子各三钱，麻黄（去节）二钱，白附子、连翘各一钱五分，小椒一钱。

用法：上为细末，洗面。

功效主治：莹肌。

桃花丸（《备急千金要方》）

组成：桃花二升，桂心、乌喙、甘草各一两。

用法：上四味末之，白蜜为丸。服如大豆许十丸，日二服。

功效主治：治面黑黯，令人洁白光悦。

透骨草方（《赵炳南临床经验集》）

组成：透骨草、侧柏叶各 120g，皂角 60g，白矾 10g。

用法：水煎取汁。外用，待温洗头。

功效主治：除湿止痒，治发蛀脱发等。

脂溢洗方（《朱仁康临床经验集》）

组成：苍耳子、王不留行各 30g，苦参 15g，明矾 9g。

用法：洗前剪短头发，每次用药 1 付，煎水半盆，用小毛巾沾水，反复洗头皮，每次洗 15 分钟，每天用原水洗 2 次，隔 3 日洗 1 天。

功效主治：收敛止痒，治白屑风等。

海艾汤（《外科正宗》）

组成：海艾、菊花、薄荷、防风、藁本、藿香、甘松、蔓荆子、荆芥穗各二钱。

用法：用水五、六碗，同药煎数滚，连渣共入敞口钵内。先将热气熏面，候汤温蘸洗之，留药照前再洗。

功效主治：治油风血虚风热所致，皮肤光亮，眉发脱落者。

十一画

梳头发不落方（《香奁润色》）

组成：侧柏叶两片（如手指大），榧子肉三个，胡桃肉二个。

用法：上件研细。擦头皮，或浸水掠头。

功效主治：令头发不落。

猪蹄汤（《太平圣惠方》）

组成：猪蹄一具，桑根白皮三两，川芎三两，玉竹三两，白术二两，白茯苓三两，当归二（三）两，白芷三两。

用法：上药细剉。及猪蹄以水三斗煎取一斗，去滓。温用一盏，以洗手面。

功效主治：洗手面令光润。

隐居效方治疱疮方（《补辑肘后方》）

组成：黄连、牡蛎各三两。

用法：二物捣，筛，和水作泥。封疮上，浓汁粉之。

功效主治：治粉刺。

隐居效验方（《肘后备急方》）

组成：乌贼鱼骨、细辛、栝楼、干姜、蜀椒各三两。

用法：上五味切，以苦酒渍三日，以成炼牛髓二斤，煎之，苦酒气尽，药成。作粉以涂面。

功效主治：面黑令白，去黯。

十二画

紫归油（《外科证治全书》）

组成：紫草、当归等份。

用法：上药以麻油熬，去渣出火气。以棉蘸油频频润之。

功效主治：凉血活血，清热解毒润燥。主治唇风。

十六画及以上

颠倒散（《医宗金鉴》）

组成：大黄、硫黄各等分。

用法：上药研为细末，共合一处，再研匀，以凉开水或茶叶水调敷，或以药末直接撒布患处；也可以适量药末加水冲洗患处。

功效主治：主肺风粉刺，面鼻疙瘩，赤肿疼痛。

麝香面膏方（《太平惠方》）

组成：麝香半两（细研），猪胰三具（切，细研），蔓菁子三两（研），栝篓瓢五两（研），桃仁三两（汤浸，去皮尖，研），酥三两。

用法：上件药都用绵裹，以酒二升，浸三宿。每夜涂面。

功效主治：治面黑无精光，令洁白滑润，光彩射人。

二、食疗处方

二画

九月肉片（《中国药膳学》）

原料：菊花瓣（鲜）100，猪瘦肉 600g，鸡蛋 3 个，鸡汤 150g，食盐 3g，白砂糖 3g，绍酒 20g，胡椒粉 2g，麻油 3g，姜 20g，葱 20g，湿淀粉 60g。

用法：猪肉切薄片，菊花瓣用清水洗净，凉水泡上，鸡蛋去黄留清。肉片用蛋清、食盐、绍酒、味精、胡椒面、湿淀粉、芝麻油兑成汁。炒锅用武火烧热，放入猪油 1000g，待油五成热，投入肉片滑散后倒入漏勺沥油，放进 50g 熟油，待油温五成热时，下入姜葱稍煸，即倒入肉片，烹入绍酒炝锅，将兑好的汁搅匀倒入锅内，先翻炒数次，把菊花瓣倒入锅内翻炒匀。做菜佐食。

功效主治：祛风明目，养血益寿，美人肤色。

三画

三豆乌发米糕（《食补与食疗》）

原料：干品蚕豆、黑豆、赤小豆等份。

用法：先以冷水泡发三豆，蚕豆剥去皮，放在砂锅内加水适量，以小火炖煮烂熟后，用勺背部压碾成泥，加蜂蜜适量调成泥馅，备用。糯米淘净，放搪瓷盆内加水适量蒸熟，将熟糯米饭和三豆泥馅分层堆放在纱布上，压干，切成小块即可。米糕中部和上部还可加入糖桂花、青梅丝、果脯料等。经常小吃或佐餐食用。

功效主治：补肾涩精，健脾利湿，益气润燥，乌发润发，防治须发早白、枯燥、梢裂，亦适于青少年虚热、湿热所致头发失健或伴有痤疮，面疮等证。

四画

太和羹（《吴氏家传养生必要》）

原料：山药、芡实、莲肉、茯苓各二两，早米、糯米各半斤。

用法：俱炒为末。茶汤酒任调食，或入砂糖蒸糕食。

功效主治：最补脾胃，久服益精神，悦颜色。

八画

金髓煎（《饮膳正要》）

原料：枸杞不以多少，采红熟者。

用法：用无灰酒浸之，冬六日，夏三日，于沙盆内研令烂细，然后以布袋绞取汁，与前浸酒一同慢火熬成膏，于净瓷器内封贮，重汤煮之。每服一匙头，入酥油少许调下。

功效主治：延年益寿，填精补髓，久服发白变黑，返老还童。

九画

胡桃仁豌豆泥（《中华临床药膳食疗学》）

原料：鲜豌豆粒 750g，胡桃仁、藕粉各 60g，白糖 240g。

用法：豌豆用开水煮烂，捞出捣成细泥（除去皮渣），藕粉放入冷水调成稀糊状，胡桃仁用开水稍泡片刻，脱去皮，用温油炸透捞出，稍冷，剁成细末。将白糖、豌豆泥加入开水搅匀，再将调好的粉倒入，匀成稀糊状，撒上胡桃仁末即可。

功效主治：滋补强壮，补肾固精，健脑益智，润肠通便，通经脉，润肌肤。常服使皮肤光润，益寿延年。

胡麻粥（《万病验方》）

原料：乌油麻不拘多少，白晚米一升。

用法：乌油麻去皮蒸一炊晒干，微炒香。每用米一升，乌麻半升，如常煮粥法。临熟加蜜，空腹服之。

功效主治：壮颜色，泽肌肤，润肺止嗽。

胡椒海参汤（《中华临床药膳食疗学》）

原料：水发海参 750g，鸡汤 750g，香菜 20g，酱油、精盐、味精、胡椒粉、香油各少许，料酒 15g，葱 20g，姜末 6g，猪油 25g。

用法：把海参放入清水中，轻轻除去肚内黑膜，洗净。再把海参片成大抹刀片，在开水锅中汆透，捞出控去水分。葱切成丝。香菜洗净切成寸段。猪油入锅烧热，放入葱丝、胡椒粉稍煸，烹入料酒，加入鸡汤、精盐、酱油、味精和毛姜水。把海参片放入汤内，汤开撇去浮沫，调好口味，淋入香油，盛入大海碗中，撒入葱丝和香菜段即成。不拘时服用。

功效主治：补肾益精，养血润燥，润肤美颜防皱。

祛斑散（《养颜与减肥自然疗法》）

原料：冬瓜仁 250g，莲子粉 25g，白芷粉 15g。

用法：将上药合研为细末，贮瓷瓶备用。每日饭后用开水冲服一汤。

功效主治：除雀斑，洁颜肤。

十画

荷香飘春彩（《养颜与减肥自然疗法》）

原料：水鸭一只，猪骨 260g，荷叶 6g，生熟薏仁各 10g，生地黄 6g，粳米 15g，怀山药 12g，黄花 12g，生姜 2 片。

用法：先将中药用 1200 ～ 1800mL 清水煮 1 小时，滤汤去渣，再把水鸭、猪骨、生姜放入煮 40 分钟，加盐调味。

功效主治：滋阴补虚，健肤美颜，光滑润泽肌肤。

桃仁山楂粥（《中华民间秘方大全》）

原料：桃仁 9g，山楂 9g，贝母 9g，荷叶半张。

用法：煎汤，去渣后入粳米煮粥。食用，连服 1 个月。

功效主治：治粉刺。

十一画

黄精煨肘（《中华临床药膳食疗学》）

原料：猪肘 250g，黄精 9g，党参 9g，冰糖 120g，大枣 20 枚。

用法：将黄精、党参洗净、切片，装入纱布袋内，扎口。大枣洗净备用。猪肘子刮洗干净，镊净残毛，入沸水锅内焯去血水，捞出洗净。葱切断，姜切片。冰糖 60g 在炒锅内炒成深黄色糖汁。上药和食物同置砂锅中，加入适量清水及调料，置旺火上烧沸，撇去浮沫。将冰糖汁、冰糖及大枣加入锅内，文火慢煨 2 小时，待肘子熟烂时，取出纱布袋。肘、汤、大枣同时装入碗内即成。

功效主治：补益气血，健身延年，延缓皮肤老化。

梅花粥（《美容饮膳指南》）

原料：白梅花 3 ～ 6g，粳米 1 ～ 2 两。

用法：每年 1 ～ 2 月间，采集含苞欲放的花蕾，摊开晒干，备用。用时先煮粳米为粥，待粥将成时，加入白梅花，同煮二、三沸即可。早晚空腹，温热食用。

功效主治：脾胃有热，肝气不舒之痤疮。

十二画

黑木耳红枣汤（《养颜与减肥自然疗法》）

原料：黑木耳 30g，红枣 20 枚。

用法：将黑木耳洗净，红枣去核，加水适量，煮 1 小时左右。早晚各 1 次，食时加蜂蜜少许调味。

功效主治：健脾补气，活血行瘀，治面部色斑。

黑豆雪梨汤（《中华临床药膳食疗学》）

原料：黑豆 30g，雪梨 1 ～ 2 个。

用法：梨切片，加适量水与黑豆一起放入锅内，大火烧开后，改小火炖至烂熟。吃梨喝汤，每日 3 次，连用 15 ～ 30 日。

功效主治：滋补肺肾，美发乌发。

十四画及以上

碧玉面（《冉氏家藏方》）

原料：菠菜 50g，面粉 150g，牛奶 100g、精盐 3g。

用法：菠菜洗净切碎，与面粉和匀，加牛奶揉成面团，用面杖碾薄，切成面条，粗细随意。锅内放清水，水开后放入面条，水再开沸，面条熟时捞出装碗，加清汤即成。代饭，每日一餐，连用 1 ～ 2 个月。

功效主治：延寿驻颜，促黄褐斑消退。

赞绿珠（《养颜与减肥自然疗法》）

原料：绿豆 30g，赤小豆 16g，百合 15g。

用法：将上各味洗净，加水 500mL，微火前至 300mL 即可。每次服 50 ～ 100mL，每日早晚各 1 次。

功效主治：润肺，活血，润肤。治面部色斑。

三、针灸处方

1. 化妆品皮炎（《实用针灸美容》）

取穴：大杼、风门、大椎、风池、肺俞、心俞、膈俞、鱼际、曲池、合谷、血海、委中、风市、三阴交。

操作：每次每组取穴 1 ～ 2 个。针行泻法。

功效主治：主治化妆品皮炎皮损较严重者，局部出现红斑、肿胀、丘疹、水疱甚至糜烂渗液，大便不通，小便黄赤，舌红赤，脉弦数。

2. 油风（《医宗金鉴》）

取穴：光亮之处（阿是穴）。

操作：针砭其光亮之处出紫血。

功效主治：治油风风盛血燥，耽延日久。

3. 治面苍黑（《针灸集成》）

取穴：行间、中封、肾俞、肝俞、尺泽、合谷，下三里。

操作：毫针刺或灸法。

功效主治：治面苍黑。

4. 治颜色焦枯（《备急千金要方》

取穴：肩髃。

操作：灸百壮。

功效主治：治颜色焦枯，劳气失精，肩臂痛不得上头。

5. 疣目（《针灸集成》）

取穴：支正。

操作：支正穴灸之即愈。

6. 疣目（《补辑肘后方》）

取穴：阿是穴。

操作：作艾炷如疣大，灸上 3 壮。

功效主治：治手足忽生疣目。

7. 养颜驻颜（《针灸美容美形》）

取穴：面颊、眼、外鼻、外耳、口、额、颞。心气不足型配心；肺气虚弱型配肺；脾失健运型配脾；肝郁气滞型配肝；肾精亏损型配肾。若伴有全身其他脏器功能衰退的表现可酌情增加穴位。

操作：耳穴压豆法。患者取端坐位，用 75% 酒精消毒耳郭，用导电法在拟选用的耳穴区域内探查敏感点，并做出标记，将王不留行籽压在敏感点上，然后用胶布固定。每次取单侧耳穴，3 ～ 4 天贴换 1 次，两耳交替，10 次为 1 个疗程，疗程间隔 5 ～ 10 天。压豆期间，嘱患者每天按压耳穴 3 ～ 4 次，每次每穴按压 1 分钟左右。

功效主治：养颜驻颜，注意本法不适于 60 岁以上老年人。

8. 祛皱（《实用针灸美容》）

取穴：脾俞、胃俞、足三里、气海、三阴交。额纹：头维、阳白、印堂、阿是穴。鱼尾纹：太阳、瞳子髎、丝竹空、阿是穴。笑纹：下关、迎香、四白、颊车、阿是穴。颈纹：风池、天牖、扶突、翳风、阿是穴。

操作：以局部穴位为主。阿是穴即皱纹局部，一般从皱纹较深处顺皱纹方向进针，平刺法，刺激宜轻，留针 30 ～ 60 分钟，可加灸。配穴用补法。隔日 1 次，20 次为 1 疗程。

功效主治：补益气血。主治气血亏虚型皱纹。

9. 唇炎（《针灸治疗损形损容疾病》）

取穴：大椎、商阳、厉兑。

操作：患者取坐位，先在大椎穴用小号三棱针点刺后拔 1 个中或小号火罐，留罐 5 分钟。再在井穴放血 10 余滴。每日放血 1 次，至症状缓解为止。

功效主治：治疗唇炎。本法用于症状高峰期，放血量宜多，但注意中病即止，病势开始减退即可停止放血，改用其他方法继续治疗。

10. 益寿保颜方（《针方类辑》）

取穴：关元、气海、百会、足三里。

操作：用 1.5 寸毫针针刺关元、气海、足三里、百会，每日 1 次，用补法，或用艾条每日灸关元、气海、足三里。

功效主治：治疗因年龄增长而出现的头发变白，牙齿松动，皱纹增多，皮肤干瘪，记忆力减退，面色黯淡，肌肉失去弹性等。

11. 酒渣鼻（《实用针灸美容》）

取穴：大椎、曲池、合谷、素髎、印堂、迎香、地仓、承浆、颧髎。

操作：取坐位，各穴轻度捻转，留针 20 ～ 30 分钟，出针放血 4 ～ 5 滴，每 2 ～ 3 日针刺 1 次。

功效主治：清泄肺热。主治肺经积热型酒渣鼻。

12. 黄褐斑（《针灸治疗损形损容疾病》）

取穴：上星、阳白、印堂、迎香、颧髎、四白、地仓、颊车、阿是穴、肝俞、太冲。

操作：面部进针后不施手法，余穴用捻转泻法。

功效主治：疏肝解郁、调理气血。主治肝郁气滞型黄褐斑。

13. 脱发（《实用针灸美容》）

取穴：脱发局部。

操作：常规消毒后，用梅花针从外向内，以同心圆方式，轻巧而均匀地叩打脱发区到皮肤发红或轻度渗血，然后用鲜姜片擦，隔日 1 次。

功效主治：治疗脱发。

14. 斑秃（《针灸治疗损形损容疾病》）

取穴：肝俞、太冲、期门、膈俞、膻中、三阴交、血海、百会、上星、头维。

操作：局部皮肤常规消毒后，用 2 寸毫针直刺上述穴位，针用泻法，留针 30 分钟，1 日 1 次。

功效主治：行气活血，化瘀止脱。主治气滞血瘀型斑秃。

15. 痤疮（《针灸治疗损形损容疾病》）

取穴：大椎、膈俞。病变早期、病程较短，以肺经风热为主者配肺俞、大肠俞。病程较长，皮损局部有结节、囊肿或瘢痕疙瘩损害、以湿热血瘀为主者取脾俞、胃俞。

操作：均取双侧穴位。患者取俯卧位或反坐于靠背椅上，在所选用穴位的区域内用按压法寻找敏感点并做出标记，穴区常规消毒后，选用较短的细火针在酒精灯上烧至白而发亮时，对准敏感点，快速刺入 0.2～0.3 寸，随即快速出针，并用酒精棉球按压针孔。隔日针刺 1 次，10 次为 1 个疗程，疗程间隔 7～10 天。

功效主治：治疗痤疮。适用于皮损高峰症状较重，皮损范围较大，热象较重，辨证以热邪壅阻，络脉不通为主的患者。

16. 痤疮（《实用针灸美容》）

取穴：中脘、三阴交、天枢、大肠俞、颊车、攒竹、曲池、合谷、足三里、内庭。

操作：上穴均用泻法，得气后留针 22 分钟。

功效主治：清热利湿。主治肺胃湿热型痤疮。

四、按摩与气功

1. 明目、泽面、香身、乌发（《养生类纂》）

操作：五月五日，七月七日取山林柏以为枕。长一尺二寸，高四寸，空中，容一斗二升，以柏心赤者为盖，厚二分，盖致之令密，又当使可开用也。又钻盖上三行孔，每行四十孔，凡一百二十孔，令容粟米大。其用药：芎蓉、当归、白芷、辛夷、杜蘅、白术、藁本、木兰、蜀椒、桂、干姜、防风、人参、桔梗、白薇、荆实、肉苁蓉、飞廉、柏实、薏苡子、款冬花、白衡、秦椒、蘪芜，凡二十四物以应二十四气。加毒者八物应八风，乌头、附子、藜芦、皂荚、菌草、矾石、半夏、细辛。上三十二物各一两，皆㕮咀，以毒药上安之，满枕中，用布囊以衣枕。

功效主治：百日，面有光泽，一年……而身尽香，四年，白发变黑，齿落更生，耳目聪明。

2. 美发润面（《千金翼方》）

操作：清旦初以左右手摩交耳，从头上挽两耳又引发，则面气通流。又摩掌令热以摩面，从上向下二七过。

功效主治：令人头不白，耳不聋，去好气，令人面有光。

3. 美颜（《按摩治疗学》）

操作：①面颊：双手四指分别在双面颊施术，依照肌肉解剖纹理走行，自肌肉之插入部位朝向其生长部位移动，点穴。主要肌肉为大小颧肌，上唇方肌，咬肌，三角肌，颊肌，穴位为承泣、四白、巨髎、大迎、颊车、下关、颧髎、听宫、听会。②眉头至鼻翼：双手食、中指沿眉头至鼻翼纵向按摩。主要肌肉为皱眉肌、鼻孔压肌，穴位为睛明、攒竹、迎香、素髎。③口周：双手食、中指做环形按摩。主要肌肉为口轮匝肌，穴位为地仓、人中、承浆。④额部：双手四指自眉毛向前发际做㧱法，再由前发际向两侧颞肌做按摩法至太阳穴。主要肌肉为额肌、颞肌，穴位为眉冲、太阳、阳白。⑤目周：双手食、中指自目内眦向目外眦做上下环形按摩。主要肌肉为眼轮匝肌，穴位为丝竹空、瞳子髎。⑥自眉头至鼻翼，环唇，从承浆穴沿两侧面颊至太阳穴，再自眉头入发际至太阳穴，重复3～5遍。⑦让患者仰头，双手四指做颈部按摩，点廉泉穴。⑧整理：上述手法操作完成后，轻拍整个面部。整套手法需时30分钟。

4. 祛斑（《穴位按摩美容法》）

操作：按摩足太阳膀胱经，由足跟外上行，由上而下刺激5遍。在肝俞、心俞、肾俞、脾俞、三焦俞等穴位稍停片刻按揉之。然后食指按压足小趾爪甲外束骨穴，一秒一次，共按5～10次。最后在背部中线督脉部位，由上而下推擦5遍，再以脊柱为中心，用手掌分别向左右两旁推擦10遍以上。肝失疏泄者，沿足厥阴肝经由下而上用手掌柔和地按擦5次以上，再用双手拇指按揉双膝内侧血海穴30～50次。肾虚者沿足少阴肾经，用手掌或毛刷由下而上做轻微的摩擦5遍，用拇指指端按揉三阴交穴20次，从脊背中线由上而下推擦5遍，并在大椎、命门穴处稍用力按揉。

5. 悦色（《备急千金要方》）

操作：早起以左、右手摩肾，次摩脚心，则无脚气诸疾，或以热手摩面上，则令人悦色，以手背揉眼，则明目。

功效主治：令人悦色。

6. 减肥健美功（《实用中医气功学》）

功法：①站式。合双脚，伸手臂与肩平、手心向下，将手臂摇动，接着屈膝及轻轻摇动身体，由上而下，由慢至快，作30次。②站式。含双脚，深呼吸，双手作拱形由上而下，身向前稍弯，弯腰、屈膝，尽可能将手指伸至地上，停一会，站起再做。不断地做20次。③站式。两脚分开，两手高举过头，呼气时身向右面弯曲，吸气伸直身，然后向左面弯曲并呼气，做20次。④站式。伸两臂与肩平，手指向上，手掌向前，以腰力向两边转。做30次。⑤站式。两脚分开，双臂下垂，吸气，肩左右依次向上耸动，呼气时肩放下，然后放松身体，做20次。⑥站式。将双手按在臀部，身体微弯向左，接着再微弯向右，然后身体弯向前、弯向后。如此做20次。⑦站式。双手按在臀部，将右腿向前伸出，先吸气后呼气，接着向前弯腰再伸直，照此做5次。换左脚伸出做5次。⑧站式，在胸前合掌，手指向上，然后转动手腕，从左转到前下至右，转回胸前。慢慢地做5次。

7. 颜面美容功（《中医美容学》）

预备式：多用坐位，排除杂念入境，意守"海阔天空"，松静自然，意气合一。口眼微闭，以鼻呼吸，舌抵上颚，沉肩坠肘，含胸收腹松胯。下肢踝、膝、髋关节均呈90°，双手掌心向上自然放在大腿上。练前手面洗净、搓热双手，自然静息40秒，气沉"膻中"穴。注意：收工也如此。

第一势：左拳掌心向前握起，将食指第三节的突起部放在两眼之间的山根穴处，并以此为起止点，沿双眼眶呈"8"字形旋转，顺、逆时针各旋50～100个"8"字，一呼一吸转"8"字一圈。然后右拳以同样方式旋"8"字。调息运气均要求深呼吸长、细匀而稳。一拳旋"8"字时，另一拳掌心向下松开放腿上。

第二势：握拳同第一势，将食指第三节突起部对准人中穴，并以此为起止点，沿口角下行一圈，在此交叉后上行在面颊与额部划一圈，如此呈"8"字形交叉旋转，方法次数同第一势。

第三势：以太阳穴下耳前动脉搏动处为起止交叉点，下行绕耳朵旋一圈，交叉后下行至唇下沿对侧颜面至上额与发际交界处下行至交叉点，呈一横"8"字循行。握拳方法，旋转次数同第一势。

运气美容法多选在早晚空气清新时进行。通过气功锻炼，运气循行面部，使局部气血运行健旺，久练则可令颜面悦泽红润，具有较好的美容效果。

主要参考书目

［1］李利.美容化妆品学［M］.2 版.北京：人民卫生出版社，2011.

［2］何黎，郑志忠，周展超.实用美容皮肤科学［M］.北京：人民卫生出版社，2018.

［3］何黎，刘玮.皮肤美容学［M］.北京：人民卫生出版社，2015.

［4］赖维，刘玮.美容化妆品学［M］.北京：科学出版社，2006.

［5］瞿幸.中医皮肤性病学［M］.北京：中国中医药出版社，2009.

［6］黄青.素颜润语［M］.北京：化学工业出版社，2017.

［7］黄青.皮肤没病美美哒［M］.北京：中国中医药出版社，2018.

［8］黄青.失传的美容书［M］.青岛：青岛出版社，2015.

［9］唐冬雁，董银卯.化妆品：原料类型·配方组成·制备工艺［M］.2 版.北京：化学工业出版社，2017.

［10］黄霏莉，佘靖.中医美容学［M］.3 版.北京：人民卫生出版社，2011.

［11］北京中医医院.赵炳南临床经验集［M］.北京：人民卫生出版社，2006.

［12］中国中医研究院广安门医院.朱仁康临床经验集——皮肤外科［M］.北京：人民卫生出版社，2005.

［13］刘宁.中医美容学［M］.2 版.北京：中国中医药出版社，2016.

［14］王富春.针方类辑［M］.2 版.上海：上海科学技术出版社，2009.

［15］万胜，黄波，高珊.针灸治疗损形损容疾病［M］.北京：科学技术文献出版社，2008.

［16］郭长青.实用针灸美容［M］.北京：学苑出版社，2006.

［17］于璟玲.针灸美容美形［M］.北京：人民卫生出版社，2006.

［18］张学军.皮肤性病学［M］.北京：人民卫生出版社，2015.

［19］王侠生、廖康煌.杨国亮皮肤病学［M］.上海：上海科学技术文献出版社，2005.

［20］戴玉.中医美容大全［M］.北京：中国中医药出版社，1997.

［21］刘宜群.中医美容学［M］.北京：中国中医药出版社，2006.

［22］陆寿康.刺法灸法学［M］.2 版.北京：中国中医药出版社，2007.

［23］林敏红.中医美容技术［M］.北京：化学工业出版社，2014.

［24］吕少仿，丁瑜.美容与化妆品学［M］.北京：华中科技大学出版社，2008.